全国中医药行业高等职业教育"十二五"规划教材

医学生职业道德与职业生涯规划

(供中医学、针灸推拿、中药学等专业用)

主　编　黄　炜（北京中医药大学）
副主编　迟淑清（黑龙江中医药大学佳木斯学院）
　　　　代红英（四川中医药高等专科学校）
　　　　王　凯（重庆三峡医药高等专科学校）
　　　　梁顺平（南阳医学高等专科学校）
编　委　（以姓氏笔画为序）
　　　　王传明（黑龙江中医药大学）
　　　　刘　莹（哈尔滨市卫生学校）
　　　　孙晓红（山东中医药高等专科学校）
　　　　杨　莉（北京中医药大学）
　　　　张顺贞（云南中医学院）
　　　　费　杰（北京卫生职业学院）
　　　　雷志强（江西中医药大学）

中国中医药出版社
·北　京·

图书在版编目（CIP）数据

医学生职业道德与职业生涯规划/黄炜主编 . —北京：中国中医药出版社，2016. 12
（2019.10重印）
全国中医药行业高等职业教育"十二五"规划教材
ISBN 978 - 7 - 5132 - 3489 - 4

Ⅰ. ①医…　Ⅱ. ①黄…　Ⅲ. ①医学院校 - 大学生 - 职业道德 - 高等职业教育 - 教材
②医学院校 - 大学生 - 职业选择 - 高等职业教育 - 教材　Ⅳ. ①R192　②G647. 38

中国版本图书馆 CIP 数据核字（2016）第 150410 号

中 国 中 医 药 出 版 社 出 版
北京经济技术开发区科创十三街 31 号院二区 8 号楼
邮政编码　100176
传真　010 64405750
廊坊市晶艺印务有限公司印刷
各地新华书店经销

＊

开本 787 × 1092　1/16　印张 18. 5　字数 416 千字
2016 年 12 月第 1 版　2019 年 10 月第 2 次印刷
书　号　ISBN 978 - 7 - 5132 - 3489 - 4

＊

定价　45. 00 元
网址　www. cptcm. com

如有印装质量问题请与本社出版部调换（010-64405510）
版权专有　侵权必究
社长热线　010 64405720
购书热线　010 64065415　010 64065413
微信服务号　zgzyycbs
书店网址　csln. net/qksd/
官方微博　http：//e. weibo. com/cptcm
淘宝天猫网址　http：//zgzyycbs. tmall. com

全国中医药职业教育教学指导委员会

张美林（成都中医药大学附属医院针灸学校党委书记、副校长）

张登山（邢台医学高等专科学校教授）

张震云（山西药科职业学院副院长）

陈　燕（湖南中医药大学护理学院院长）

陈玉奇（沈阳市中医药学校校长）

陈令轩（国家中医药管理局人事教育司综合协调处副主任科员）

周忠民（渭南职业技术学院党委副书记）

胡志方（江西中医药高等专科学校校长）

徐家正（海口市中医药学校校长）

凌　娅（江苏康缘药业股份有限公司副董事长）

郭争鸣（湖南中医药高等专科学校校长）

郭桂明（首都医科大学附属北京中医医院药学部主任）

唐家奇（湛江中医学校校长、党委书记）

曹世奎（长春中医药大学招生就业处处长）

龚晋文（山西职工医学院/山西省中医学校党委副书记）

董维春（北京卫生职业学院党委书记、副院长）

谭　工（重庆三峡医药高等专科学校副校长）

潘年松（遵义医药高等专科学校副校长）

秘 书 长　周景玉（国家中医药管理局人事教育司综合协调处副处长）

前　言

中医药职业教育是我国现代职业教育体系的重要组成部分，肩负着培养中医药多样化人才、传承中医药技术技能、促进中医药就业创业的重要职责。教育要发展，教材是根本，在人才培养上具有举足轻重的作用。为贯彻落实习近平总书记关于加快发展现代职业教育的重要指示精神和《国家中长期教育改革和发展规划纲要（2010—2020年)》，国家中医药管理局教材办公室、全国中医药职业教育教学指导委员会紧密结合中医药职业教育特点，充分发挥中医药高等职业教育的引领作用，满足中医药事业发展对于高素质技术技能中医药人才的需求，突出中医药高等职业教育的特色，组织完成了"全国中医药行业高等职业教育'十二五'规划教材"建设工作。

作为全国唯一的中医药行业高等职业教育规划教材，本版教材按照"政府指导、学会主办、院校联办、出版社协办"的运作机制，于2013年启动了教材建设工作。通过广泛调研、全国范围遴选主编，又先后经过主编会议、编委会议、定稿会议等研究论证，在千余位编者的共同努力下，历时一年半时间，完成了84种规划教材的编写工作。

"全国中医药行业高等职业教育'十二五'规划教材"，由70余所开展中医药高等职业教育的院校及相关医院、医药企业等单位联合编写，中国中医药出版社出版，供高等职业教育院校中医学、针灸推拿、中医骨伤、临床医学、护理、药学、中药学、药品质量与安全、药品生产技术、中草药栽培与加工、中药生产与加工、药品经营与管理、药品服务与管理、中医康复技术、中医养生保健、康复治疗技术、医学美容技术等17个专业使用。

本套教材具有以下特点：

1. 坚持以学生为中心，强调以就业为导向、以能力为本位、以岗位需求为标准的原则，按照高素质技术技能人才的培养目标进行编写，体现"工学结合""知行合一"的人才培养模式。

2. 注重体现中医药高等职业教育的特点，以教育部新的教学指导意见为纲领，注重针对性、适用性及实用性，贴近学生、贴近岗位、贴近社会，符合中医药高等职业教育教学实际。

3. 注重强化质量意识、精品意识，从教材内容结构、知识点、规范化、标准化、编写技巧、语言文字等方面加以改革，具备"精品教材"特质。

4. 注重教材内容与教学大纲的统一，教材内容涵盖资格考试全部内容及所有考试要求的知识点，满足学生获得"双证书"及相关工作岗位需求，有利于促进学生就业。

5. 注重创新教材呈现形式，版式设计新颖、活泼，图文并茂，配有网络教学大纲指导教与学（相关内容可在中国中医药出版社网站 www.cptcm.com 下载)，符合职业院校学生认知规律及特点，以利于增强学生的学习兴趣。

在"全国中医药行业高等职业教育'十二五'规划教材"的组织编写过程中，得到了国家中医药管理局的精心指导，全国高等中医药职业教育院校的大力支持，相关专家和各门教材主编、副主编及参编人员的辛勤努力，保证了教材质量，在此表示诚挚的谢意！

我们衷心希望本套规划教材能在相关课程的教学中发挥积极的作用，通过教学实践的检验不断改进和完善。敬请各教学单位、教学人员及广大学生多提宝贵意见，以便再版时予以修正，提升教材质量。

国家中医药管理局教材办公室

全国中医药职业教育教学指导委员会

中国中医药出版社

2015 年 5 月

编写说明

大学生就业早已经成为近几年政府、教育机构和教育服务机构的热门话题，几年前教育部联合相关部门就这一主题下发过几次文件，教育部明确要求各高校要为大学生开设以大学生就业为主题的系列选修课。随着时代的发展和科学技术的进步，以及社会对医学生人才要求的不断提高，素质教育、创新教育、人文科学教育等一系列新的哲学教学观念逐渐被人们所接受。特别是20世纪50年代以后，传统的生物医学模式逐渐向生物－心理－社会－环境医学模式转变。20世纪90年代，世界医学教育联合会（WFME）和国际医学教育学会（IME）相继提出的国际医学教育标准（SIUME）和《全球医学教育最低基本要求（GMER）》，均对医学人才培养提出了新的要求。《全球医学教育最低基本要求》包括7个宏观教学结果和能力领域：①职业价值、态度、行为和伦理。②医学科学基础知识。③沟通技能。④临床技能。⑤群体健康和卫生系统。⑥信息管理。⑦批判性思维和研究。此外，现有医学模式使得医生扮演着五种不同的角色：终身学习者、临床医生、教育通讯者、研究者和管理者、健康理念传播者。作为一名合格的医学生，不仅要有深厚的医学基本知识和临床技能，还应具备良好的思想道德素质、科学研究素质、人文科学素质、心理素质、身体素质和法律素质，注重综合素质和全面发展。

党的十八届三中全会通过的《中共中央关于全面深化改革若干重大问题的决定》明确提出："全面贯彻党的教育方针，坚持立德树人，加强社会主义核心价值体系教育，完善中华优秀传统文化教育，形成爱学习、爱劳动、爱祖国活动的有效形式和长效机制，增强学生社会责任感、创新精神、实践能力。"它拉开了我国新一轮教育改革的大幕。医学院校是为医药事业发展培养优秀人才的重要地方，学校不仅要建立符合时代要求、层次清楚、相互配套、相互衔接、科学系统的必修课课程体系，还应将医学生职业道德与生涯规划课程纳入医学生综合素质培养的选修课课程体系。这对拓宽学生的知识面、延伸专业深度、培养学生的综合素质具有重要的作用。本教材最大的特点是案例收集和焦点思考紧紧围绕医学生这一对象展开，这也是区别于其他大学生就业指导教材的最显著之处，目的是促进医学生顺利成才，鼓励医学生主动就业、成功就业。

本教材具体编写分工：第一章和第四章由杨莉编写，第二章和第三章由梁顺平编写，第五章至第七章由张顺贞编写，第八章和第十章由孙晓红编写，第九章和第十四章由费杰编写，第十一章和第十二章由王凯编写，第十三章由雷志强编写，第十五章和第十七章由代红英编写，第十六章和第二十三章由王传明编写，第十八章和第十九章由刘莹编写，第二十章由黄炜编写，第二十一章和第二十二章由迟淑清编写。主编负责第二篇、第三篇开篇的话的编写，以及所在篇内各章的审校；副主编梁顺平、王凯、代红英、迟淑清分别负责第一篇、第四篇、第五篇和第六篇开篇的话编写，以及所在篇内各章的审校。责任编辑韩燕对全书的结构提出指导性建议，在此表示由衷的感谢。

教材编写中全体编写人员付出了辛苦劳动，若有不足之处，请专家、学者提出宝贵意见，以便再版时修订提高。

《医学生职业道德与职业生涯规划》编委会

2016 年 8 月

目　录

第一篇　职业道德

开篇的话

著名生命理论学家佩格里诺曾精辟而深刻地阐释道："医学是最人文的科学，最经验的艺术，最科学的人文。"医学从诞生起就充满了人文气息。现代医学的核心价值正是医学精神与人文精神的融合。因此，医学作为一种爱人之学，人道之学，自始至终与道德相辅相成、相得益彰。医学职业道德也成为人类医学史上璀璨的文化瑰宝，特别是中医学孕育了扁鹊、张仲景、华佗、孙思邈等一大批具有崇高医德的苍生大医。他们用实际行动践行了医乃仁术、治病救人的道德轨迹，不仅为我们留下了精湛的医疗技术，更为我们留下了宝贵的人文精神和丰富的医德思想。对于医学生来说，要想成为一名合格的医务工作者、成为一名当代医学人才，继承、弘扬并发展他们的医德思想具有非常重要的意义。

本篇旨在帮助医学生了解医学职业道德，掌握医德规范，主动加强医德自律，自觉提升医德修养。

第一章　中国传统文化与医学精神

刚柔交错，天文也；文明以止，人文也。观天文以察时变；观人文以化成天下。

《易经·贲卦》

第一节　传统文化与医德思想

医德是医学道德的简称。简言之，就是医务人员在医疗服务的职业活动中，从思想到行为应遵循的道德规范与准则。我们评价一个医生，首先要直面的就是他的医德，即使技术再高超的医生，倘若没有医德，也算不上一个真正的医生。正所谓"德为身本，无德不成医"。

作为社会意识形态的重要组成部分，医德的存在必然受到社会道德及其意识形态的影响，形成与之一致的思维模式和行为方式，而这种思维模式和行为方式反过来又会成为人们评价和衡量他人的标准。正如戚万学在《当前中国道德教育的文化困惑与文化选择》一文所说："基于道德与文化之间天然的、本体意义上不可分割的联系，道德和道德教育始终存在于一定的文化谱系之中；道德和道德教育的价值理想体现了文化的内在精神和价值理想，其具体内容也反映了某种文化类型所要求的人伦规范。"因此，医德与传统文化有着不可分割的联系，道德和道德教育不仅呼唤而且也要"检视"和"开拓"文化的重建和发展。

所谓传统文化，是指中华文明演化过程中逐渐汇集成的一种反映民族特质和风貌的文化，是民族历史上各种思想文化、观念形态的总体表征，也是人们特定思维方式、价值观念、道德风俗、理想人格等精神成果的总和。以儒、释、道三家为主所构成的中国传统文化思想，经过历代哲学家的不断整理、丰富和完善，对中国人的世界观、价值观产生了深远影响。在这种文化背景下产生和发展起来的中医，其世界观和价值观必然离不开儒、释、道思想的滋养，医家的道德信念、行为规范都与中国传统文化有着深厚的思想渊源。孙思邈在《备急千金要方》中就明确提出："若不读五经，不知仁义之道；不读三史，不知有古今之事；不读诸子，睹事则不能默而识之；不读内经，则不知有慈悲喜舍之德；不读庄老，不能任真体运，则吉凶拘忌，触途而生。"儒家的仁义礼智、墨子的兼爱非攻、管仲的礼义廉耻、老庄的尊道贵德无不成为构筑我国传统医德思想的重要源泉，丰富和发展着中医医德思想。中国大批儒医、佛医、道医的出现都说明了这一点，他们不仅发展了中国的医药学，而且创造了独特的医学伦理体系，形成了我国古代的医德传统。

我国是世界上公认的礼仪之邦，早在两千多年前，我们的先人就已经总结出一套精辟的职业道德精神。传说中，尧、舜、禹、周公等都是道德的楷模。仁者爱人的职业原则、恪尽职守的职业操守、重义轻利的职业规范在传统文化中都有所论及。《孙子兵法》中就有"将者，智、信、仁、勇、严也"的记载。这五德，被中国古代兵家称为将之德。明代兵部尚书于清端也曾提出古代官吏道德修养的六条标准，被称为"亲民官自省六戒"，即"勤抚恤、慎刑法、绝贿赂、杜私派、严征收、崇节俭"。中国古代的医生，在长期的医疗实践中也形成了优良的医德传统。早在原始社会时期，中国传统医德思想就已经萌芽。由何兆雄主编的《中国医德史》一书提出，"互助"观念是最早的医德思想。甲骨文中"疾""病""药""医"等文字，在字形上就体现了其他人对病者的帮助。《帝王世纪》记载："伏羲氏，尝味百药而制九针，以拯夭枉矣。"《淮南子·修务训》中也有神农"尝百草之滋味、水泉之甘苦，令民知所避就"的记载。这些史料都说明先民最初的医疗目的就是治病救人，这是医学的基本特征，也是医德最基本的要求。

大约公元前 21 世纪，夏朝建立，我国开始进入文明社会，人们逐步形成了自觉的道德意识与道德生活，人类的道德观念和生命哲学也得以产生和发展。特别是春秋战国时期，思想领域出现了空前繁荣的"百家争鸣"局面，作为人类行为准则的道德规范成为社会讨论的核心问题。孔子提出"克己复礼，天下归仁"；孟子将"仁、义、礼、智"立为社会道德标准；荀子提出"诚者，君子之所守业，而政事之本也"；墨子主张"兼相爱，交相利"；道家则认为"见素抱朴"的自然人生最圆满，提出"尊道贵德"的道德思想原则。这些都成为构建传统医德的宝贵材料。特别是儒家的"仁术"被医家广泛接受，成为传统医德的核心。

秦汉至魏晋，随着思想文化的日益丰富和医学的不断发展，中国传统医德的思想体系逐步确立。董仲舒提出的"罢黜百家，独尊儒术"的建议，把儒家思想特别是以仁义道德为核心的伦理思想尊奉为社会上层建筑的正统地位，使得儒家哲学思想成为古代医家的主要道德观念。西汉著名医家淳于意等明确地把行医看作是践行儒家"仁爱"思想的过程。张仲景在《伤寒杂病论·自序》中不仅提出了行医的目的是"上以疗君亲之疾，下以救贫贱之厄，中以保身长全，以养其生"，而且嘱咐医者要"留神医学，精究方术"，千万不要"驰竞浮华，不固根本，忘躯徇物"，否则将会落入"危若冰谷"的境地。魏晋时期，儒家伦理对医家道德观念的影响更加深入，"非仁爱之士不可托也"（晋·杨泉《物理论》）的仁爱思想成为医学人才选拔的第一标准。同时，随着佛教和土生土长道教的勃兴，深受道教影响的葛洪、陶弘景等道医也将拯急救苦作为己任，救人危难，让百姓"庶免横祸焉"。这一时期还出现了描写歌颂医家品德高尚的"杏林春暖""橘井流香"等神话故事，"青囊""杏林""橘井""悬壶"等也成为中医界理想人格的代表，千古传颂。

经历了魏晋南北朝长期的战乱和纷争，隋唐时期的中国进入了一个统一且相对稳定的时期。唐高祖奉老子李聃为先祖，提高了道教的地位；武则天大兴佛学；儒家则一直是统治者尊崇的治国之本，从而形成了儒、道、佛三家并尊的局面。这一时期的医德思想在继承前代"仁术"的基础上，又充分汲取道家的养生、自然理念，以及佛家的平等和慈悲观，将医德思想提高到了一个新的历史高度。唐朝孙思邈的《大医精诚》融汇了儒家仁爱、道家无欲无求和佛家慈悲行善的思想，堪称中医医德史上最为光辉的一笔。

医学的快速发展和"理学"的兴起是宋元时期医德思想发展的重要背景，儒家在汲取道家和佛家一些思想元素的基础上发展到了"理学"阶段。各派理学家对以往儒家的人性论、义利观、修养观等思想进行了总结和发展，进一步将道德观和本体论、认识论融为一体，给儒家伦理思想以理学的思辨形态，从而把正统的儒家思想发展到了最高阶段，使儒学重新获得了"独尊"的地位，并产生了"儒医"这一称谓，"医儒合一"的格局开始形成。在这一背景下，儒家的伦理思想对医德产生了更为集中和全面的影响，"格物致知""知医为孝"和"不为良相则为良医"的观念成为医家行医的主要推动力，而且这一时期还以法律的形式规定了医生的职业道德，以及对医疗事故应负的责任，如《元典章》中规定政府禁售剧毒药品和堕胎药，禁止假医游街货药，禁止庸医行医治病，医人非选试及著籍者不能行医，医生医死人必须酌情定罪；在医户和百姓发生争执和诉讼时，由管民的官和管医的官共同商量决断。随着理学的不断完善，我国传统医德体系不断趋于完整。

进入明清以后，随着科学和文化思想方面的突破，医德思想向着更加成熟、深刻的方向发展。在明清时期150多位医家的200多部著作中都可以看到关于医德的专门论述，表现形式也日趋多样化，有箴言、要戒、诗歌、法律等，充分反映出古代医家浓厚而强烈的医德意识。明代陈实功在《外科正宗》中提出的医家"五戒十要"于1978年被美国纳入《生命伦理学百科全书》，与希波克拉底誓言和迈盟提斯祷文等世界重要医德文献占有同等地位。喻昌在《医门法律》"治病"篇中也详细论述了医生应遵守的职业道德规范。这一时期，佛教的慈悲平等、道家的行善积德和儒家的仁爱思想继续影响着传统医德思想，重视道德修养、强调道德自律是这一时期医德的普遍风尚。可以说，这一时期是我国传统医德思想深化和总结的时期。

总之，中国传统文化为医德思想体系的建立提供了丰富的理论源泉，以儒家为代表的中国传统哲学中所包含的深厚的道德和生命理念，给予了医德思想最为丰富、优良的滋养。在这种文化背景下，形成了传统医德完整的思想体系、丰富的理论内容和独特的理论价值，凸显了"以人为本"传统医德思想。可以说，传统文化培育了传统医德，传统医德又丰富和发展了传统文化精神。

第二节 儒家文化与医德思想

中国传统医德思想根植于中国传统思想文化，在中国传统思想文化中，传统医德与儒家思想的关系最为密切，一直以来就有"医儒相通"的说法，甚至是"先知儒理，然后方知医理"（《外科正宗》）。据对《中医人物词典》（上海辞书出版社）收录的6200余位历代中医的身份分析，其中有813名是由儒转医者，占总数的13%。由此可见医学与儒学有着非比寻常的亲缘关系。明代名医徐春甫在其《古今医统·儒医》中说："吾闻儒识礼义，医知损益。礼义之不修，昧孔孟之教；损益之不分，害生民之命。儒与医岂可轻哉？儒与医岂可分哉？"儒家文化中几乎规约了传统医德的主要内容，无论是"仁者爱人"的伦理观，"重义轻利"的价值观，还是"以和为贵"的行为观，无不影响着传统医家的职业观并进而影响到传统医德。

一、"医乃仁术"

"医乃仁术"是中国传统医德的核心命题。在古代，医学被称为"仁术""圣人之术"。最初见于《孟子·梁惠王上》"无伤也，是乃仁术也"。龚廷贤的《万病回春·医家十要》则是将仁心列在首位，提出"一存仁心，乃是良箴，博施济众，惠泽斯深。二通儒道，儒医世宝，道理明贵，群书当考"。徐春甫在其《古今医统大全》中更是首次提出了"医乃仁术"。云："医以活人为心，故曰医乃仁术。"李时珍在《本草纲目》中提出："夫医之为道，君子用之于卫生，而推之以济世，故称仁术。"

"仁"作为我国传统伦理思想的核心，始见于《诗》《书》，早在春秋时期就已流行。而作为儒家思想的基点，仅在《论语》一书中，"仁"就出现100多次。何为仁？

孔子说："仁者，爱人。"（《论语·颜渊》）《礼记·中庸》也曾引用孔子的话："仁者人也。"也就是说，仁是人的本质，是人的人格要求，没有了"仁"也就不能成为人。正如《论语》所说："君子无终食之间违仁，造次必于是，颠沛必于是。"由此可见，"仁"是做人的底线，所以孟子将"仁"作为统领其他道德的目的，即全德，称"恻隐之心，仁之端也"。人人皆有"恻隐之心"，否则"非人也"（《孟子·公孙丑上》）。宋明理学家对孟子的这一观点做了进一步的发挥。朱熹说："仁义礼智四者，仁是足以包之。""仁"为何能成为全德，正是因为"仁"能包容四者，是众善之源、百行之本。古代医家认为，行医就是行仁。明代申拱辰说："夫医自上古以来，岐黄分于内外，实相表里，未有不以仁而施于道者。"其道出了"不忍之心"是医者首要必备的品质，是行医救人的前提。可以说，医生的职业是最能体现仁德的职业。正是因为历代医家用儒家思想去律己育人，才使我们的医生可以心存仁术，在我国几千年的医药学发展史上产生了一批济世爱民的苍生大医，如扁鹊、华佗、张仲景、孙思邈等，他们用自己的仁德之心守护着百姓的健康，用自己的实际行动践行着"大医精诚"。

二、重义轻利

职业活动是一种谋利的活动，明确义利关系，端正义利问题上的价值取向，是职业道德建设的一个基本前提。在儒家文化中，"义利之说，乃儒者第一义"。古代医家尊崇"君子义以为上"，将义作为行为的最高标准。《论语》云："君子之于天下也，无适也，无莫也，义之与比。"认为君子对于天下的事，没有非这样做不可的，也没有一定不能这样做的，只是要按照义去做。君子要"见利思义，见危授命，久要不忘平生之言，亦可为成人矣"。当我们看到钱财和利益的时候首先要想到的是道义，遇到国家有难之时愿意献出自己的生命，长久处于穷困的环境也要信守自己的诺言，这样才是一个完美之人的表现。孔子把义利作为划分道德善恶的标准，并以此来指导人的行为。

孔曰成仁，孟曰取义。孟子对于义也是极为关注的，甚至可以"舍生取义"。面对统治者，孟子说："何必曰利！亦有仁义而已矣"（《孟子·梁惠王上》）。到了汉代，董仲舒将其发展为"正其义不谋其利，明其道不计其功"，是说做任何事情都是为了匡扶正义而不是为了个人的利益。

儒家这一重义轻利的思想对传统医德产生了深远的影响。唐代名医孙思邈指出："医人不得恃己所长，专心经略财物，但作救苦之心！"在这种思想的指引下，医生皆"以义为先"，将行医视为拯救苍生的事业，怀救苦之心，"一心赴救"。可是行医虽然是为了解救他人病痛，但同时也是医生谋生的一种手段。医生在行医过程中总要面对获得报酬的问题，就此明代医家李梴提出"听其所酬"。他说："治病既愈，亦医家分内事也。纵守清素，借此治生，亦不可过取重索，但当听其所酬。"这既反映了我国古代医家不避酬劳的现实态度，也体现了不贪图名利的高尚品格。医生倘若能够"学日进，则每治必愈，而声名日起，自然求之者众，而利亦随之"。万不可"乘人之急而诈取货财，是孜孜为利"。清代徐廷祚在《医粹精言》中也指出："欲救人学医则可，欲谋利而学医则不可。"认为只为获利不为救人的人不可学医。明代寇平说道："千钟之禄不可费其志，万钟之贵不可损其心，不为其财而损其德，不为其利而损其仁。"反映出医家在行医过程中对道德的追求远远超过了名利，甚至会为了穷苦患者分文不取。明代医家陈实功说："贫穷之家及游食僧道衙门差役人等，凡来看病，不可要他药钱，只当奉药。再遇贫难者，当量力微赠。"其彰显了古代医家重义轻利的价值观。三国时期的名医董奉，少年学医，后得世家真传，医术精湛，晚年隐居庐山，有人找他看病，他分文不取，只要求轻病愈者在山中栽杏一株，重病愈者在山中栽杏五株，数年之后，山中已有数万株杏树，蔚然成林。杏子年年丰收，董奉便在树下盖了一栋草舍储存杏子，有需要杏子的人，不用告知他，只需将同等的谷物放在草舍中就可以拿走杏子。之后，董奉再将这些换来的谷物赈济灾民。后来人们就把医界的美德称为"杏林春暖"，影响了一代又一代的从医之人。

第三节　道家文化与医德思想

在中国传统文化中，道家文化是一种出世的哲学，《老子》的玄妙精微、《庄子》的深邃磅礴无不深深影响着中国传统文化的发展。不仅如此，道家与我国传统医学也有着密切的关系，道家认为黄帝就是道家之祖，而中医又把黄帝看作医家之祖，因此便有"医道同源"的说法。晋代道医葛洪说："古之初为道者，莫不兼修医术。"所以民间历来就有"医道通仙道""十道九医"之说。道家伦理思想主张道法自然，并将自然与无为、不争等思想联系起来，提倡柔弱谦下、淡泊名利，强调物物而不物于物，齐同万物等，对我国传统医德产生了深远的影响。

一、贵比千金

在先秦时期，诸子百家都不同程度地关注过生命问题，其中道家对生命的关注远远超过了其他各家。道家的这种"贵生"思想起源于老子，其基本内容表现为贵德、重身、珍生。老子说："万物莫不尊道而贵德，道之尊，德之贵，夫莫之命而常自然。"这里的"德"，就是万物特别是人得之于"道"的生命力，以及由此而形成的各自的内在本质和个性特征，是"道"的生命力在现实生命体中的体现。与"德"相对应的是生命的外在形体——"身"。在《老子》中，"身"一共出现了23次，大部分都是指人的身体或生命，每次论"身"之处，都表现出对"身"的肯定。

主张存之、修之、保之、爱之、贵之。《老子》第44章中，老子就曾反问道："名与身孰轻？身与货孰多？"在身与名、身与利的对比中，老子明显的青睐于身。"故贵以身为天下，若可寄天下；爱以身为天下，若可托天下"，意即一个人若能珍贵爱惜自己的身体，那么天下可托付给他，因为，只有珍重自己的人，才会珍爱他人，故能担当治理国家的重任。道家不仅"贵德""重身"，而且"珍生"。"生"的内涵即"生存""生命""生活"之意，庄子认为天下、名利都是身外之物，生命最珍贵，人要珍惜生命，将生命看作人生的第一要义。这种高度重视生命的思想对医学的发展产生了积极影响。救死扶伤是医生的天职，在古代，以医为人之司命，生死系之，医道"乃古圣人所以泄天地之秘，夺造化之权，以救人之死"（《医学源流论》）。明代黎澄在《南翁梦录》中记录了范斌救人的故事，范斌为太医令，但给别人看病从来不问贫富，一次有妇女得了血崩症，其家人上门求救，范斌听后正欲前往诊治，谁知陈英王也派宫中的宦官来请范斌，说宫中有妃嫔患病，发寒热，要他去宫中为妃嫔诊治。范斌说，她的病不着急，现在有个更危重的病人需要我去救治，我先去救那个妇女，然后再去宫中。宦官听后十分生气，作为臣子，竟然敢违背王命，难道你就不怕为了救别人的命而丢了自己的命吗？范斌答道：违背王命固然有罪，但若不去救那个妇女，她很快会死去。说完就匆匆离开。后来，范斌去陈英王那里说明了实情，陈英王不但没有怪罪，反而赞赏了他。"医药为用，性命所系"（《脉经》）作为医生，无论医术如何，首先应该做到的就是尊重生命，医以活人为务，珍视人的生命是对医生最基本的道德要求。深受道家文化影响的《黄帝内经》指出："人以天地之气生，四时之法成。""人生于地，悬命于天，天地合气，命之曰人。"人是天地所生的最高贵的生命，医生要做到医术精湛，医德高尚，都要源于对人的生命的重视，孙思邈肯定地说："人命至重，有贵千金，一方济之，德逾于此。"他将自己的医学著作命名为《备急千金要方》《千金翼方》。"悠悠万事，生命为重"，为医者只有对生命存一份敬畏之心，面对病人才能心存救济，不至冷漠和虚伪。

二、谦和不争

《道德经》第81章中写道："天之道，利而不害；圣人之道，为而不争。"谦和不争一直是我们中华民族的传统美德，历代品德高尚的医家都提倡同行之间相互尊重，相互学习，反对文人相轻、医人相嫉。早在《尚书》中就有"谦受益，满招损"的思想，这种思想在道家文化中得到了进一步发挥。老子说："上善若水，水善利万物而不争，处众人之所恶，故几于道。"水至柔至刚，动则氤氲有致，静则坚如磐石。水可以滋润万物却甘心停留在众人都不喜欢的地方，已经接近了道了。不争并不是懦弱的体现，也不是一种消极的逃避，因为"以其不争，故天下莫能与之争"（《老子》第66章）。水处下不争，却可以像江海一样容纳百川，故能成其大，所以"江海之所以能为百谷王者，以其善下之，故能为百谷王"。老子以慈、俭和不敢为天下先作为自己修身的信条。他说："吾有三宝，持而保之，一曰慈，二曰俭，三曰不敢为天下先。慈故能勇，俭故能广，不敢为天下先，故能成器长"（《老子》第67章）。告诉人们要"自见""自是""自伐""自矜"，要"生而不有，为而不恃，功成而弗居；夫惟弗居，是以不去"。也就是说，生养万物而不据为己有，培育万物而不自恃己能，功成名就而不自我夸耀。正是因为如此，功绩才不会泯没。只有这样，才是顺应天道。这种谦虚谨慎的态度也是历代医家所追求的一种品德。因为谦虚，所以尊重同行；因为不争，所以才可摒弃外界的干扰，不断加强自身的修养。孙思邈曰："夫为医之法，不得多语调笑，谈谑喧哗，道说是非，议论人物，炫耀声名，訾毁诸医，自矜己德。偶然治瘥一病，则昂头戴面，而有自许之貌，谓天下无双，此医人之膏肓也。"在他看来，骄傲自满、诋毁诸医，不但无法凸显自己的医术，反而会成为行医的大患。只有自矜自谦，不耻下问，互相学习，才可能求得道之实。明代医家沈之问在《解围元薮·自序》引韩子云："先生于我者，知而必师之；后生于我者，知而亦师之。"表达了医者谦虚好学的品质。明代医家龚廷贤在《万病回春》中指出："吾道中有等无行之徒，专一夸己之长，形人之短，每至病家，不问疾病，惟毁前医之过以骇患者。设使前医用药尽是，何复他求？盖为一时或有所偏，未能奏效，岂可概将前药为庸耶！"医生究竟该如何看待自己，又如何对待同行，这个问题明代医家陈实功有过精辟的论述。他在《外科正宗·医家五戒十要》中写道："凡乡井同道之士，不可生轻侮傲慢之心，切要谦和谨慎，年尊者恭敬之，有学者师事之，骄傲者逊让之，不及者荐拔之，如此自无谤怨，信和为贵也。"

据明代徐祯卿《异林》记载，浙江有位女子患了肺病，请朱丹溪诊治，病快好了，可两边脸上的红晕却始终不退，朱丹溪没有办法，就亲自写信请吴县的名医葛可久前来诊视，果然药到病除。而朱丹溪也一直在旁边仔细观察，认真琢磨，虚心学习。这表现了同行之间的谦和，正如程钟龄在《医学心悟》中所指出的："医家误，强识病，病不识时莫强识，谦恭退位让贤能。"

作为医生，在行医过程中应顺应自然，为而不争，面对纷扰的世界，"不自是，故彰；不算伐，故有功；不自矜，故长"，不固执己见，自以为是，不争强好胜，自恃清高，从输赢成败的小圈子中解脱出来，不让分毫之利乱了自己的心性，扰了自己的情志，只有真实地面对自己，消除杂念，天下便无人可以争得过自己。

第四节　佛家文化与医德思想

佛教诞生于古印度，及至西汉末年，由西域传入我国，受到我国传统伦理思想特别是儒家文化思想的影响，形成了以平等观和慈悲观为主要内容的佛家文化思想。由于佛教在中国的发展过程中，一直伴随着对现实生活至善的追求并与中国传统文化不断融合，使得其在中国本土化的过程中也对中医、对中国传统文化产生了深远的影响。

一、众生平等

宋代僧人清远曾说："若论平等，无过佛法。惟佛法最平等。"佛教认为，一切事物都处于一种整体的因果联系之中，彼此处于重重的关系网络之中。一物以因和缘为纽带，联系着其他事物，其他的事物又通过因和缘而联于此物。世界上没有任何事物是可以脱离其他事物而独立存在的，宇宙间的各类生命其实就是一个整体。正如太虚所说："我人的一举手一投足，语默动静，无一不与万事万物为缘而互通消息；更推广论之，山间的一草一木，海洋中的波涛与空气，天上的星球运作，无不与每一物互相为缘以致其违顺消长。"

万物都因缘而生，因缘而起。万物的产生没有绝对的因，所以也就没有创造宇宙万物的主宰。人与人之间、人与其他事物之间、万事万物之间都是平等的。这是一种彻底的"心佛众生，三无差别"的平等，不仅人与人之间没有阶级差别、等级贵贱，就连一切动物和植物的生命都与人的生命一样宝贵，人类不能自诩为世界的主宰而伤害他物，就如孙思邈在《备急千金要方·大医精诚》中所说的："自古名贤治病，多用生命以济危急，虽曰贱畜贵人，至于爱命，人畜一也。损彼益己，物情同患，况于人乎！夫杀生求生，去生更远。吾今此方所以不用生命为药者，良由此也。其虻虫、水蛭之属，市有先死者，则市而用之，不在此例。只如鸡卵一物，以其混沌未分，必有大段要急之处，不得已隐忍而用之。能不用者，斯为大哲，亦所不及也。"这里提到，许多有名的医生都以用活物来救治危重的患者。虽然人们认为牲畜是低贱的、人是高贵的，但对于爱惜生命来说，人和牲畜都是一样的。通过杀害牲畜的生命来保全人的生命，那么离道就更远了，所以"不用生命为药"，并把那些不用活物的人奉为"大哲"，认为自己比不上。不仅如此，医生在救助病人时也要平等对待，"若有疾厄来求救者，不得问其贵贱贫富，长幼妍蚩，怨亲善友，华夷智愚，普通一等，皆如至亲之想"。救人是医生的天职，无论患者身份多么卑微，家境如何贫寒，相貌有多丑陋，都应该一视同仁。无论是汉人还是异族，是亲人还是仇人，都应该如同至亲一样对待。孙思邈这种崇高的医德，在他的医疗实践中也得到了充分的体现。在古代，麻风病被认为是一种十分可怕的疾病，凡是患了这种病，都会出现毛发脱落，全身腐烂，深至骨头，甚至死亡。因为这种病十分厉害，所以古人也称它为"疠风"。若是有人染病，就会像"瘟神"一样被丢弃到荒山野外，没有人敢去接触。孙思邈对这些患者却关怀备至，费尽心力，他不仅亲自为患者诊治，还把患者接到家中或者同住深山为他们治疗，经他治疗过的麻风病患者多达600余人。在等级制度极其森严的封建社会，医生们尚且如此坚持"普同一等"的信条，那么在今天，医务工作者更应该对患者一视同仁，不分高低贵贱，没有人格歧视，没有技术傲慢，没有阶层偏见。广州中山大学附属肿瘤医院的万德森大夫曾说过这样一句话："病人都是人，我又不求当官，又不求财，贫富贵贱对我来说有什么区别？他是高官大款也好，平民百姓也好，只要是我的病人，就都一样，我都会给他好好治病。"

二、慈悲为怀

"天地与我同根，万物与我同体"。生命本质的同一性使得慈悲理念成为佛教弘法度生的出发点，也成为佛教教义的核心。所谓慈，即慈爱众生，梵语 maitrya，意为见众生不得福乐而躬身成就之。悲，梵语 karuna，意为同情众生之苦，见众生之苦痛而亲愿解脱之。正如《大智度论》卷27所说："大慈与一切众生乐，大悲拔一切众生苦。大慈以喜乐因缘与众生，大悲以离苦因缘与众生。"慈为与乐，悲为拔苦，要想做到慈爱众生，给他人以欢乐，就要拔除众生的痛苦；要做到真正的悲悯，就要对众生的痛苦感同身受，自愿给予其快乐，二者相辅相成，缺一不可。

佛教的这种慈悲理念，不仅仅是对人的慈悲，更是对一切生灵的大慈大悲。它把所有生命的痛苦当成自己的痛苦，把所有生命的不幸当成自己的不幸，是一种深沉的、清净无染，视众生如己一体的慈悲。正如《大宝积经》里说的"慈爱众生如己身""能为众生作大利益，心无疲倦"，知其困厄，如同身受，由此产生"众生度尽方成正觉，地狱不空誓不成佛"的菩萨人格。所以佛教中的许多高僧都身怀大慈大悲之心，将赈灾、养老、育婴、医疗等当作自己的终身事业，在这种思想的影响下，佛门弟子也都以慈悲为首，感念众生之苦，甘愿为十方人做桥，度脱一切。

作为医者，首先要有的也是一颗慈悲之心。这是医者之本，也是成为医者的前提。作为"金元四大家"的李东垣，出身于富豪之家，因母亲病重不治而潜心研究医学，后瘟疫流行，他见到很多人患了"大头天行"的怪病，十分痛苦，便苦读医书，寻求良方，几经周折终于研究出一张普济消毒饮子的方子，效果显著，人们纷纷上门求助。很多人认为李东垣会因此大发横财，谁知道，他竟命人将方子刻在一块木板上，然后将木板插在街市闹区，让病者抄了回去使用，救了无数百姓，因为大家不知道这是李东垣所为，都以为是神仙留下的，李东垣也就有了"神医"之名。不仅是李东垣，一代代的苍生大医都以慈悲为怀，行善积德，普救含灵之苦，留下了一段又一段的佳话。

【经典小故事】

儒医关系

据《古今医统》记载，北宋时期有个进士叫沈常，为人廉洁方直，性格却十分孤僻高傲，曾经有很多人为他举荐，但始终未能求得一官半职。但他并不死心，常常感慨："吾潦倒场屋，尚未免穷困，岂非天命也耶？"于是他赴京师寻找入仕的途径。一天，他路过东华门，看见有人"跃马挥鞭，从者雄盛"，便忙问路人这是什么官。人家告诉他是"翰林医官也"。于是，他便感慨道："吾穷孔圣之道，焉得不及知甘草大黄辈也？"因而产生了弃儒习医的念头。第二天，沈常从一家药店经过，又听说了从医的艰难辛苦，"复又耻为，疑贰不决"，认为自己学医是大材小用，开始犹豫不决。他跟别人说："吾辈学则穷达方书，师必趋事名公，自非常流比也。"他认为自己已经满腹经纶，倘若再有一位名师稍加指点，就一定可以蜚声医坛，非常人所能比。当时有位太医在医界有很高的声望，沈常决定去拜访他。听说有人造访，太医连忙出来迎候，不敢有丝毫怠慢。哪知沈常一见面就说："此来穷塞之人，因同人相勉，令某学医，闻君名公也，故来师问。"表达了自己因为贫穷困顿，所以在他人的鼓励下前来学医。太医见状，便一针见血地指出："医术比之儒术，固其次也。然动关性命，非谓等闲。学者若非性好专志，难臻其妙。足下既言穷塞，是志未得遂，复却学医，深恐郁滞之性，未能精研。"沈常见太医批评他贪图功名利禄，无法专心致志学医，心中甚为不满，便恼怒不已地说："吾虽穷塞，乃自服儒，读孔孟之书，粗识历代君臣治国之道。今徒志学技术，岂为高艺？"太医驳斥道："恐非浅尝能也。君未谕上古三皇医教，姑且勿论，即如汉之张仲景，晋之葛洪，齐之褚澄，梁之陶隐君，非不服儒，有才有行。吾闻儒识礼义，医知损益，礼义之不修，昧孔孟之教，损益之不分，害生民之命，儒与医岂可轻哉？儒与医岂可分哉？"这个故事真实地反映了当时儒和医的密切关系，表现了儒家对古代医德产生的深刻影响。

【教学案例】

医乃仁术

宋清是长安西边药场的人，储存了许多好的药材，长安的很多医生都来找他配药，那些患了病的人也乐于向宋清求药，这样病能好得快些。宋清无论对什么人都热情相助，即使那些没有钱的人，宋清也将最好的药材送给他们。久而久之，借据、欠条堆得像山一样高，但宋清从不去跟他们要账。到了年底，宋清觉得他们已经无法偿还，便将那些欠条统统烧掉。为此，很多人嘲笑他像个白痴。宋清卖药材四十多年，被他烧掉欠条的有数百人。这些人有的后来做了大官，有的人管几个州，他们俸禄丰厚，送礼给宋清的不绝于户，向他求药的人越来越多，宋清因此越来越富有。

点评：作为一个商人，宋清在为自己谋利的同时，也自觉承担起社会责任，救济人类疾苦，让利于民。在获得社会广泛赞誉的同时，也实现了利益的最大化，体现了中国传统文化以人为本、重义轻利的核心价值。

【本章知识点】

1. 传统文化与医德的关系。
2. 儒、释、道三家对中国传统医德产生了哪些影响？

【思考与练习】

1. 道家思想对中国传统医德产生了哪些影响？
2. 结合现实，谈谈儒家的义利观对今天医学生的影响。

第二章　历代名医医德医风

凡大医治病，必当安神定志，无欲无求，先发大慈恻隐之心，誓愿普救含灵之苦。若有疾厄来求救者，不得问其贵贱贫富，长幼妍蚩，怨亲善友，华夷愚智，普同一等，皆如至亲之想；亦不得瞻前顾后，自虑吉凶，护惜身命。见彼苦恼，若己有之，深心凄怆，勿避崄巇，昼夜、寒暑、饥渴、疲劳，一心赴救。无作工夫形迹之心，如此，可为苍生大医，反此则是含灵巨贼。

孙思邈《备急千金要方·大医精诚》

看，就在那愁闷的地方，
我看到一位女士手持油灯，
穿行于暗淡的微光中，
轻盈的从一间房屋走进另一间房屋。
像是在幸福的梦境之中，
无言的受伤士兵慢慢地转过头去，
亲吻着落在暗壁上的她的身影。
在英国的年鉴里，
永留下她的言谈话语，
那盏小小的油灯射出了划时代的光芒。
持灯女士将永远载入，
这个国家的史册，
高贵的精神，
女界的英雄。

这是美国著名诗人朗费罗对提灯女郎南丁格尔的赞颂。大医孙思邈、白衣天使南丁格尔，正是古今中外医务工作者的杰出代表，也是崇高医德医风的典范，是世代医务工作者的学习楷模。那么，什么是医德医风呢？如何才能树立良好的医德医风呢？

第一节 医德医风概述

一、医德医风的含义

医德医风即医务人员的医学职业道德和医疗行业风尚。所谓医德，即医务人员应具备的思想品质，是医务人员与病人、社会以及医务人员之间关系的总和。医风是指医疗行业中，医务人员自觉或不自觉地遵循的价值取向、心理习惯和行为方式。医德医风属于医学职业道德的范畴，是指导医务人员与患者、社会及医务人员之间发生联系过程中的行为规范和准则。医德医风直接关系着患者的生命安危、疾病痛苦，是卫生系统行风建设的灵魂，是社会主义职业道德风尚的重要组成部分，是社会主义精神文明建设的重要内容。

二、医德医风的特点

医德医风伴随着人类文明的产生而产生，也必将随着人类文明的发展而发展，因此医德医风具有突出的传承性、发展性和普适性的特点。

1. 传承性 医德医风在其发展过程中有较强的历史传承性。我国是世界文明古国，医学发展历史悠久。古代医德医风内容十分丰富，其起源最早可追溯到原始时代。

原始人类已经产生的生命神圣观念、生命质量观念、性道德、血缘观念、保健观念等，实质上都是人道观念的萌芽。殷周到春秋时期是我国古代医德思想的孕育时期，"互助观念"可以说是最早的医德思想。《周礼》中以医生治病失误多少来衡量医生的优劣，不仅包含了对医疗技术的评价，也包含了最典范、最古老的医德评价。战国到秦汉时期，是古代医德医风的形成时期。这一时期诸子百家的思想为古代医德体系的建立提供了思想源泉，其中最具影响的是儒、墨、道、法四家。"仁"是儒家伦理思想的结晶，"医乃仁术"便成了儒家医德思想的核心，并贯穿于全部医德思想之中。道家的"知足、寡欲"，墨家的"博施济众"等道德修养也是当时不少医家的行为准则和修身信条。《黄帝内经》是我国最早探讨医德理论的医书，是中医医德理论初步形成的标志。其中《灵枢·师传》《素问·疏五过论》《素问·征四失论》等均为医德专篇。《黄帝内经》确立了人命至重的医德原则和仁爱救人的医德规范，提出了上工、中工、下工的医德评价，以及"得其人乃言，非其人勿传"的医德教育思想。唐宋到明清时期是古代医德思想的成熟及丰富时期。唐代孙思邈的《大医精诚》《大医习业》，宋代林逋的《论医》、明代陈实功的《医学五戒十要》、清代喻昌的《医门法律》等许多医学著作中，都阐述了医生应具有的美德和职责。这些丰富的医德思想，成为我国医学史上宝贵的文化遗产，并通过各种形式代代传承。

2. 发展性 医德医风是在一定时代和实践的基础上产生的，也必将随着时代和实践的发展而发展。医学的进步，不仅表现为医疗手段的进步，而且表现为医德医风的发展与进步。与不断发展的诊断、治疗技术相对应的伦理原则的制定正是医德医风发展的重要标志。随着时代的发展和医疗水平的提高，医德医风不断发展新的内容，也不断被充实、完善。比如，当今社会，随着器官移植、体外受精、重组 DNA 等先进医学技术的出现，以及医学模式的转变，大量生命伦理问题不断出现。医务人员在医疗活动中，不仅要考虑患者个体的眼前利益，还要考虑社会整体及后代的公共利益；不仅要强调医务人员的职业道德，还要强调医学科学的科学道德。因此，传统医德医风已显露其局限性，需要随着时代的发展而不断完善发展。

3. 普适性　生老病死是每一个社会、每一个人都必须面临的自然规律。因此，防治疾病、救死扶伤、挽救生命，是全人类的共同追求，医德医风的许多准则也为全社会的成员所共同接受。无论古今中外，医学伦理首先强调的都是人道主义精神。如我国自古以来就强调"医乃仁术"，《希波克拉底誓词》中"我之惟一目的，为病家谋幸福"，《南丁格尔誓言》中"务谋病者之福利"，胡弗兰德《医德十二篇》中"救死扶伤、治病救人，不应怀有别的个人目的"等各种医学伦理道德的宣言、法规和章程均强调把救治患者、维护人的生存权利、敬佑生命放在第一位。由此可见，医德具有为全人类所接受的普适性。

三、医德医风的作用

医德医风是社会道德体系的重要组成部分，是社会公德、职业道德在医疗卫生领域的特殊表现。医务人员的医德医风直接关系人们的身体健康与生命安全。因此，作为一名医务人员，除必备的专业知识技能外，还必须具备良好的医德医风，唯有如此，才能担负起"防病治病、救死扶伤"的社会责任。

1. 医德医风是社会主义精神文明建设的重要组成部分　社会主义精神文明建设包含两部分：一是思想道德建设；二是科学文化建设。医德医风作为医疗卫生系统的职业道德，是构成社会道德体系的重要方面，是社会主义精神文明建设的重要内容。医德医风不仅体现个人的道德素质，也体现一个行业整体的道德风尚；不仅直接影响患者的心理和疾病的治疗，还有力地感染和影响着与患者有关的社会人群。因此，医疗机构作为社会服务的重要窗口，其医德医风状况正是衡量社会精神文明程度的一项重要标志。为此，抓好医德医风建设，不仅是医院作风建设的需要，更是社会主义精神文明建设的需要。《中华人民共和国医务人员医德规范及实施办法》中明确提出，为加强卫生系统社会主义精神文明建设，要求各医疗单位必须把医德教育和医德医风建设作为目标管理的重要内容，作为衡量和评价一个单位工作好坏的重要标准。

2. 医德医风建设是增强医院竞争力及综合实力的重要保证　随着医疗卫生制度的改革，医院要想在激烈的市场竞争中获胜，除了要增强技术、设备、人才等硬实力外，同样重要的就是必须通过加强医德医风建设，挖掘内部潜力，调动广大医务人员的积极性，以优质的服务、良好的医德医风来增强软实力。实践证明，医德医风建设，可以使广大医务人员充分认识到医疗事业的神圣性与特殊性，认识到自己应承担的道德责任与义务，从而将医德规范转化为职业信念，并内化为积极主动做好本职工作的自觉行动和习惯，以保障医院各项工作高效、优质开展。

3. 医德医风建设是提高医疗质量、减少医患纠纷的重要途径 医疗质量是衡量医疗行为结果的重要指标。医疗质量的高低既取决于医务人员的技术水平，也取决于医务人员的服务质量。其中，服务质量在一定程度上甚至起着决定作用，它与医疗质量相互依赖、相互促进。同样的技术、同样的设备，但由于不同样的医德修养和服务水平，带来的医疗效果却大不相同。事实证明，具有良好医德的医护人员，即便技术水平不是很高，但由于其责任心强，服务态度好，谦虚谨慎，治疗措施全面到位，漏诊误诊少，治疗效果就好；相反，虽然技术水平很高，但责任心不强，服务态度差，工作敷衍塞责，反而易出现责任性差错和事故。因此，树立良好的医德医风，增强医务人员的事业心、责任感，是提高医疗质量的可靠保证。特别是随着医学模式的转变，影响医疗服务质量的因素不断增多，诸如工作效率、费用控制、服务态度、对患者的尊重等都直接影响到医疗质量的提高。这就要求医务人员必须树立"以患者为中心"的服务理念，具备较高的道德素质和人文修养，只有这样，才能真正为患者提供舒适、便捷、快速、人性化的服务，也才能真正赢得患者。有调查显示，在我国，医疗纠纷中因技术原因引起的不到20%，80%却源于服务态度、沟通交流和医德医风。因此，只有加强医德医风建设，才能有效杜绝不正之风，改善医患关系，减少医患纠纷。

4. 医德医风建设是培养医学人才的必然要求 "医术乃医者之本，医德乃大医之魂"。医学职业的特殊性决定了医学人才的培养既离不开精湛的医术，更离不开崇高的医德。自古以来，良好的医德医风都是培养和选拔医学人才的重要标准。《黄帝内经》中"得其人不教，是谓失道，传非其人，漫泄天宝"，提出"非其人勿教"的医德教育思想。杨泉在《论医》中说，"夫医者，非仁爱之士，不可托也；非聪明理达，不可任也；非廉洁淳良，不可信也"，强调不具备仁爱思想、廉洁品质和聪明才智的人不能选拔为医。徐延祚在《医医说》中更是提出"医人先当医医""救一医便救千万人"。可见，医德医风建设对培养医学人才是何等的重要。尤其在今天的市场经济条件下，受利益驱动，医疗卫生领域还存在着一些不正之风，更需要通过大力加强医德医风建设，为医学人才的培养营造良好的社会氛围。作为医学生更应以古今中外的名医大家如张仲景、孙思邈、南丁格尔、白求恩等为榜样，不仅要努力学习医学专业知识，更要自觉锤炼良好的医德品质，培养高尚的医德医风，从而成长为一名真正的医学人才。

第二节 古代名医医德医风

一、古代医德医风典范

1. "医药始祖"神农 神农被尊为农耕和医药的始祖。他遍尝百草，发掘药材，教人们医治疾病。为"宣药疗疾"，他刻了"味尝草木作方书"，这便是中药学的发端，后又逐步形成了我国最早的中草药学的经典之作——《神农本草经》。《淮南子·修务训》记载："神农尝百草之滋味，水泉之甘苦，令民知所避就。当此之时，一日而遇七十毒。"尝草遇毒，反映了神农一心为百姓减轻病痛而不顾个人安危的高尚品德，这种品德正是医德的最高境界——济世活人，大圣之业。正因于此，神农被列于古代医德典范之首。

2. "岐黄之术"、黄帝与岐伯 黄帝是中华民族的人文始祖。《黄帝内经》是后人把他与名医岐伯在医药方面的讨论经过整理而成的。《黄帝内经》不仅是中国传统医学"四大经典"著作之一，也是一本包含了丰富医德思想的重要医德文献。《黄帝内经》讲求学风端正，提出要师古而不泥古，创新而不离宗。其中的《素问》不仅提出了多种行之有效的学习方法，而且阐述了我国古代医家不追逐名利、不贪图钱财及尊重患者的医德观，并且公开批判了那些巧立名目、好自为功、损害患者利益的恶劣行径。

岐伯是我国古代著名的医生，精通医术，黄帝尊其为师。《黄帝内经》多数内容即以他与黄帝问答的形式写成。因此，中国传统的医术又被称为"岐黄之术"。黄帝与岐伯常一起探讨医术和医德问题。《黄帝内经》云："黄帝曰：顺之奈何？岐伯曰：入国问俗，入家问讳，上堂问礼，临病人问所便。"强调了医者要尊重患者，包括其文化传统、个人信仰等，以建立和谐医患关系的思想。

3. "神医"扁鹊 扁鹊是春秋战国时期的名医。由于医术高超，医德高尚，人们借用上古神话的神医"扁鹊"的名号来尊称他。扁鹊奠定了中医学的切脉诊断方法，开启了中医学的先河。扁鹊作为一代名医，具有非常丰富而可贵的医德思想，其表现在三个方面。

(1) 虚怀若谷 魏文王曾问扁鹊："你们兄弟三人，谁的医术最好？"扁鹊说："大哥最好，二哥次之，最差的是我。"魏王不解。扁鹊解释说："大哥治病是在病情发作之前就已下药铲除了病根，所以他的医术难以被人认可，没有名气。二哥治病是在病起之初就药到病除，所以被认为只是治小病很灵。我治病都是在病情十分严重时，使重病人病情得到缓解或治愈，所以我闻名天下。"魏王大悟。由此可见，扁鹊是一个很谦虚的人，而且他很早提出了疾病重在预防的思想。

(2) 救死扶伤 在扁鹊朴素的医德思想里，医生不仅应有求必救，而且应具备"见死必救"的精神。他路过虢国，问及虢太子的"死"因，判断有可能是假死，便主动要求救治。路过齐国，作为客人，通过望诊齐侯有病并告之，但齐侯不信。扁鹊无可奈何，才放弃治疗。

(3) 治学严谨 扁鹊医术高明，但仍深感医疗技术不足，曾感慨"人之所病，病疾多；而医之所病，病道少"。同时，坚信医学，反对巫医，坚持"六不治"的严谨态度。

4. "圣手"华佗 华佗，东汉杰出的医学家，医术全面，精于手术，被后人尊为"外科圣手"。为了减轻患者痛苦，华佗勇于创新，发明了"麻沸散"，这是世界医学史上应用全身麻醉进行手术治疗的最早记载。华佗不求仕途，不恃权贵，后因不服曹操征召被杀，临死前还不忘将自己毕生的诊病经验流传后世造福后人，这种高尚的医德值得每一个医者学习。华佗所著医书有《青囊书》《枕中灸刺经》等，可惜已失传。

5. "医圣"张仲景 张仲景，东汉末年著名医学家。他勤求古训，博采众方，写出了传世巨著《伤寒杂病论》和《金匮要略》，确立了中医辨证论治的原则，奠定了中医临床的基础。张仲景勇于冲破官场戒律，做长沙太守期间，为了方便给百姓治病，定于每月初一和十五，在公堂上坐堂行医，后又弃官行医，潜心医学。其医学理论对中国古代医学的发展和人民的健康做出了巨大的贡献。后人研究他的医理，敬仰他的医术和医德，尊称他为"医圣"。在河南南阳还为他修建了"医圣祠"。其医德思想主要表现在五个方面。

（1）继承发扬了扁鹊等古代名医的传统医德医风　"上以疗君亲之疾，下以救贫贱之厄，中以保身长全，以养其身"体现了张仲景的高尚医德。

（2）悉心钻研医学，敬业乐业，从不追名逐利　《伤寒论·自序》中，他严厉批判那些"但竞逐荣势，企踵权豪，孜孜汲汲，惟名利是务"的追名逐利之人。

（3）谦虚谨慎，不断创新　张仲景在序文中说："孔子曰：生而知之者上，学则亚之，多闻博识，知之次也。余宿尚方术，请事斯语。"张仲景认为，自己不是天才，学习主要靠刻苦努力，为后人树立了朴实无华、勤恳踏实的学风。

（4）认真负责，一丝不苟　张仲景"考校以求验"，绝不放过任何细节，是精益求精追求学术的典范。

（5）反对迷信巫神　张仲景提出了"厥身已毙，神明消灭，变为异物，幽潜重泉"宝贵的无神论思想。

6. "大医精诚"孙思邈　孙思邈是中国历史上最伟大的医学家之一，他不仅是我国古代医学伦理学的重要开拓者，也是中医人文精神的倡导者和践行者。孙思邈在《备急千金要方》和《千金翼方》中将大医所应具备的道德素养具体化、系统化。在中国伦理学史上，孙思邈的仁义道德准则形成了一套完整的医德观。他的医德思想全面继承了中华传统文化伦理之精华，特别在"大医精诚"和"大医习业"两篇中，较为全面地论述了学医的目的、献身精神、服务态度、品德修养等医德问题。其医德思想主要表现在六个方面。

（1）"大慈恻隐"的人道主义　孙思邈在《备急千金要方·序》中指出："人命至重，有贵千金，一方济之，德逾于此。"

（2）"一心赴救"的职业责任　孙思邈强调，在救治病人时不能考虑自己的得失，"不得瞻前顾后，自虑吉凶，护惜身命"。

（3）"普同一等"的公平理念　强调治病不要看病人地位的高低、权力的大小、贫富贵贱、容貌美丑、关系亲疏等，医学面前人人平等。其公平公正理念对于当前净化医者心灵、维护患者权利具有积极的启迪意义。

（4）"淡泊名利"的品德思想　孙思邈强调："凡大医治病，必当安神定志，无欲无求。"否则沽名钓誉，害人害己。

（5）"精勤不倦"的钻研精神　孙思邈强调，精与诚即医术精湛与医德高尚的有机结合。医德与医术相融，不仅是为医之道，更是习医之道。

（6）"以礼敬人"的医德修养　孙思邈针对医生的职业特点，要求医生必须加强个人修养，培养高度的人文关怀精神，做到举止庄重，文明大方，言行合乎礼仪规范。

7. "医中之圣"李时珍　李时珍，明代伟大的医药家。郭沫若为李时珍墓题词：

"医中之圣。"为了重修本草，李时珍遍访民间名医，深入实地考察，足迹遍布全国，甚至冒着生命危险去获取第一手资料，最终三易其稿，历时27年，耗尽毕生心血完成了《本草纲目》，为中医药事业做出了巨大贡献。李时珍坚韧不拔、勇于探索的创新精神，严肃认真、一丝不苟的科学态度，救死扶伤、关心百姓的高尚医德，深受后世敬仰。郭沫若赞其"伟哉夫子，将随民族生命永生"。

二、古代医德医风的主要内容与特点

1. 古代医德医风的主要内容

（1）"医乃仁术"的医德原则　"仁"是儒家思想的核心，是儒家道德体系中最完美、最高尚的人格境界。因此，"医乃仁术、仁爱救人"便成了古代医德思想的核心道德和基本原则。孟子说："无伤也，是乃仁术。"杨泉在《论医》中云："夫医者，非仁爱之士，不可托也。"清代喻昌指出："医，仁术也。仁人君子必笃于情。笃于情，则视人犹己，问其所苦，自无不到之处。"因此，医家应成为"仁人志士"，医学的目的就是"济世救人"。历代医家都将仁爱精神视为行医的基本原则和必备德行。

（2）重义轻利的医德品质　儒家提出义利之辨，"君子喻于义，小人喻于利"，把义利作为划分道德善恶的价值标准。正是受儒家重义轻利价值观的影响，古代医家都把以医济世、舍利取义作为理想的人格追求，主张扶危济困、淡泊名利、安贫乐道。孙思邈强调"医人不得恃己所长，专心经略财物，但作救苦之心"，认为医者应当怀着救苦救难之情，把财物得失置之度外，并痛斥那些"崇饰其末，忽弃其本，华其外而悴其内"的逐利忘义之流。明代医家潘文元医术高明却从不计报酬，行医30年，仍家境清贫，死后当地百姓集体为他送葬，以示哀悼和怀念。董奉"杏林春暖"的佳话彰显的也正是重义轻利的美德。

（3）一心赴救的医疗态度　古代医家强调对患者一视同仁、普同一等，不畏劳苦，一心赴救。孙思邈提出，医者应"见彼苦恼，若己有之，深心凄怆，勿避险巇，昼夜寒暑，饥渴疲劳，一心赴救"。清代徐春甫强调，"行医之要，惟存心救人"。朱丹溪行医时，"四方以疾迎候者，无虚日"；"虽风雪载途，亦不为止"。这种极端负责、一心赴救的优良医德医风对历代行医者产生了深远影响。

（4）生命至重的人道观念　《黄帝内经》云："天覆地载，万物悉备，莫贵于人。"历代医家都把医生当作活人的职业。戴良在《医儒同道》中强调"医以活人为务"，孙思邈在《备急千金要方·序》中指出"人命至重，有贵千金"；徐大椿在《医学源流论》中强调"医为人命所关，人之所系，莫大乎生死"；《礼记·曲礼》提出"医不三世，不服其药"。这些都体现了对人生命的珍视，医者只有珍重生命，才能真正做到德技双馨。

（5）谦虚慎独的医德修养　古代医家认为，医业无止境，切不可自满自足。《黄帝内经》用大量篇幅记载了医者必须笃志勤学、业精于诚、谦虚谨慎的思想。潘楫的《为医八要》强调，"医家存心：当自谦，不当自傲"；"自谦者，久必学进，自傲者，久必术疏"。孙思邈在《备急千金要方·大医精诚》中也做了深刻阐述："世有愚者，读方三年，便谓天下无病可治，及治病三年，乃知天下无方可用。故学者又须博极医源，精勤不倦，不得道听途说，而言医道已了，深自误哉！"孙思邈精通百家，学问渊博，医术高明，但从不自满。俞廷举指出："医贵虚心，凡医家见症不真，则不可妄下药，凡医病不效，即自己告退，另延名医，切不可延人病体。"这些都反映了传统医德中谦虚谨慎的医德修养。

（6）刻苦钻研的治学精神 医学历来被认为是一门精微深奥的科学。明代徐春甫在《古今医统》中说："医本活人，学之不精，反为夭折。""医学贵精，不精则害人匪细。"因此，古代名医们为追求高超精湛的医术，均虚心好学，刻苦钻研。明代医家李时珍为了撰写《本草纲目》，不仅遍访名医宿儒，而且虚心向民间学习，参阅古书800多种，历时达28年，三易其稿方完成巨著。大医孙思邈毕生精究方术，直到"白首之年，未尝释卷"，充分展示了古代名医刻苦钻研、精勤不倦、坚韧不拔的治学精神。

2. 古代医德医风的特点

（1）贯通性 中国传统医德与中国传统哲学、传统文化相互贯通，互为融合。《周易》是我国古代著名的哲学著作，被尊为六经之首。明代张景岳以"易"释医，明确提出"医易同源""医易相通"的论断，并强调天道、人道、医道相互贯通。儒、道、墨、佛等文化亦与中国传统医德思想紧密联系。尤其儒家思想影响巨大，故中医也被称为儒医。同时，民间亦有"十道九医""医道通仙道"之说。因此，孙思邈在《论大医习业》中就指出，学医除了应当通读、谙熟《内经》等医学典籍及本草方书之外，还须精熟周易、五经、三史，以及诸子百家之学，通过涉猎群书，方能知仁义之道，晓五行之运，才能做一名优秀的医者。

（2）丰富性 中国传统医德思想具有层次分明的理论体系和十分丰富的内容，围绕着以"儒"为核心的价值系统，从医者的角度、患者的角度、医患关系的角度衍生出了丰富的医德原则和规范，如医乃仁术、重义轻利、一心赴救、推己及人、忠恕待患、谦虚谨慎等十分丰富的医德思想。

（3）自律性 由于中国传统医德"医儒不分"，因此，儒家思想便成为医者的道德修养和行为规范，强调医德源自内在的"仁"心，而非出于功利或私心，并以理学、心学等为理论基础，提出诸多主体自我修养的渠道，把良知、上天、德行、后世等作为了修养的平衡点，注重主体的道德修养和道德自律，重视慎独，强调自我完善。

（4）局限性 受封建伦理思想的影响，特别是恪守儒学中的某些观点和戒条，如把妇科某些疾病和人体解剖研究视作禁区，强调"男女授受不亲""身体发肤，受之父母，不敢毁伤"等观念，从而在一定程度上阻碍了医学的发展和健康医德医风的形成。

第三节 近代名医医德医风

一、近代医德医风表率

1. "当今墨子"施今墨 施今墨，近代著名中医，原名施毓黔，行医后改名施今墨。他继承墨家"兼爱"思想，行医中，"上至为孙中山病危时会诊，下至为平民百姓治病"，均一视同仁。他说："医者，医病者也。对富贵者阿谀谄媚、对贫贱者横眉轻慢，小人之举也。"强调"从医治病，医德至关重要"。在中西医关系方面，他主张"学术无国界而各有擅长"，强调"无论中医西医，其理论正确、治病有效者，皆信任之"。施今墨为推动中西医相互学习、相互贯通做出了突出贡献。

2. "衷中参西"张锡纯　张锡纯，近代中医学泰斗，创办了我国近代第一家中医院——立达医院，著有《医学衷中参西录》。面对近代"西学东渐"，中西医"各分壁垒，互相攻讦"的局面，张锡纯不为流俗所惑，提出"远采古籍所载，近参时贤之说"，力主衷中参西、中西汇通，并积极探索研究西医新说，认为中西医不应有界限，强调"医学以活人为主，所著之书果能活人，即为最善之本"。张锡纯海纳百川、为我所用、力求创新的精神对开创我国中西医结合事业做出了突出贡献。其学术思想与"济世活人"的医德思想相辅相成，认为"学医者为身家温饱计，则愿力少；为济世活人计，则愿力大"。这种为医不谋私利的思想，正是对祖国优良医德传统的继承和发扬。

3. "甘为人梯"恽铁樵　恽铁樵，近代中医界系统接受新学制教育第一人。他力主革新，倡导中西医化合以产生新中医，先后创办了"铁樵中医函授学校"和"铁樵函授医学事务所"。针对近代否定中国医学的民族虚无主义思想，据理批驳，奋起反争，主张中医学只有"发皇古义、融会新知"，才能进步演进，同时强调"断不能使中医同化于西医，只能取西医学理补助中医"。恽铁樵这种从社会需要出发，努力发掘、提高中医学，使之与社会、时代同步前进的思想与观点，迄今仍有重要的现实意义。

二、近代医德医风新发展

随着鸦片战争的爆发，中国近代医德思想主要伴随着反帝反封建的革命斗争而形成和发展。近代医德医风凸显了高度的爱国主义、民族主义、人道主义和中西文化交流的新特征。

1. 中西医德思想新融通　随着近代西医进入中国，中国传统医学面临巨大冲击。当时，有的主张全盘西化，有的主张完全复古，而张锡纯、施今墨、恽铁樵等人力主衷中参西、中西汇通，强调中西医相互学习、互为长短，共同促进中医学发展，从而在我国逐步形成了中医、西医、中西医结合并存的新局面。中西医文化和医德思想亦相互融通，进一步丰富了我国传统医德思想。

2. 爱国主义、民族主义新体现　鸦片战争后，面对国家积贫积弱的局面，爱国主义思想家们提出了要健康国民的身心素质，主张医学救国，其代表人物梁启超就提出发展医学是变革图强、追求人类文明进步的重要途径。孙中山怀着"医亦救人之术"的意愿从医，并以"济世"为怀，行医时"粟金不收，礼物仍辞"，被奉为"孙菩萨"。鲁迅希望医学不仅可以解除同胞病痛，而且可以成为民族进行社会改革的杠杆。一批近代医学留学生如康爱德、张孝骞、林巧稚等积极投身爱国医疗卫生事业，为国家民族做出贡献，并成为近代中国现代医学的奠基者。他们的爱国主义精神进一步充实了我国医学伦理思想的内容。

3. 人道主义新升华　新民主主义革命时期，中国共产党既继承古代医家的优良传统，又发扬救死扶伤的革命人道主义精神，形成和发展了新民主主义医德。新民主主义医德以革命人道主义伦理原则为基础，主要表现为对卫生事业的忠心、无私奉献的牺牲精神、精益求精的钻研态度、团结互助的集体主义思想等。新民主主义医德作为社会主义医德的前身，有着区别以往医德的先进性，这种医德主要体现在根据地。

4. **医德关系新发展**　医德关系是以医患关系为主体而形成的各种医学主体关系的总称，主要包括医患关系、医医关系、医社关系。在医患关系中，近代医家们注意反思，对狭隘的义务论医德观提出疑问，提倡医患相互理解、相互信任，虽仍然倡导重义轻利价值观，但义利并举受到关注，一些医家认为回避利益会使医患关系虚幻化，倡导义利并举和正当利益。在医医关系上，主张医学各派各有长短，提倡互相学习，"取其长而去其短，救其弊而补其偏"。在医社关系上，面对国破家亡，医德思想由医人升华到医治社会，体现了医家的忧国忧民情怀。

第四节　现代名医医德医风

一、现代医德医风楷模

1. **"提灯女士"南丁格尔**　南丁格尔生于意大利，后迁居英国。1850 年，她放弃优裕的家庭生活，到德国接受医护训练。1854 年克里米亚战争爆发，南丁格尔主动申请到战地医院服务。面对艰苦的条件，她排除种种困难，并拿出自己的积蓄为伤病员购置用品和食物。在她的精心护理下，仅半年，伤病员的死亡率便从 50% 下降到 2.2%，护理工作从此受到社会的重视。南丁格尔慈祥可亲，以高度的责任感悉心照料伤病员。每晚当她手提油灯巡视伤病员时，身影所到之处，士兵们都亲吻她的身影来表示对她的崇高敬意，并称呼她为"提灯女士"。1907 年，英国国王授予南丁格尔功绩勋章，她成为英国历史上第一个接受这一最高荣誉的妇女。为了表示对她的敬仰，1912 年国际红十字大会批准设立南丁格尔奖章，以奖励在护理学和护理工作中做出杰出贡献的人士，并把南丁格尔 5 月 12 日的生日定为国际护士节。南丁格尔用她的爱心创造了奇迹，把护士变成了天使。

2. **"毫不利己，专门利人"白求恩**　诺尔曼·白求恩加拿大人，著名的国际主义战士。抗战时期，不远万里来到中国，支援抗日战争。他的口号是："医生们，到伤员那儿去！不要等他们来找你们。"他常说："时间就是生命""救护工作必须靠近火线。"他工作极端负责，精益求精，不畏艰苦，不怕牺牲，一直战斗到生命的最后时刻。白求恩崇高的革命人道主义精神，深深地感染着广大医护工作者。毛泽东发表了著名的《纪念白求恩》，评价他是"一个高尚的人，一个纯粹的人，一个有道德的人，一个脱离了低级趣味的人"。

3. **"万婴之母"林巧稚**　林巧稚，中国现代妇产科学主要奠基人之一，北京协和医院妇产科医生。林巧稚以其高超的医术和对患者无微不至的关爱而闻名。她几十年如一日，以病房为家，用灵巧的双手，迎接了 5 万多个小生命来到人间。她率先攻克了新生儿溶血症这一世界难题。许多父母感念她从死亡线上抢救孩子,便给孩子取名念林、爱林、敬林等以纪念她。一次,天色已晚,一个人力车夫请求他为妻子接生。她随车夫钻进了漆黑的胡同,在低矮的住房中看到了在痛苦中呻吟的难产孕妇。林巧稚一边轻声安慰产妇,一边紧急处理,直至黎明孩子才顺利生下。当车夫无钱以报时,她反而从身上掏出 50 元钱给车夫,让其给妻子买营养品。她常说:"当一个医生,首先要知道自己责任重大,产妇、病人把她的整个生命交给了我们,要把她们当成亲姐妹,从每件细微的小事做起,体贴和关怀她们……"林巧稚不仅这样说,更是这样做。"春蚕到死丝方尽",这是对林巧稚鞠躬尽瘁一生的真实写照。

4. "医德风范"裘法祖 裘法祖,我国著名外科学家,医术精湛,刀法精准,被医学界称为"裘氏刀法"。他是我国现代普通外科的主要开拓者,肝胆外科、器官移植外科的主要创始人和奠基人之一。裘法祖认为,一个好医生应该具备三个条件:首先,要善待病人;其次,要有高超的医术;第三,为了病人的利益要敢于承担风险和责任。他强调:"对医生来讲,做人要知足,做事要知不足,做学问要不知足。以这种态度做人做事做学问,没有什么事情做不好。"他还说:"技术上可以有高低,但医德必须是高标准的。"裘法祖以其科学的态度、技术特色、道德情操和人格风范影响了外科学界几代人。2001 年中国医学基金会授予他全国"医德风范终身奖"。

5. "非典勇士"叶欣 叶欣,广东省中医院护士长。在 2003 年广东中医院抗击"非典"的战斗中,她不顾个人安危,夜以继日奋战在抗击"非典"第一线。哪里有危险,哪里就有叶欣。她总是说:"这里危险,让我来!"为了尽量减少感染机会,她力争不让太多同事介入,总是自己冲在最前面。当不幸感染上"非典"病毒后,她对前来治疗的医生、护士说:"不要靠近我,会传染。"最终,叶欣因感染"非典"而牺牲。叶欣的生命是短暂的,但却是辉煌的。把安全让给别人,把危险留给自己,这就是白衣天使、优秀共产党员、南丁格尔奖章获得者叶欣。

6. "英雄本色"钟南山 钟南山,中国工程学院院士,全国道德模范,白求恩奖章和首批国家级突出贡献专家获得者。2003 年,我国发生严重的"非典"疫情,很多医务工作者被感染。关键时刻,钟南山主动请缨"把病情最危重的病人送到我们所来"。他带领广大医务人员发扬连续作战的精神,率先摸索出一套救治方案,有效降低了残废率,提高了治愈率,对全国"非典"防治起到了重大作用。2009 年抗击"甲流"疫情中,他再次统筹防治策略,发挥了重要作用。一直以来,钟南山"奉献、开拓、实干、合群"的精神被同志们亲切誉为"南山风格"。2009 年,他当选为"100 位新中国成立以来感动中国人物"。"非典"让医生变成了战士,钟南山在战役中彰显了他不怕困难、不畏牺牲的革命英雄主义精神。

二、社会主义医德医风的主要内容

随着社会主义制度的确立和医疗卫生事业的发展,形成了与社会主义政治经济相适应的社会主义医德医风。

1. 社会主义医学人道主义 这是社会主义医德基本原则。社会主义医学人道主义以传统医学人道主义为基础，批判继承了中外传统医德之精华，是革命人道主义发展的必然结果，从本质上，它与革命人道主义是一致的，都强调全心全意为人民身心健康服务，但在具体内容和应用范围上却有新的发展。如随着社会医学模式的转变，保护人民健康，不只限于治病，而是更加强调以防为主、防治结合，并且注重心理治疗和"社会处方"。同时，新兴的生命伦理学也对传统医学人道主义中的生命价值观提出了挑战，更加注重生命神圣与生命质量的统一，从而为生命价值观赋予了现代科学的内容。社会主义医学人道主义注入了更加符合人民根本利益的新内容，具有鲜明的社会主义时代特征，因而是迄今为止医学人道主义发展的最高形态。

2. 救死扶伤，防病治病　这是社会主义医德基本准则。它既继承了传统医德中对人民生命的尊重与爱护思想，又增添了新的时代内涵。在社会主义条件下，救死扶伤不仅是医务人员的基本任务，也是对医务人员最起码的道德要求。预防为主是我国卫生事业的根本方法和保护人民身心健康的有力措施。这既是社会发展的要求，也是医疗卫生工作的道德责任，是社会主义制度优越性在医疗卫生工作中的具体体现。在社会主义国家，依靠技术进步，通过全社会参与，真正做到了以防为主，防治结合，使各种疾病，特别是传染病、流行病和地方病的发病率大幅度下降，如霍乱、鼠疫、天花、回归热、黑热病、性病等被陆续消灭或基本消灭。这充分证明了社会主义医疗卫生制度的优越性，也充分体现了社会主义的医德原则。

3. 全心全意为人民身心健康服务　这是社会主义医德的核心，也是社会主义医德的最高要求和标准。在社会主义条件下，医药卫生事业是为人民身心健康服务的事业，最终目的不是追求利润，而是不断满足人民身心健康的需要。因此，能否坚持全心全意为人民身心健康服务，是社会主义医德区别于其他不同类型医德的根本特征，也是衡量医务人员医德医风好坏的重要尺度。

三、社会主义医德规范

医德规范是指导医务人员进行医疗活动的思想和行为准则。我国《医务人员医德规范及实施办法》对社会主义医德规范做了明确规定。

1. 救死扶伤，实行社会主义的人道主义。时刻为病人着想，千方百计为病人解除病痛。

2. 尊重病人的人格与权利，对待病人，不分民族、性别、职业、地位、财产状况，都应一视同仁。

3. 文明礼貌服务。举止端庄，语言文明，态度和蔼，同情、关心和体贴病人。

4. 廉洁奉公。自觉遵纪守法，不以医谋私。

5. 为病人保守医密，实行保护性医疗，不泄露病人隐私与秘密。

6. 互学互尊，团结协作。正确处理同行、同事的关系。

7. 严谨求实，奋发进取，钻研医术，精益求精。不断更新知识，提高技术水平。

【经典小故事】

笑医心病

古时候医界有个陋习，医术传内不传外，郎中们只把医术传给自己的子孙，一般不外传。有个叫沈槐的名医，已经七十高龄，却膝下无子。于是，日日惆怅，寝食难安，慢慢忧虑成疾，并越来越重。张仲景知道后，来到沈槐家，仔细察看病情后，马上开了个药方，即用五谷杂粮面各一斤，做成鸡蛋那么大的圆球，在圆球外涂上朱砂，叫沈槐一顿食用。沈槐听后，觉得好笑，便命家人把五谷杂粮面做成的药丸挂在屋檐下，逢人就指着药丸把张仲景奚落一番。亲戚来看他，他笑着说："看！这是名医张仲景给我开的药方。谁见过五谷杂粮能治病？笑话！"朋友来看他，他笑着说："看张仲景给我开的药方，谁一顿能吃五斤面，滑稽！"同行的郎中来看他，他笑着说："看，这是张仲景给我开的药方。我看了几十年的病，听都没听说过这样的药方。"他整天想着这件事的可笑，不知不觉病竟好了。这时，张仲景来拜访他，说："恭喜先生的病好了！学生斗胆班门弄斧了。"沈槐此时才恍然大悟，又佩服、又惭愧。张仲景接着说："先生，我们做郎中的就是为了给百姓治病造福，先生无子女，我们不都是你的子女吗？何愁后继无人？"沈槐听了，觉得很有道理，内心十分感动。从此，就把自己的医术全部传授给了张仲景和其他年轻郎中们。

这个故事告诉我们，医生是一项为他人治病造福的特殊职业，行医之人应该做到心底无私天地宽。

【教学案例】

因为这里离天堂最近

2013年10月的一天，日本一位70多岁的癌症晚期患者被家人用轮椅推着来到一家医院，他要看看这家医院的太平间。

医院里的一位护士得知老人的来意后，随即将其和家人一起带到住院部的最高层，也就是这家医院的最高层——第13层。

老人的家人既惊讶又有些不满地问道："带我们来这么高的地方干什么？我们可不是来看风景的！"护士先是一愣，然后笑着回应道："我知道，但我们医院的太平间就在第13层，因为这里的视野和阳光都是最好的。"

接着，护士把老人和他的家人领到了一个带有窗户的小太平间里，那里布置得相当温馨和精致。老人看着窗外的景色，沉默了一会，然后对身边的家人说："我想死在这家医院，火化前被安放在这里……"

他的家人顿时泪如泉涌，频频点头答应，之后便为老人办了入院手续。

这家医院为什么要把太平间放在最高层，而不是像其他的医院一样放在阴暗潮湿的地下室或其他少人涉足的某个偏僻角落呢？医院的负责人给出这样的答复："因为这里离天堂最近，而且有阳光，有风景，不冷寂！"

这家医院名为铁蕉会龟田综合医院，位于东京近郊的千叶县鸭川市内。鸭川市的常住人口只有不到四万人，但铁蕉会龟田综合医院的规模相当大，医院里的医师达到400多人，护士等相关人员也近900人。这里常年"患者盈门"，效益非常好，因为有许多患者都是慕名从其他地方赶来的，这在日本医院经营状况普遍惨淡的大环境下可谓是一枝独秀了。

"如果你在那里治疗过的话，我保证你一定还想回去住一次"，这是许多曾在该院接受过治疗的人的共同心声。

铁蕉会龟田综合医院成功的秘诀是什么？答案是，尊重患者，一切以患者为先为大，即使他们无药可医了，也要给他们最后的尊严和关怀。

点评："尊重患者，一切以患者为先为大"，正是铁蕉会龟田综合医院成功的秘诀。与此相反的是，现在有不少医院却因为频发的医疗纠纷而严重影响到医院正常的经营秩序。有调查显示，在诸多的医疗纠纷中，因技术原因引起的不到20%，80%却源于服务态度、语言沟通和医德医风。因此，良好的医德医风，"一切以患者为中心"的服务理念，绝不能只停留在口头，而是要落实到点滴的行动之中，像铁蕉会龟田医院一样，即使患者已经无药可医了，也要竭尽所能给他们最后的尊严和关怀。如果医院都能如此，医生的医德医风都能如此，何愁不能赢得患者呢？

【本章知识点】

1. 医德医风的含义。
2. 医德医风的特点。
3. 医德医风的作用。
4. 社会主义医德医风的主要内容。
5. 社会主义医德规范。

【思考与练习】

王某问张医生："有的医务人员收受红包，对此你怎么看？"张医生回答："红包是患者对我们工作的感谢，能反映我们的社会价值，如果有人给我送，我就收。"请依据本章所学内容，谈谈看法。

第三章　医德修养

凡为医者，性存温雅，志必谦恭，动须礼节，举止和柔，无自妄尊，不可矫饰。

宋《小儿卫生总微论方》

胡佛兰德《医德十二箴》

1. 医生活着不是为了自己，而是为了别人，这是职业性质所决定的。

2. 在患者面前，该考虑的仅仅是他的病情，而不是患者的地位和钱财。

3. 在医疗实践中，应当时刻记住患者是你服务的靶子，并不是你所摆弄的弓和箭，绝不能去玩弄他们。

4. 把你那博学和时兴的东西搁在一边，学习如何通过你的语言和行动来赢得患者的信任。

5. 在晚上应当想一想白天所发生的一切事情，把你一天中所得的经验和观察到的东西记录下来，这样做有利于患者，有益于社会。

6. 一次慎重、仔细的检查与查房，比频繁而又粗疏的临床检查好得多。

7. 即使病入膏肓、无药救治时，你还应该维持他的生命，为解除当时的痛苦来尽你的义务。

8. 应尽可能地减少患者的医疗费用。

9. 医生需要获得公众的好评。

10. 尊重和爱护你的同行。

11. 一次会诊不要请很多人，最多三人。要选合适的人参加，讨论中应该考虑的是患者的安全，不必做其他争论。

12. 当一个患者离开他的经治医生和你商量时，你不要欺瞒他，应叫他听原来医生的话。

这是医学道德经典文献胡弗兰德《医德十二箴》的主要内容，它要求为医者从医德认识、医德信念、医德情操、医德行为、医德习惯等各个方面加强医德修养，从而达到崇高的医德境界。那么，什么是医德修养，如何进行医德修养呢？

第一节　医德修养概述

医德修养是医务人员的一项重要医德实践活动，是医务人员通过自我教育、自我磨炼、自我提升，把社会医德规范转化为个人医德品质的过程。

一、医德修养的含义

"修养"一词，源自孟子的"修身""养性"说，是一个广义的概念，包含了情操、举止、仪表、言行等多方面的内容，主要指"修身养性""反省体验"和道德品质的自我提高、自我完善。道德修养是修养的基本内容和方面，是指人们在思想意识、道德品质方面的自我教育和自我改造。医德修养则是道德修养在医疗卫生领域中的具体体现，是指医务工作者在医德意识和医德行为方面所进行的自我修炼、自我改变的行为活动，以及所达到的医德水平和医德境界。

医德修养的目的是通过对医德规范的学习和实践，使医务人员形成稳定的内心信念和正确的价值判断，以此调节个人的行为，使其能自觉主动地按原则和规范行事。医德修养具体包括医德认识的提高、医德情操的培养、医德信念的形成、医德意志的锻炼和医德行为的养成等方面，是一个长期的过程。

二、医德修养的实质

医德修养作为一种重要的医德实践活动，其实质就是在医疗卫生领域存在多种不同医德意识的冲突中，能自觉调节冲突和矛盾，择其善而从之，择其不善而改之，使低层次的医德境界向高层次发展。

1. 树立医德修养价值观　医德修养的价值，就是医务人员为谋求最大限度地满足人民健康利益需求的一种道德关系属性。由于职业的特殊性，医务人员的医德品质直接关系到患者的生命安危，受到社会高度关注。因此，在医疗实践中，医务工作者不可避免地会遇到与患者、与社会的矛盾冲突，这就需要医务人员从高度的责任感、使命感出发，把义务、公益与价值观统一起来，妥善解决医学及其发展中的道德问题，从而为医疗事业的发展和人类健康做出积极贡献。

2. 培养医德修养自律观　自律和他律是进行医德修养的两种基本手段。自律是内在基础，他律是外部条件。马克思说："道德的基础是人类精神的自律。"因此，医德修养从根本上说还得靠自律。所谓自律，就是人们通过对外在制度、伦理、规范的认同，而将其自觉内化并主动遵循的行为。自律是道德的基本原则。美国著名教育理论家柯尔伯格认为，学校道德教育的目的就是培养学生的道德自律，使其达到不律而律。因此，树立自律观，对医务人员做好医疗卫生工作至关重要。这种自律性品格，不仅能使医务人员按已形成的医德信念支配行动，把外在约束转化为内在自觉，而且能够运用自律力克服困难，约束可能发生的不良言行，从而表现出高尚的医德境界。

3. 增强医德修养他律观　医德修养的他律观，即医务人员接受社会为自己确立的医德法规，并遵循这些医德法规行事。在医疗实践中，医德他律主要表现为医德教育、医德评价、医德监督等。

（1）**医德教育**　医德教育是医德他律的起点，是医务人员提高医德修养水平不可缺少的重要环节。

（2）**医德评价**　医德评价是他律机制的核心。通过医德评价干预个人行为和社会现象，调节人际关系，引领社会价值导向。

（3）医德监督 医德监督是他律机制的保障，医务人员既是被监督者又是监督者，因此要学会自我监督和监督他人，从而使医德素质得到提高，医德环境得到优化。

4. 强化医德修养实践观 医德修养离不开医学实践，医疗实践是医德修养最重要、最根本的方法。一方面医务人员的医德通过医疗实践来表现，只有在医疗实践中，医务人员才能真正认识到自己的行为是否符合道德原则；另一方面医务人员要在实践中检验自己的品行。医疗实践是检验医德修养水平高低的唯一标准。作为一名医务人员，只有身体力行，把自己掌握的医德基本原则和规范运用到医疗实践中去，指导自己的言行，并用实践的结果予以检验，才能准确地认识自己在医德修养上所达到的水平，才能发现差距，进行纠正，从而促进医德修养的不断深化。

三、医德修养的作用

医德修养不是与生俱来的，而是经过后天长期修炼形成的。医务工作者如果不认真进行医德修养，要培养良好的医德素质是不可能的。重视医德修养，对医务人员来说具有特殊的意义。

1. 医德修养是提高医务人员个体医德素质、促进医务人员成才的内在要求 良好医德品质的形成，是以医务人员的个体自觉性和能动性为前提的。医德教育的影响、效果，最终要通过个体的医德修养才能表现出来。外在的教育只是条件，内在的修养才是根本。因此，医务人员只有切实加强医德修养，才能养成高度的自律性品格，只有具备了这种品格才能使医务人员真正把外在约束转化为内在自觉，才能身体力行各种医德原则与医德规范，从而表现出高尚的医德境界，并成为一名合格的医学人才。

2. 医德修养是改善医德医风、推动社会主义精神文明建设的客观需要 医德医风是社会主义精神文明建设的重要组成部分，医德修养决定着医德医风状况。医德医风的改善，必须通过医务人员的医德修养来实现。当前，医疗卫生体制改革不断深化，但行业不正之风、以医谋私现象仍时有发生，爱心缺失、情感缺失、责任缺失的现象还比较突出。为了保证改革的顺利进行，在加强以法治医的同时必须大力倡导以德治医，不断提高医务人员的医德修养水平，使医务人员自觉树立医德修养的价值观、实践观、自律观、他律观，学会正确处理医疗实践中的各种利益关系和医德关系，为良好社会风气的形成、为推动社会主义精神文明建设奠定基础。

3. 医德修养是提高医疗质量本身的需要 现代医学模式告诉我们，精神因素既可以致病，也可以治病。医务人员的医德修养是一种重要的精神因素。实践证明，医务人员良好的医德修养，如关心鼓励的语言、热情周到的服务、对患者的充分尊重等，可以影响和改善患者的认识、情绪乃至行为，从而减轻、缓解患者的有害心理及其症状。相反，医务人员不良的医德修养则会影响患者的治疗，甚至会引起医源性疾病。因此，医德修养不仅事关服务态度和文明礼貌，而且对提高防病治病的质量亦具有十分重要的作用。

第二节　医德修养的途径和方法

一、医德修养的根本途径

医德修养的过程是医德品质形成和完善的过程，是一个不断认识、不断实践的长期而复杂的过程。其根本途径在于医学实践。

1. 医学实践是医德修养的前提和基础　只有在医学实践中，医务人员才能磨炼医德意志，培养医德情感，树立医德信念，并养成良好医德医风；也只有在实践中，医务人员才能深刻认识和理解各种医德关系，学会妥善处理各种矛盾，从而把学习的医德理论转化为个人的医德品质。

2. 医学实践是医德修养的目的和归宿　医德修养本身只是一种手段，目的是培育医务人员的高尚医德品质，提高医务人员的医德境界，以便更好地进行医学实践。离开了这个目的，为修养而修养则毫无意义。

3. 医学实践是推动医务人员进行医德修养的动力和检验医德修养好坏的标准　一方面医务人员只有经过长期的医学实践，才能形成和完善医德品质；另一方面长期的医学实践会不断提出新的医德课题，促使人们在研究、解决医德课题的过程中，促进医德水平和医德品质的不断提高。医德修养的好坏，也只有通过医学实践才能得以检验。

二、医德修养的基本方法

医德修养除了要有正确的途径外，还必须有科学的方法，提高医德修养的方法多种多样，基本方法有三种。

1. 善于学习　学习不仅可以增智、解惑，而且可以明是非。历史上诸多造诣深、修养高的医家无一不是博学多闻之士。如清代医家傅山，不但精通医术，而且经史、佛道、书法、绘画、诗歌、音韵之学无所不能。名医徐大椿自幼习儒旁及百家，凡经、地志、九宫、音律靡不宣究。因此，加强医德修养学习是最基本的方法。

（1）理论学习　要提高医德修养，就要系统学习医德理论知识和医学伦理知识等，掌握医德的基本理论、原则和规范，并将其转化为内心信念，指导医疗实践。医学的对象是人，其本质既有科学性又有人文性。因此，还要学习相关的医学人文知识，如文学、哲学、美学、医学心理学、医学社会学等，提高人文修养，以更好地了解社会、体谅患者，适应新形势的需要。

（2）思想学习　要提高医德修养，就要认真学习古今中外优秀的医德思想，学习同行优秀的医德品质，以完善自己的人格，提高医德境界。

（3）行为学习　与实践结合、做到知行统一是医德修养的重要方法。医德修养更重要的是以医德楷模为榜样，学习、效仿历代医家的高尚医德行为，并在实践中积极践行。

理论学习、思想学习和行为学习是紧密联系的有机整体。学习时要三者协调并进，特别是要与医学实践紧密结合。只有不断地学习，才能具有丰富的知识内涵。修于内而行于外，才能培养美好的言行举止和性情品格，从而塑造人格魅力，博得患者信任。

2. 加强内省 所谓内省，就是经常对自我内心世界的反省。孔子说："内省不疚，夫何忧何惧?"曾子云："吾日三省吾身。"王阳明强调"省察克治"。韩愈认为："早夜以思，去其不如舜者，就其如舜者。"可见，内省已成为中华民族具有高度自我批评精神的优良品质，是历代先贤修身养性的重要方法。在今天，"养德至善"依然是医德修养的重要方法。经常、自觉地解剖自己、省察自己、检点自己、调控自己，使自己的医德境界不断地向更高的目标升华，从而自觉抵制各种社会不良风气的影响。特别是面对自己的弱点、缺点甚至错误时，不仅要敢于内省，有知耻之心、改过之勇，而且要善于内省，能找到错误的症结所在，对症下药，确保改正的实效，以不断求得新的进步。

3. 注重"慎独" "慎独"是我国伦理思想史上一个古老的、特有的修养方法。《礼记·中庸》说："君子戒慎乎其所不睹，恐惧乎其所不闻，莫见乎隐，莫显乎微，故君子慎其独也。"这段话是强调"君子"越是独自一人，没有监督时，越要小心谨慎，不做违反道德的事。梁启超说："随时省察，每一动念，每一发言，每一用事，皆必以良知以自镜之。"可见，"慎独"强调的正是道德主体内心信念的作用，体现了严格的道德自律精神，指出了人们自觉实践道德行为的意义。医德修养中的"慎独"是要求医务人员在单独工作、无人监督时，仍能坚守医德信念，履行医德原则，遵循医德规范，不仅要"慎思"，而且要"慎言""慎行"；不仅要从"隐"处下功夫，而且要在"微"处下功夫，"勿以恶小而为之，勿以善小而不为"，积小善而成大德。这不仅是一种道德修养的方法，更是一种崇高的道德境界。

第三节 医学生医德修养涵育

一、医学生医德修养涵育的意义

医学生是中医药事业的接班人，其医德水平直接关系到为人民服务的价值取向，关系到医疗行业乃至社会的道德建设，关系到医疗卫生事业的健康发展。大学阶段是世界观、人生观、价值观形成和巩固的黄金时期，也是加强道德修养的最好时机。大力加强医学生的医德教育、培养其良好的医德修养是时代的要求，也是社会的要求。

1. 加强医学生医德修养涵育是医学生自身成长成才的需要 市场经济带来的利益意识和价值观念的多元化，不可避免地影响着医学生的思想道德。加强医德修养教育，使医学生们通过掌握医德规范来把握医生职业的本质特点和根本要求，提高医学生加强医德修养的积极性和自觉性，从而使其具备良好的适应、认识和改造社会的能力，这是医学生医德教育的需要，也是医学生立足社会，自身成长成才的需要。

2. 加强医学生医德修养涵育是推进我国医疗卫生事业健康发展的需要 近年来，我国医疗领域的医患关系令人堪忧，治疗行为不规范，乱检查、乱用药、乱收费禁而不绝，医务人员的责任感、神圣感下降，医生和患者的情感交流淡化，这些都严重影响了医疗卫生事业的健康发展。医学生是医疗卫生行业未来的生力军，在学校阶段大力加强其医德修养教育，对于推动医疗卫生体制改革、纠正行业不正之风、促进医疗卫生事业良性发展有着重要意义。

3. 加强医学生医德修养涵育是促进和谐社会建设的需要 医患关系的紧张、医疗纠纷的频发，凸显了当前我国医德危机的严重性，也直接危及了社会的和谐稳定。医务人员的人文修养、伦理道德、职业精神是构建和谐医患关系的重要基础。大力加强医学生的医德修养教育，不仅是构建和谐医患关系的需要，更是建设和谐社会的需要。如何通过教育使学生认识所学专业和未来职业的社会意义和价值，从而自觉树立服务意识、责任意识、使命意识，是医学生医德教育培养的关键所在。

二、医学生医德修养涵育的途径

医学实践、知行统一是医学生加强医德修养的根本途径。医学生在校期间的医学实践主要有社会实践、临床见习、临床实习等形式，医学生需充分把握这些机会，加强医德修养。

1. 积极参加社会实践 医学生需充分利用寒暑假、周末等时间，深入乡镇卫生院进行考察，了解基层医疗卫生事业发展的状况，做到早接触临床，早熟悉患者，把对医生职业的具体要求扩展到"修身、养德"的高标准中。同时，要多深入农村、社区、敬老院、福利院等，通过医学调研、访贫问苦、参与义诊、送医送药、义工服务等多种形式，了解社会、体验疾苦、增强爱心、升华感情，真正把医德理论与医学实践紧密结合起来，并在实践中强化医德修养。

2. 认真参加临床见习和临床实习 见习、实习是医学生进入医疗岗位前十分重要的学习环节，是进入职业岗位的重要准备阶段。在这个过程中，医学生不仅要把医学基本理论与临床技能相结合，还要把医德理论与医德实践相结合，特别是在实践中应主动以古今医德楷模为榜样，效仿他们的言行，积极践行社会主义医德规范。

三、医学生医德修养涵育的方法

医学生的医德修养伴随着医学教育的始终，从步入医学院校起便开始了医德修养的培育。加强医学生医德修养涵育，主要方法是坚持"三个结合"。

1. 坚持医学人文素养提升与专业素质提升相结合 1999 年国际医学教育专门委员会指出"敬业精神和伦理行为"是医疗实践的核心，应把"职业价值、职业态度和伦理"同医学知识、临床技能一样，作为对毕业生"基本要求"所规定的核心能力和基本素质之一，并应将医学伦理学、医学史、医学法学等作为医学人文教育的核心课程。因此，医学生在注重专业课学习的同时，应自觉加强人文学科的学习，把医学人文素质的培养和职业精神的提升融入专业课程的学习之中。国外的一些医学院校，上解剖课前，师生要戴白花以示对遗体的尊重；首次解剖前要举行追思仪式，每次解剖课前要在遗体旁默祷 30 秒等，这些都旨在培养学生的人文情怀。对此，医学生应悉心感悟和体会。特别是应把中国传统的人文精神，如"贵人"思想、"仁术"宗旨、"清廉"作风等融入专业课的学习中，自觉提高道德辨析能力，增强道德自律意识，培养医德修养。

2. 坚持医疗实践与医德实践相结合　西方医学院校非常注重"床边教学"，并明确规定：医学生早期临床的中心任务就是医德教育和实践，以实现医德实践和医疗实践的有机结合。临床实习既是医学生通过临床把书本理论转化为实践技能的重要途径，也是医学生接触社会、服务患者、形成医德意识的重要时期，更是形成坚定的医德信念和良好医德行为习惯的关键时期。随着人们价值观的日益多元化，医学生会受到各种负面影响，必须加强临床实习期的医德培养。在实习阶段，医学生应主要以沟通能力、医学伦理学、医学法律学为主题促进人文知识与临床知识的融合，以培养良好的职业精神。实践表明，临床实习是医德修养和医德行为养成的重要阶段。学校需通过临床带教、加强制度规范、健全监督机制、强化考核评估、发挥榜样引领等帮助医学生在临床实践中增强医德自律意识，提升医德修养。

3. 坚持正面引导与反面教育相结合　榜样的力量是无穷的。中外医学史上都曾涌现出许多医术精湛、医德高尚的名医大家，给后人以榜样和激励，如张仲景、李时珍、白求恩、南丁格尔、林巧稚等。医学生应认真学习、效仿这些医德典范的言行，增强自觉践行医德规范的积极性和主动性。同时面对各类医疗道德事件，应学会分析和反省，并积极通过网络、座谈、辩论、演讲等形式参与道德讨论，不断增强辨别能力，提高医德修养的自觉性。

【经典小故事】

伟大的发现

18 世纪，天花瘟疫在全世界传播，无数人因感染病毒而变成残疾甚至死亡。但琴纳在行医时却发现了一个奇怪现象，那就是挤奶女工从不患天花。经仔细观察发现，原来她们在挤奶时无意中接触了患有天花奶牛的脓浆，通过奶牛的脓浆它们传染上了牛痘，手上便长出了小脓疮，小脓疮好后就再也不得天花了。于是，琴纳产生了一个大胆设想：即用人工接种牛痘的方法，预防天花。

他先在动物身上做实验，获得了成功，但在人身上是否会有危险呢？琴纳想来想去决定把自己的儿子作为第一个试验者。他的想法遭到亲朋好友的一致反对，都说他疯了。但为了解除天花对人类的危害，琴纳不顾亲人的反对，毅然将牛痘接种到儿子的胳膊上。几天后，儿子只感到稍有不适，别无他恙。两个月后，他冒险将天花患者身上的脓液注到儿子身上。接下来是无数个难熬的日子，一天过去了，一个星期过去了，一个月过去了，半年过去了，他的儿子竟然没有传染上天花，一家人欣喜若狂。琴纳的发现成为 18 世纪人类最伟大的发现之一。

这个故事告诉我们，一个伟大的医学家不仅要有敏锐细致的观察力和探究科学的执着力，更要有为了人类健康而敢于奉献和牺牲的精神。

【教学案例】

救援汶川 用生命拯救生命的赞歌

2008 年 5 月 12 日 14 点 28 分，四川省汶川县发生了震惊世界的 8.0 级特大地震，十多万人生死不明。灾情牵动着党中央、国务院，牵动着全国人民，更牵动着广大医务工作者。灾情就是命令，时间就是生命。早一分钟赶到救灾现场，灾区人民就有早一分生的希望。于是，全国 1500 多支医疗救援队都以最快的速度、最迫切的心情奔赴汶川灾区。

北京军区总医院也在最短的时间里组建起了一支有 115 人参加的"华益慰医疗救援队"，院长程齐波亲自率领。然而，震中汶川山高路险、涧深水急且余震频发、气候无常，救援之路本身就成了一条生死之路。但是救援队中没有一个人退缩，凭借着对灾区人民的深情厚谊和顽强的职业精神，他们不顾危险走"生死线"、闯"鬼门关"，将生死置之度外，哪里最危险他们就到哪里去，哪里灾情最重他们就到哪里去。

5 月 18 日，他们接到赴汶川最偏远的三江乡执行救援任务的命令。行至距三江乡还有 20 公里的水磨镇时，公路出现了大面积塌方。由于险情严峻，自地震发生后还没有一支医疗队能成功进去，三江也成为名副其实的"震中孤岛"。队长程齐波当即决定组建突击队徒步进山。医疗队副队长孙天胜自告奋勇，带领由 11 人组成的突击队，每人背负 30 多公斤重的药品物资，毅然向三江乡进发。由于地势险峻，90% 的道路被震毁，他们只能从山脊小路迂回。大约走了 5 公里，他们遇到了第一次塌方，泥石流把整个山坡堵得严严实实。只有一条仅能容下双脚的羊肠小路，一边是险峻的悬崖，一边是万丈深渊。就在他们艰难跋涉走过滑坡路段时，又发生了一次强余震。突然，一名队员脚下一滑，向悬崖摔去，幸亏被树枝挂住，队员们合力才将他拉了上来。天越来越黑，又突然下起了大雨，向导提议不再前行，但队长孙天胜坚持说："上山没有回头路，就是爬也要爬过去。"就这样，在极度疲惫的情况下，队员们一边行进一边相互鼓励加油，终于在 7 个多小时后，经过了五处塌方和泥石流，翻越了两座海拔 2000 多米的大山，在深夜 23：00 时按规定时间成功进入三江。但这还只是他们攻坚破难的第一仗。当他们得知映秀周边的大山深处有四个少数民族近四万山民被困于山中，伤员得不到救治时，他们又立刻组织小分队进山，进山之路堪称"登天之路"，他们行进在大山深处的悬崖峭壁上，余震不时袭来，山石松动乱飞，危险随时可能发生，然而没人退缩，就是在这样的一条条生死线上，医疗救援队用生命拯救了生命，用无畏征服了死神。

点评："华益慰医疗救援队"用实际行动践行了对患者的大爱之心，践行了对医疗事业的责任之心，彰显了医务工作者坚强的医德信念、高尚的医德情操、顽强的医德意志、良好的医德修养和崇高的医德境界。

【本章知识点】

1. 医德修养的含义、实质和作用。
2. 医德修养的途径与方法。

3. 医学生医德修养涵育的途径与方法。

【思考与练习】

　　某医院病房，护士小王误将 A 床患者的止血敏注射给 B 床患者，而将 B 床患者的维生素 B$_1$ 注射给 A 床患者。当她发现后，心里非常矛盾和紧张。小王原想把此事隐瞒下来，但反复思考后还是报告给了护士长，同时做了自我检查。请从医德修养的角度对该护士的行为进行分析，并说明是否该告诉患者真相，为什么？

第四章　当代医德新内涵

无恒德者，不可以作医。

《省心录·论医》

第一节　医德的概念

一、道德

道德，作为一种社会意识形态，是指人们共同生活及其行为的准则与规范。马克思主义伦理学认为，所谓道德现象，就是指人类现实生活中由经济关系所决定，用善恶标准去评价，依靠社会舆论、内心信念和传统习惯来维持的一类社会现象。它通过社会或一定阶级的舆论对社会生活起约束作用，不同的阶级有不同的道德观念。

在我国古代典籍中，"道"与"德"最初是分开独立使用的。"道"最基本的含义就是我们熟知的"道路"。《说文解字》曰："道，所行道也。"清代段玉裁注："道者人所行，故亦谓之行。"可见"道"原指能使人顺利到达目的地的路。由此意，后人逐渐引申出用"道"表示自然运行与人世共通的规则，含方向、方法、技术之意。

"德"通"得"，《说文解字》曰："德，升也。"其意是指境界因善行而升华、践行而后有所得。东汉刘熙解释为："德者，得也，得事宜也。"意思是把人和人之间的关系处理得合适，使自己和他人都有所得。因此后人将"德"引申为人的性格品质，含德行、品行、王道等意。

依据我国古代文献资料，一般认为最早使用"道德"一词，并对其有规范描述的是《荀子》一书。其《劝学》篇曰："故学至乎礼而止矣，夫是之谓道德之极"。在荀子之前，老子、管子、庄子等人也曾对道德的概念有所描述。其中，先秦思想家老子在其所著的《道德经》一书说："道生之，德畜之，物形之，势成之。是以万物莫不尊道而贵德。道之尊，德之贵，夫莫之命而常自然。"这里道与德已作为两种虽独立存在而又紧密联系的概念使用。而《管子·君臣下》曾说："君之在国都也，若心之在身体也。道德定于上，则百姓化于下矣。"这里出现了"道德"二字的第一次连用，但由于在《管子》一书中，只有这一个地方使用了"道德"这一概念，而且又没有确切的解释，所以，并不能说管仲对"道德"这一概念已有了明确的定义。《庄子》一书中，也多次出现了"道德"一词，但其理解的"道德"与我们今天所使用的"道德"具有较大差异。

在西方古代文化中，"morality"（道德）一词起源于拉丁语的"mores"，意为风俗和习惯。古罗马思想家西塞罗用"mores"一词创造了形容词"moralis"，指国家生活中的社会风俗和人们的品德个性，后来英文的"morality"沿袭了这一含义。因此，西方的"道德"一词兼具社会风俗和个人品性的含义，与中国的道与德的意思相近，是社会人伦秩序和个体品德修养的统一。

二、职业道德

现代社会中，随着社会分工的不断发展，人们已经进入一个以职业生活为中心的社会时代，职业道德已成为人们耳熟能详的名词。但在许多场合人们使用职业道德的含义却不尽相同，职业道德出现了不同的界定。恩格斯曾指出："实际上，每一个阶级，甚至每一个行业，都各有各的道德。"但从总体上来说，职业道德就是在职业范围内形成的比较稳定的道德观念、行为规范和习俗的总和。它是调节职业集团内部人际关系，以及职业集团与社会关系各方面的行为准则，是评价从业人员职业行为的善恶、荣辱的标准，对该行业的从业人员有特殊的约束力。它既是对本职人员在职业活动中的行为标准和要求，同时又是职业对社会所负的道德责任与义务。如做官有"官德"，治学有"学德"，执教有"师德"，行医有"医德"，从艺有"艺德"等。这些都是我们所说的职业道德。

我国《公民道德建设实施纲要》明确指出：职业道德就是从业人员在职业活动中应该遵循的行为准则，涵盖了从业人员与服务对象，职业与职工，职工与职业之间的关系。它的基本规范主要包括爱岗敬业、诚实守信、办事公道、服务群众、奉献社会等。

1. 爱岗敬业　爱岗敬业是社会主义职业道德的基础，是社会主义职业道德建设所倡导的首要规范。爱岗即要安心本职工作，热爱本职工作；敬业即对职业工作的一丝不苟，与职业工作身心一体。爱岗是从业人员做好本职工作的基础，敬业是从业人员做好本职工作的必要条件；爱岗是敬业的前提，敬业是爱岗的升华。

2. 诚实守信　诚实守信是社会主义职业道德的主要内容。诚实守信是中华民族的优良传统，是为人处世的基本准则，也是每一个企业、机关事业单位行为的基本准则。一个从业人员通过其职业安身立命的根本就是诚实守信。诚实守信就是要忠诚老实，讲信誉重信用。诚实是守信之后表现出来的品质，守信是诚实的依据和标准，诚实守信在职业行动中最基本的就是诚实劳动，有一分力出一分力。

3. 办事公道　办事公道是社会主义职业道德的最基本、最普遍的道德要求。办事公道就是指从业人员在从事职业活动、行使职业权力时，站在公正的立场上，能按照同一标准和同一原则合理地做事和处理问题。简单地说，就是公平、公正、合理。

4. 服务群众　服务群众是社会主义职业道德区别于其他社会职业道德的鲜明特征，是为人民服务在职业道德方面的体现。所谓服务群众就是为人民群众服务。服务群众的具体要求就是每个职业劳动者应当依靠人民群众，时时刻刻为群众着想，急群众所急，忧群众所忧，乐群众所乐。也就是要全心全意为人民服务。服务群众既是社会主义职业道德要求的基本内容，又是其最终归宿。

5. 奉献社会　奉献社会是社会主义职业道德的本质特征。所谓奉献社会就是积极自觉地为社会做贡献。奉献就是不论从事任何职业，从业人员的目的不是为个人、家庭，也不是为了名或利，而是为了有益于他人，有益于国家和社会。这充分地体现了集体主义的原则。可见奉献社会是人们在从事职业活动中体现出来的一种精神追求和境界，是社会主义职业道德的基本要求。

上述规范是对从业者的基本要求，随着现代社会分工的发展和专业化程度的提高，整个社会对从业人员职业观念、职业态度、职业技能、职业纪律和职业作风的要求也会越来越高。因此，对于刚步入职场或准备进入职场的学生来说，要增强职业道德意识，遵守职业道德规范，避免在职业生涯入口留下隐患。

三、医生职业道德

医生职业道德，顾名思义就是医生这个行业的职业道德，即医生在其职业范围内形成的比较稳定的道德观念、行为规范和习俗的总和。在《伦理学大辞典》中，中国传统医德被解释为"中国古代医学道德和医学伦理思想的总称"。其内容既包含了古代的医德思想，又包含了古代医家的具体德行，内容涉及为医的目的、医生的责任、医术的精进、医家与病者的关系、同道关系、医生修养、医德评价等。其中有代表性著作如唐代孙思邈的《大医精诚》，明代陈实功的《医家五戒十要》，张仲景的《伤寒杂病论·序》等，可以说，中国传统医德以活人为心，愈疾济世，是古代医者在医事活动中的医德思想以及德行的总和。

中国工程院院士钟南山教授指出："医德的内涵，主要体现在'想方设法为病人看好病'，'想方设法'，意指医生对病人负责任的态度；'看好病'，则指医生应具备解决实际问题的能力。"钟南山教授的这一观点，正是"仁心"和"仁术"相结合的最好诠释和体现。

作为社会道德的重要组成部分，医德是社会道德在医疗卫生领域中的特殊体现，是从医疗卫生这一职业特点中引申出来的道德规范要求。它一方面要和整个社会道德思想体系紧密相连，受整个道德思想的制约和规定；另一方面它又立足于医疗卫生职业基础之上，在其发展过程中有着自己的固有内容和特点。

第二节　当代医德的内容与特点

一、当代医德的内容

在我国悠久的历史发展过程中，传统医德形成了丰富的医德内容和规范，其中包括仁爱救人、重义轻利、平等待人、尊重同行、医术精湛、精心诊治等思想。随着历史的发展，传统医德的经济基础发生了变化，于是产生了既继承传统医德又有所发展的当代新医德。但传统医德的许多原则还在发生作用，只是它已为当代医德所代替和包容。

当代医德一方面继承了传统医德具有时效的部分，如医乃仁术、精勤不倦、清正廉直等；另一方面，随着时代的发展又被赋予新的精神内涵。当代医德主要包括四个方面。

1. 终身学习 "德不近佛者不可以为医，才不近仙者不可以为医"。作为一名医生，其德行与才能直接关系到患者的生命健康，正如徐春甫在《古今医统大全》中所说："为医之道，非精不能明其理，非博不能至其约。医本治人，为之不精，反为夭折。"因此，医生必须时刻意识到自己肩负的责任，不断钻研医疗技术，努力提高医疗水平。另外，现代医学知识更新速度在加快，医务人员的知识不可能处于长期稳定状态。因此，医生必须精勤不倦，时时关注国际医疗新动态，不断更新知识结构，以跟上医学科技发展的步伐，提高技术水平，更好地为人民服务。

2. 团结协作 在西医传入之前，我国传统的医疗模式是个体行医，医生没有规范的准入制度，也没有形成共同体。现代医学是多学科的综合体，医务人员个体处在某一学科的某一岗位，要履行自己的职责，必须与其他学科的同事真诚合作，要尊重他人的知识和劳动，为他人提供方便，以完成治疗和护理患者的任务。为此，医生必须树立整体观念，树立个体与个体结合的团结意识，在诊疗活动中互相配合，取长补短，杜绝孤芳自赏，文人相轻。

3. 慎独精神 中国传统医德思想与儒家哲学思想有着密切的联系，强调人的道德修养和自律精神。现代医学的发展，一方面强化了多学科协同配合的作用，一方面又提供了单兵操作的方便，医务人员有时可以脱离群体进行某一具体的医疗活动，在缺乏群体监督的情况下，医务人员必须具备慎独精神，保持良好的医德医风和高洁的道德品质，耐心听取患者意见，用心解除患者痛苦，和蔼诚恳，关爱体贴，在文明行医的同时，还要在精神上鼓励患者树立战胜疾病的信心和勇气，保守患者的隐私和医密。

4. 依法行医 医生工作是一项公正、崇高的事业，但在经济大潮中难免要面临各种干扰和诱惑。作为一名医生，必须严格履行自己的职责，不被任何利益所驱动，平心静气，清心寡欲，淡泊名利，廉洁自律，不以医谋私，不利用手中的处方权、手术权和开病假的权力谋取任何不正当利益，不收受、索取患者钱物、馈赠等。医生不仅要遵守传统的医德规范，更要在法律的制度和框架下保证自己行为的合法性。医生应认真学习《医务人员医德规范及实施办法》《中华人民共和国执业医师法》《医疗事故处理条例》等医德相关法律法规，只有知法、懂法、守法，才能保证职业活动的正常进行；只有依法行医、廉洁行医，才能成为一名合格的医生。

二、当代医德的特点

随着世界医学文化的交流和人类社会的进步，医德理论体系在今天已呈现出崭新的面孔。较之传统医德，当代医德表现出其自身的特点。

1. 当代医德的思想境界升华了 当代医德促使医德理想进入到更高的境界。传统医德的信条是为患者消除疾病服务，当代医德的宗旨是为全人类的身心健康服务，是提高生命质量，增强和发展人的潜力。

2. **当代医德的范围扩大了**　在研究对象和作用范围方面，当代医德把医生与患者间的关系扩展到各级各类医务人员之间、医务人员与社会之间乃至整个医学发展与全人类及其生存环境之间的关系。在责任范围方面，由于现代医疗技术的进步，医疗项目较以往大大增多，就妇女妊娠生产一项而言，从婚前检查、计划生育，到分娩接生、产后护理等，当代医德的责任范围也随之扩大。

3. **当代医德的核心理论改变了**　当代医德的核心理论是公益论，而不是单纯的义务论。它从社会和人类的利益出发，公正、合理地解决医疗活动中出现的各种利益矛盾，使之不仅有利于患者，更使人人享有医疗保健，还要有利于人类及其后代，有利于环境的改善，有利于医学科学和技术的发展。当代医德主张对患者尽义务与对社会尽义务的统一；强调生命神圣论与生命质量论、生命价值论的统一；追求以社会价值为前提的生理价值、医学价值和社会价值相统一的道德目标。

4. **当代医德的评价标准提升了**　当代医德评价标准不仅要看其是否有利于患者疾病的恢复和健康，还要看其是否有利于人群的健康长寿、优生优育、环境的保护，以及医学科学和社会的进步。因此，当代医德评价体系更加系统和完善。

5. **当代医德的实践领域拓宽了**　当代医德为解决现代医学发展中面临的许多伦理问题提供了新的思路和对策。诸如卫生资源的宏观分配、生与死的控制、人类潜能控制、生命质量控制、生态平衡控制等问题，只有从人类整体利益和长远利益出发来确定其道德的原则和规范，才可能使这些问题得到合理解决。

当代医德结合中国的实际情况，在继承和发扬中华民族优秀医德传统的同时，努力帮助医学人才树立社会主义新型医德观，对于保证医务人员做好本职工作，促进社会主义精神文明建设，改进整个社会道德风尚，促进医院管理水平和医疗质量的提高，促进医学科学的发展，加速医学人才的培养都具有特殊的意义。

【经典小故事】

大医精诚

郭春园，我国传统正骨四大流派之一"平乐郭氏正骨"的第五代传人，在从医的60多年里，他始终坚守"生命无价，病人利益高于一切"的原则，看病只看病情，不看背景，许多患者为表达对他的感激之情，纷纷送上红包或礼品，但每次他都婉言拒绝，推不掉的红包，他就交到医院财务科，设立"特困患者救助金"，将其用于救助特别贫困的患者。为了减轻患者的经济负担，他还将自己的特诊专家挂号费从100元降为20元。从20世纪50年代开始，为了救助患者和临床教学，郭春园在X射线下整整工作了25年。作为医生，他比谁都清楚在放射线下工作的危害，但如果给患者接骨时带上重达几斤的防护手套，就很难做到断骨百分之百的复位，为了患者的疗效，郭春园坚持不戴手套工作。1992年，由于长期遭受X射线的侵蚀，郭春园的左手手指开始溃烂，但为了给患者手术，他拒绝截掉手指，直到2001年，78岁的郭春园查出鳞状上皮癌，他才不得不截去手指，但术后不到1周，他又开始为患者看病，直到癌症晚期。更为可贵的是，郭春园竟然违背祖传秘方不得外传的"家训"，不要任何专利，不要一分钱，将 13 种祖传秘方悉数献给国家，为人民的健康事业奉献了自己的一生。他全心全意，至精至诚，不避祸患，舍身济世，用自己的一生完美地诠释了"大医精诚"。

【教学案例】

医 问

一名以急性腹部疼痛为主诉的患者，经初步检查怀疑胃穿孔，需剖腹探查。交代病情后，患者拒绝手术。此时，医生十分恼怒，一方面深感患者固执，另一方面又觉得责任重大，不敢延误治疗。最后决定，不再征得患者同意，也不再向患者家属说明情况，直接将患者推入手术室，实施剖腹探查手术。

点评：案例中的医务人员以患者为重，为了解救患者生命，采取了积极的抢救措施，但在没有征得患者家属同意的情况下就对患者实施手术，则违背了医生应有的职业道德。

【本章知识点】

1. 当代医生职业道德的内涵。
2. 当代医生职业道德的内容与特点。

【思考与练习】

1. 何为道德？
2. 结合传统医德，谈谈当代医德的新特点。

第二篇 探索职业世界

开篇的话

《孙子·谋攻篇》云："知己知彼，百战不殆；不知彼而知己，一胜一负；不知彼，不知己，每战必殆。"意思是说，在军事战争中，既要了解敌人，又要了解自己，每战则不会有危险；不了解敌人而只了解自己，胜负的可能性各占一半；既不了解敌人，又不了解自己，那么每战皆具危险，取胜的可能性为零。战争中的谋略与职场上的谋略类似。医学生及早了解自己的职业、熟悉职业的状况、分析自己的职业素质，方可心中有数，做到大学阶段即具备一定的职业能力，树立正确的职业意识，培养应对未来职业挑战的职业素质，在求职择业时方向明，成功率高。

本篇旨在帮助医学生了解与职业相关的基础知识，掌握认知职业的方式方法，主动加强求职前的能力培训，面对职场做到"知己知彼"。

第五章 职业概述

三十六行者，种种职业也。就其分工约计之，曰三十六行；倍之，则七十二行；十之则三百六十行。

徐珂《清稗类钞·农商类》

什么是职业？在英文里，"职业"（vocation）一词的词根源自拉丁语的 VOC，意思是"呼唤"。

职业伴随一个人一生 1/3 以上的时间，职业的定位与选择对个人的发展至关重要。劳动是人的第一需要，工作是人作为社会一分子存在和发展的前提条件，职业对人的经济收入、婚姻、家庭、子女教育，以及社会地位等都会产生直接或间接的影响。可以说，选择职业就是选择未来，甚至是选择一生。从这个意义上说，选择和从事某种职业应该是发自每个人生命的一种呼唤。

第一节　认知职业

一、职业的含义

职业的概念由来已久，但由于研究目的不同，学者从不同的角度、不同的侧面对职业的内涵进行了界定，概括起来，主要从社会学和经济学两个方面进行界定。

（一）社会学角度的职业概念

从社会学角度界定职业概念的主要代表人物是日本社会学家尾高邦雄。他认为，职业是某种社会分工或社会角色的持续的实现，职业包括工作、工作的场所和地位，并指出："职业是社会与个人或整体与个体的结节点；通过这一点的动态相关，形成了人类社会共同生活的基本结构；整体靠个体通过职业活动来实现，个体则通过职业活动对整体的存在和发展做出贡献。"美国学者泰勒则认为，"职业的社会学概念可以解释为一套成为模式的与特殊工作经验有关的人群关系。这种成为模式的工作关系的结合，促进了职业结构的发展和职业意识形态的显现"。中国学者陈婴婴将职业界定为"个人进入社会的物质生产或非物质生产过程后获得的一种社会地位，个人通过这一社会位置加入社会资源的生产和分配体系，并建立相应的社会关系"。美国麦克尔·曼主编的《国际社会学百科全书》认为："职业这一术语最初是表示从事法律、教会、医疗和军事服务的传统意义的自由的职业，现在被认为具有职业的或声称有职业身份的职业群体的数量。"

总结诸多社会学家对职业的界定可以看出，社会学的职业含义包括四个方面的内容。

1. 职业是社会分工体系中的一种社会位置。这种位置是个人进入社会生产过程之后获得的，其取得的途径可能是通过社会资本的继承或社会资本的获取，但职业位置一般不是继承性的，而是获得性的。

2. 职业是已经成为模式并与专门工作相关的人群关系和社会关系，或者说已成为模式的工作关系的结合，它是从事某种相同工作内容的职业群体。

3. 职业同权力与利益紧密相连。一是拥有垄断权：每一种职业（群体）的社会分工中都有自身的位置和作用，使别人依赖于他们、需要他们，这就在一定程度上拥有了对他人的权力，而且总是要维护这种权力，保持自身的垄断领域。二是经济收益权：任何一职业（群体）凭其被他人所需要、所依赖，获得经济收入。

4. 职业是国家确定和认可的。任何一种职业的产生必定为社会所承认，为国家的职业管理部门所认可，并具有相应的职业标准。因此，职业的存在必须具有法律效力，为国家授予和认可。

（二）经济学角度的职业概念

经济学上的职业概念与社会学存在着明显的不同。从经济学角度分析，法国的一部权威词典将职业界定为："为了生活而从事的经常性活动。"美国学者阿瑟·萨尔兹撰写的《社会科学百科全书》将职业定义为："人们为了获取经常性的收入而从事连续性的特殊活动。"日本劳动问题专家保谷六郎认为："职业是有劳动能力的人为了生活所得而发挥个人能力，为社会做贡献而连续从事的活动。"中国学者则认为："职业是指人们从事的相对稳定的、有收入的、专门类别的工作。"

经济学的职业概念有其特定的内涵。概言之，主要包括四个方面的内容。

1. 职业是社会分工体系中劳动者所获得的一种劳动角色，职业根源于社会分工 在整个社会生产过程中有诸多工种和岗位，职业是处于最底层、最具体、最精细、最专门的社会分工，可称为某一种职业的分工。这些不同工种、岗位或特定环节的职业赋予劳动者以不同的工作内容、不同的职责、不同的声誉和社会地位，以及不同的劳动规范和行为模式，于是劳动者便有了特定的社会标记和专门的劳动角色，如农民、工人、医生、教师、企业家、编辑、乘务员等。

2. 职业是一种社会性的活动，具有社会性 职业是劳动者所进行的社会生产劳动或社会工作，均为他人所必需并为国家所认可，所以职业是社会的职业。

3. 职业具有连续性和稳定性 劳动者连续、不间断从事某种社会工作，这种工作才能成为劳动者的职业，或者相对稳定地从事某项工作的劳动者，才称其为该职业的劳动者。如果不固定地从事某项专门工作，朝秦暮楚，离开了工作的稳定性就无所谓职业。

4. 职业具有经济性 劳动者从事某项职业，必定要从中取得经济收入。换言之，劳动者就是为了不断取得个人收入才长期、稳定地承担某项社会分工，从事该项社会职业的。没有经济报酬的工作，即使其劳动活动较为固定，也非职业工作，如家庭妇女便没有职业而言。

人们一般认为，职业是社会分工的产物，是劳动者能够稳定从事的有酬工作和劳动角色。从这个定义中可以看出，不是任何工作都能成为职业，某种工作只有能够吸引劳动者长期稳定的投入其中才能成为职业，并且劳动者从事这项工作时还能够取得一定的经济收入。职业是劳动者获得的劳动角色和社会角色，劳动者必须要按社会结构中这一社会角色规定的规范去行事。从职业的定义中还可以看出，职业在个人生活和社会生活中具有相当重要的作用。对从业者个人来说，主要体现在三个方面：①维持生存：即通过职业劳动取得收入及生活来源。②发展个性、发挥个人才能：即劳动者在职业劳动岗位上发挥才能，并使个人特长得到发展。③参与社会劳动，承担社会义务：即劳动者通过职业劳动，承担社会义务，为他人提供服务。对社会来说，职业具有实现社会控制，维持社会运转，为社会创造财富的作用。

二、职业的特性

人类社会的发展进程表明，职业是社会分工的必然产物。无论是从人类社会早期的分工，还是从现代工业化时期严密的社会分工发展来看，职业总是社会分工的主要表现形式。例如，在现代经济发展中，提供能源、动力的煤炭、石油、电力等行业形成的经济规模，提供生产和消费领域所需的成品、半成品的冶金、纺织、化工、机械、电子、建筑等系统形成的经济水平，提供交通运输工具的航空、铁路、公路等部门形成的经济实力，都已成为整个社会的经济发展支柱，成为现代文明社会的标志。正是这些经济领域的大发展，推动着社会职业的发展。

统计资料分析表明，在世界范围内迄今为止的社会职业，2/3 以上诞生在工业化出现以后的时代。形成这一结果的原因，一方面是经济的发展为社会分工进一步细化提出了要求，另一方面是经济的发展具备了为新生职业提供大量的物质基础的能力，经济发展的规模经营使得职业活动更加专业化、系统化，并由此而导致新的生产技术和工艺层出不穷，原有生产岗位日趋细化，催生新的职业。此外，大批职业的出现需要社会有能力支付诸多新生职业存在和发展所必需的物质消费。

从职业产生、发展的过程来看，职业具有十个方面的特性。

1. 社会性　指职业是从业人员在特定社会生活环境中所从事的一种与其他社会成员相互关联、相互服务的社会活动。其本质特征是劳动力与社会的结合，体现人与人之间的关系。

2. 专业性　指职业事实上是从业者利用专门的知识、技能创造财富，任何职业都对从业者有特定的职责要求。

3. 经济性　指从业者从事的职业活动是可以获得经济收入的，只有为社会创造物质财富和精神财富，才有资格获得报酬。职业是劳动的价值体现，是维系家庭和社会稳定的基础。

4. 稳定性　指职业活动的内容、岗位职责、工作条件、使用工具、特定的技术等特征在相当长的时间段内是相对不变的。

5. 规范性　指职业所具有的行为规则和标准，并且必须符合国家法律和社会道德规范。

6. 群体性　指某一职业必须具有一定规模的从业人数。

7. 同一性　指某一类别的职业内部，其劳动条件、工作对象、生产工具、操作内容相同或相近。由于环境的同一，人们就会形成同一的行为模式，有共同的语言习惯和道德规范。

8. 差异性　指不同职业间存在着很大的差异，劳动条件、工作对象、劳动性质等都不相同。

9. 层次性　包括各类职业间的层次和各个职业类型内部的层次。从社会需要角度看，职业没有高低贵贱之分。通常所说的某种职业的不同层次往往是由不同职业体力和脑力劳动的付出、收入水平和工作任务的轻重、社会声望，以及权力地位等方面的差异所形成的。

10. 时代性　不同时期有不同的热门职业。"上大学热""考研究生热""出国热""IT热""公务员热"等都反映出特定时期人们对某种职业活动的热衷程度。

职业是社会与个人、整体与个体的纽带，个人通过职业活动推动社会的发展，社会通过职业活动对个体贡献进行补偿回报以保持个体的稳定生活。众多的职业分工及相对应的从业者的工作构成了整个社会的基本结构。这是职业的各种特性的综合体现。

第二节　职业分类

职业分类在世界上被视为国家经济以及劳动力管理水平的重要标志，被视为现代经济管理和国家劳动力资源开发、利用和合理配置的一项系统工程。它作为一个国家进行人口统计、经济预测、劳动力社会化管理等方面的重要依据，在国际上一直受到普遍重视。目前，美国、加拿大、日本、英国、德国、法国、澳大利亚、瑞士、荷兰、丹麦、俄罗斯、波兰、奥地利、挪威、匈牙利、新西兰、菲律宾等许多国家均已制定了本国的职业分类标准。

一、国际标准职业分类

国际标准职业分类是国际劳工组织在 1949 年第七届国际劳工统计专家会议通过的"职业分类草案"基础上，经多国政府的专家研究制定出的《国际标准职业分类》。《国际标准职业分类》于 1958 年出版，分别于 1968 年和 1988 年进行了两次修订。

《国际标准职业分类》提供了一个包括全部从业人员在内的系统化的分类结构，它共有四个层次，逐层划分出由粗到细的职业类别。1968 年版的《国际标准职业分类》的层次是大类、小类、细类和职业项目，1988 年修订为大类、中类、小类和细类。2007 年 12 月 3 ~ 6 日，在日内瓦召开的劳动统计专家三方会议上，更新了国际职业分类标准（ISCO－08）。更新后的分类结构为 10 个大类，43 个中类，130 个小类，433 个职业。大类划分为管理者、专业人员、技术人员和辅助专业人员、职员、服务和销售工作者、农业、林业和渔业技能工作者、工艺和相关贸易工作者、工厂和机械操作者及装配工、基本职业、军队职业。

《国际标准职业分类》是目前在国际上对职业进行分类和描述的权威性指导工具，也为各成员国制定各自国家职业分类标准提供了较好的样板模式和参考作用。尤其在移民就业问题上以及指导咨询国家间劳动力的转移，雇主与雇员间匹配等方面提供一个可以通行的标准。

二、我国现代职业分类

新中国成立以来，国家有关部门为满足国民经济发展、社会人口普查，以及劳动人事规划指导等方面的需求，根据我国国情，开展了大量的职业分类调查研究工作，并制定了有关职业分类的标准与政策，在职业分类领域进行了成功的尝试和有益的探索，先后制定了《职业分类和代码》国家标准、《中华人民共和国工种分类目录》，并根据社会经济发展的需要，修订了《职业分类和代码》国家标准。在此基础上，1999 年版《中华人民共和国职业分类大典》，使我国的职业分类实践进入了一个新的历史发展时期。

1.《中华人民共和国职业分类大典》 《职业分类大典（1999年版）》（以下简称《大典》）将我国职业划分为八个大类，66个中类，413个小类，1838个细类（职业）。第一大类：国家机关、党群组织、企业、事业单位负责人。其中包括五个中类，16个小类，25个细类。第二大类：各类专业、技术人员。其中包括14个中类，115个小类，379个细类。第三大类：办事人员和有关人员。其中包括四个中类，12个小类，45个细类。第四大类：商业、服务业人员。其中包括8个中类，43个小类，147个细类。第五大类：农、林、牧、渔、水利业生产人员。其中包括六个中类，30个小类，121个细类。第六大类：生产、运输设备操作人员及有关人员。其中包括27个中类，195个小类，1119个细类。第七大类：军人。其中包括一个中类，一个小类，一个细类。第八大类：不便分类的其他从业人员。其中包括一个中类，一个小类，一个细类。

《中华人民共和国职业分类大典（2015年版）》（以下简称《大典》）参照国际标准，在99版《大典》的基础上，按照以"工作性质相似性为主、技能水平相似性为辅"的分类原则，将我国职业分类体系调整为8个大类、75个中类、434个小类、1481个职业，并列出了2670个工种，标注了127个绿色职业。2015年版《大典》在分类上更加科学规范，在结构上更加清晰严谨，在内容上更加准确完整，全面客观地反映了现阶段我国社会的职业构成、内涵、特点和发展规律。

从近年来我国劳动就业的实践来看，大学毕业生主要在第一、第二大类职业中就业，第三、第四大类也有相当部分，其余大类比较少。随着社会经济的发展和人口素质的提高，大学生的就业范围定会越来越广泛。

2. 台湾和澳门地区的职业分类 台湾地区的职业分类始于1962年，当时由台湾内政部组织编纂了第一部《台湾职业分类典》，其后进行了三次修订。《台湾职业分类典》基本是结合不同时期台湾地区经济发展的实际情况，参照《国家标准职业分类》的原则和方法制定的，分为大类、中类、小类和细类四个层次。第三次修订版的《台湾职业分类典》共有十个大类，37个中类，105个小类和342个细类，以及2547个职业名称。《台湾职业分类典》经多次修订后，内容层次分明，定义描述简明扼要，结构上既符合国际惯例，又体现台湾特点。但由于受其经济发展领域及规模所限，《台湾职业分类典》所描述的职业领域等内容有局限。

除台湾外，我国的澳门地区也已经制定了符合本地区情况的职业分类。澳门职业分类主要是依据《国家标准职业分类》制定的，共分为九个大类，26个中类，114个小类，368个细类和1602个职业名称。

第三节 我国现阶段医学职业状况与分析

医学职业是人类最为崇高的职业之一，其根本任务是维护和促进人类的健康。医学职业是一类职业的总称，是指从事医疗卫生、卫生管理及卫生后勤等工作的各种职业。我们把从事医学职业的人员统称为卫生人员。作为卫生人员队伍后备力量的医科大学生，充分了解和正确认识卫生人员的角色特点、职业内涵，以及我国现阶段的卫生人力资源现状，对培养职业意识、强化职业使命、找准奋斗目标具有重要意义。

一、医学职业的分类

医学的发展经历了漫长的历史，医学职业同样经历了从无到有、从简单到复杂这样一个漫长的历史过程。随着医学的发展，医生这一职业出现了高度分化，并且医疗卫生行业本身也孕育了许多既相互联系又有一定区别的职业。了解医学职业的分类，有助于理解医疗卫生工作内部的各种分工和联系。由于医疗卫生工作本身的复杂性，医学职业的分类也很复杂，根据分类依据不同，可有多种分类。

1. 根据工作性质分类 可分为卫生技术人员、卫生管理人员和工勤人员三大类。

（1）卫生技术人员 卫生技术人员是卫生工作的主体，是完成医疗卫生保健任务的基本力量。根据工作业务性质的不同，又可分为医疗人员、护理人员、药剂人员、工程技术人员、卫生防疫人员、营养人员、卫生保健人员、卫生教育工作者等。

为了更好地反映业务水平，开展卫生工作，卫生部1963年颁发了《卫生技术人员职务名称及晋级暂行条例》，1979年又重新颁发了《卫生技术人员职称及晋级暂行条例（试行）》，规定我国卫生技术人员依据业务性质分为四类，即医疗防疫人员、药剂人员、护理人员、其他人员。各类卫生人员可评定相应的技术职称，该职称系列可分为高级、中级、初级三级，其中医师分为主任医师、副主任医师、主治医师、医师、医士（助产士）等。护理人员分为主任护师、副主任护师、主管护师、护师、护士、护理员。药剂人员分为主任药师、副主任药师、主管药师、药师、药剂士、药剂员等。工程技术人员分为高级工程师、工程师、助理工程师、技术员。营养人员有营养主任技师、营养主管技师、营养技师、营养技士等。卫生保健人员包括康复主任医师、康复副主任医师、康复主治医师、康复作业治疗师（士）、理疗学医师（士）、言语治疗师（士）等。卫生教育人员有教授、副教授、讲师、助教等职称。卫生防疫人员包括检疫人员、妇幼卫生人员等。

（2）卫生管理人员 卫生管理人员是卫生工作的指挥和管理人员。在医院内，根据行政管理层次的不同，医院管理人员设院长、副院长，业务科室的主任、副主任，行政科室的科长、副科长、秘书、干事、管理员、文书、收发员、打字员、档案员、挂号员等。在防疫站和全科医疗站又设有站长、副站长等。

（3）工勤人员 工勤人员包括护工、清洁工作人员，以及水、电、木瓦等后勤工作者，主要从事医疗卫生单位的后勤服务工作。

2. 根据工作场所分类 根据工作的地点不同，卫生人员可分为医院内卫生人员和医院外卫生人员。

（1）医院内卫生人员 医院内的卫生人员主要有医生、护士、医院管理人员等，常根据业务性质分科室，如内科、外科、儿科、妇产科、麻醉科、辅助科室等。他们主要从事临床医疗工作，以及相关的医疗服务工作。从目前的发展趋势看，医院的卫生服务功能正逐步向医院外扩展，并与社区卫生服务网络形成新的合作关系，以便为广大人民群众提供适宜、有效、可及的卫生保健服务。

（2）医院外卫生人员　医院外卫生人员主要指预防人员、社区卫生服务人员，包括社区医生、社区护士、社区保健人员等。他们都在指定的社区工作，主要从事预防保健和社区卫生服务工作。随着社会的进步和发展，不断增长的社会医疗卫生保健需求使医疗服务的对象、内容、范围和形式等都发生了变化，卫生服务模式正发生着深刻的转变。服务的对象由原来的少数个体逐步扩大到群体、社区乃至全社会；服务的场所由院内扩大到社区；服务的内容也由原来的生理方面扩展到社会、心理方面，并由此建立了新的医学模式；服务的形式由原来的以医疗为中心转变为预防、保健、医疗等的全面综合，进一步突出了预防为主的战略思想。在这种形势下，医院外的卫生人员将发挥越来越重要的作用。

3. 根据从事中西医学分类　根据从事中医还是西医，卫生人员可分为中医（药）卫生人员和西医（药）卫生人员。西医（药）卫生人员一般都在各级综合性医院和专科医院工作，也有相当一部分在中医院工作；中医（药）卫生人员主要在中医院工作，也有一部分人在综合性医院的中医科和中药房工作。中西医卫生人员的这种分布，一方面有利于中西医学进一步发挥各自的学科特色，另一方面也推动了中西医的交叉与结合。

4. 根据是否专门从事卫生工作分类　上述卫生人员可以统称为专职卫生人员，与之相对应的是非专职卫生人员，主要指农村中的乡村医生、卫生员和接生员等，城镇及厂矿企业中的保健员、卫生员等，还包括社会上一些从事与卫生保健相关行业的人员，如卫生监督人员（包括卫生立法机关人员、卫生执法机关人员，以及医疗事故鉴定机构、医疗卫生服务质量监控机构中的相关人员等）、医疗保险人员、卫生经济工作者等。

二、我国医学职业人力资源现状

根据教育部、卫生部编撰的《2011年中国卫生统计年鉴》和《2011年全国卫生工作会议资料汇编》相关资料，我国医学职业人力资源现状如下。

1. 卫生人力资源现状　卫生人力总量即卫生人员数，包括卫生技术人员、乡村医生和卫生员、其他技术人员、管理人员、工勤技能人员。据统计，到2010年年底，全国卫生人员总数为820.8万人，其中，卫生技术人员587.6万人，执业（助理）医师241.3万人，注册护士69.8万人。与2005年相比，卫生人员增加了176.1万人，其中卫生技术人员增加131.2万人，执业（助理）医师增加37.1万人，注册护士增加69.8万人，护士增长幅度为51.7%，大于医师增长幅度的18.2%，护理人员短缺现象有所缓解。

2. 卫生人力结构　卫生人力结构包括学历结构、职称结构、职业结构和其他结构（年龄、性别结构）等。

（1）职业结构　卫生技术人员主要由执业（助理）医师、注册护士、药师（士）构成，至2010年，检验、药剂、其他卫技人员所占比例依次为3.9%、6%和4.9%，医护人员分别占卫生技术人员总量的41.1%和34.9%；全国医疗系统中医疗技术人员和护理人员均严重不足,卫生部要求医技比为1:1,实际是1:0.36,卫生部要求全国总体医护比为1:2,实际为1:0.85。

(2)学历结构 截至2010年年底,全国卫生技术人员中学历比例最高的是大专,占36.3%;其次是中专和本科,分别占34.5%和21.7%;硕士以上仅占3.2%。整体学历最高的当属执业医师专业人群,研究生学历比例高达8.4%,本科学历者最多,占43.1%;检验、药剂、护士及其他人群中学历最高的是中专或大专,分别占39.0%、40.1%、6.0%和38.1%。与2005年比较,学历结构有所改变。2005年全国卫生技术人员中学历最高的为中专,占43.3%;硕士以上学历仅占1.6%。这说明,我国卫生人力资源的学历结构总体依然偏低,虽有所改善,仍不利于医疗服务质量的提高。

(3)职称结构 全国人力资源根据专业技术资格划分,初级职称人员最多,副高以上职称者只占7.9%,职称不详人员占9.7%,其他专业人员的职称结构中除执业医师外,士级和初级的比例居多,占1/3以上。这主要与其专业技术水平和学历结构较低有关,由于管理人员职称不详者占28.7%,对于医疗管理水平的提高非常不利。

(4)年龄结构 全国卫生技术人员以中青年为主,人员结构年轻化,有利于专业技术的发展。35~54岁是管理人员主要年龄结构,与管理人员的执业经验累积有关。

3. 全国不同区域卫生人力资源现状 至2010年年底,我国东部、中部、西部卫生人员数分别为260.6、179.2和146.8万人,卫生技术人员分别为260.6、179.2和146.8万人,执业(助理)医师分别为106、174.4和60.9万人,注册护士分别为94.0、61.4和49.3万人。从卫生人员构成看,大部分卫生人力集中在经济发达的东部,区域分布不均衡,导致经济发达地区的卫生人力资源过剩,而经济欠发达地区的卫生人力资源短缺。

从数据可以得出,我国医学职业人力资源存在的主要问题是总数不少,质量不高;某些领域的学科带头人严重缺乏;专业结构不够合理,如城乡、地区间分布与发展不平衡,效率不高,人才流失等;在现行人才政策和管理方面,人才使用、评价、分配、激励、奖惩、晋升、流动等存在的问题影响了卫生人员的结构与质量。

三、我国医药卫生人力资源开发的原则与策略

(一)医药卫生人力资源开发的原则

我国的医药卫生人力资源开发,要根据当今时代医学科学和卫生事业发展的大背景,按照党和国家关于人才工作的一系列指示精神,从我国的国情出发,坚持卫生人力资源开发与国民经济和社会发展规划相一致的原则、整体性人才开发与重点领域建设相结合的原则;坚持卫生人力资源开发中卫生人力需求的计划、教育培训和使用管理相协调的原则;在加强宏观指导的前提下,运用市场机制,实现人才合理配置的原则;在现状研究与前瞻性研究相结合的基础上,瞄准国际人力资源开发的先进水平,建设东部、带动中部、加速发展西部的原则。

（二）医药卫生人力资源开发的策略

我国卫生人力资源的现状是总量已趋饱和，部分地区供大于求；质量不高；结构不够合理。根据发展现状，国家将采取针对性策略。

1. 实行总量控制下适度发展的策略　在卫生人力资源供需渐趋平衡的情况下，高等医药院校、中等医药学校的招生规模和发展速度相对稳定。但考虑到今后人口将增加的情况和人口老龄化带来的卫生需求的改变，卫生人力将适度增长。

2. 实行以提高卫生人力使用效率为目的、进行卫生人力资源结构性调整的策略　通过卫生机构布局和结构调整，重组卫生人力资源，调整卫生系统中医护、其他辅助卫生专业和高、中、初卫生技术人员的比例；大力发展面向城乡、社区卫生服务的全科医学专业；让现有的卫生技术人员中不符合任职岗位标准者在资源重组和转制中下岗或转岗。

3. 实行以全面提高卫生人员的素质为目的、深化医学教育改革、提高医学教育质量的策略　分析、研究世界发达国家医学教育的成功经验，逐步实施全球医学教育最低标准或基本要求，努力培养一支适应社会需求、结构合理、德才兼备的专业卫生队伍；根据我国卫生服务的需要，对高等医药院校、中等医药学校的办学目的、专业设置、培养目标、课程体系，以及教学内容和教学方法进行改革；完善毕业后教育和继续教育制度；高度重视卫生管理人才的培养；高度重视为农村和基层培养卫生人才。

4. 实行全国提高和重点建设相结合的策略　在全面提高卫生技术人员政治素质和业务素质的同时，高度重视学术带头人和技术带头人的培养，努力创造条件，使优秀人才尤其是中青年人才能脱颖而出。

5. 实行扩大开放，加强国际交流的策略　加大对外开放的力度，加强国际卫生人力资源开发领域的交流与合作，积极利用和借鉴国外先进的人才管理经验，加强国内外人才交流，加大国外医学人才引进力度。

6. 实行体制改革和科学管理的策略　改善人才使用机制，构筑卫生专业技术人才与管理人才高地；建立有利于人才开发与利用的法规体系，改革传统的人事管理体制，建立公平竞争、优胜劣汰的用人机制；完善职称管理制度；建立新的人才聘用和辞退制度，选贤任能；改革现行的工资、奖励制度。

7. 实行信息开发与利用的策略　加强人才中介机构建设，建立开放性人力资源开发协作网络；加强卫生部人才交流服务中心建设；完善卫生人才专家库建设；加强人才市场和人才信息网络建设。

8. 实行评价和监控的策略　为推动卫生人力资源发展规划的全面实施，卫生部根据卫生人力资源开发规划的总目标和分阶段目标，建立该项目的评价体系和评价标准，实施分阶段评价并实行调控。

【经典小故事】

职 业

早晨，钟敲十下的时候，我沿着我们的小巷到学校去。

每天我都遇见那个小贩，他叫道："镯子呀，亮晶晶的镯子!"

他没有什么事情急着要做，他没有哪条街道一定要走。

他没有什么地方一定要去，他没有什么规定的时间一定要回家。

我愿意我是一个小贩，在街上过日子，叫着："镯子呀，亮晶晶的镯子!"

下午四点钟，我从学校里回家。

从一家门口，我看见一个园丁在那里掘地。

他用他的锄子，要怎么掘，便怎么掘，他被尘土污了衣裳。

如果他被太阳晒黑了或是身上被打湿了，都没有人骂他。

我愿意我是一个园丁，在花园里掘地，谁也不来阻止我。

天色刚黑，妈妈就送我上床。

从开着的窗口，我看见更夫走来走去。

小巷又黑又冷清，路灯立在那里，像一个头上生着一只红眼睛的巨人。

更夫摇着他的提灯，跟他身边的影子一起走着，他一生一次都没有上床去过。

我愿意我是一个更夫，整夜在街上走，提了灯去追逐影子。

这是泰戈尔《新月集》中的一首诗。诗中提到小贩、园丁和更夫三个职业，并刻画出三个职业从业者工作时的生动画面，带给我们美的享受与无限的想象。在现实生活中究竟什么是职业呢? 在开始真正的职业发展之旅时，我们对职业又应该有哪些了解?

【教学案例】

鲁迅三改志愿

我们大家都知道，鲁迅是一个伟大的作家。可是大家是否知道，鲁迅第一次选择的职业并不是作家，他曾经三次更改志愿。

第一次：

家道中落，叛逆精神使鲁迅决心出外学工科，以改变民族命运。

第二次：

父亲的去世使鲁迅产生了学医救国的念头，鲁迅去日本仙台的医学专科学校学医，但是没有毕业。

第三次：

一次日本人的辱华事件，使鲁迅认识到医学只能使国民体格健壮，却无法改变国民麻木的精神世界，所以决定弃医从文，要通过文学的力量唤醒国民。

点评：鲁迅三改志愿和我们毕业后面临的职业选择或人生选择有共通之处，虽然我们现在面临的是人生一次重要的选择，但却不是唯一的一次。无论选择读研还是就业，选择从事医疗卫生行业还是改行，这些都是我们无数个人生选择的开始，在我们未来的生活中，还有很多机会和选择在等待着我们。

【本章知识点】

1. 职业的含义。
2. 职业的特性。
3. 职业的分类。
4. 医学职业的分类。

【思考与练习】

1. 职业的含义和特性分别是什么？我国现代职业是怎样分类的？
2. 作为卫生人员队伍后备力量的医科大学生，你对医学职业本身有何认识？对我国现阶段的卫生人力资源现状进行分析。

第六章　现代职业与职业人

一个人事业上的成功，只有15%是由于他的专业技术，另外的85%要依赖人际关系、处世技巧。软与硬是相对而言的。专业的技术是硬本领，善于处理人际关系的交际本领则是软本领。

卡耐基

通过本章的学习，对职业、职业特性和职业素质有一个基本认识。那么，我们应该从哪些方面着手去认知现代职业与职业人，或者说，应该去了解哪些与具体职业相关的信息，并利用这些信息辅助我们的职业发展呢？

第一节　现代职业要素与职业资格

一、职业要素

"如何描述一个职业"一直是职业专家、职业心理学家、人力资源专家等研究的重要课题。纵览各国职业分类大典或权威职业信息发布平台我们可以看出，需要用一些共同的要素来对职业的特征进行描述；其中加拿大与美国职业分类体系中关于职业的描述比较规范与系统，因而具有很强的代表性。

1. **《加拿大职业分类词典》中职业描述因子构成**　《加拿大职业分类词典》中对职业的描述主要包括职业代码、职业（基本）名称、行业名称等14个方面。

（1）职业代码　由完整的七位数代码指出职业在分类结构中的准确位置。

（2）职业（基本）名称　指该职业在加拿大最常用的名称，或最能够说明该职业特点的名称。

（3）行业名称　指某一职业所属行业的名称。

（4）导语　是对职业性质和任务的简要说明。

（5）职责说明　比较概括地说明该职业所涉及的工作性质和范围。

（6）有时需要履行的职责　是对职责的补充说明。

（7）普通教育程度（GED）　用数字1~6表示所需的培养年限。

（8）具体职业培训（SVP）　指从事某一职业达到合格技术、技能水平所需的学习时间。

（9）体力活动（PA） 用来表示某一职业对从业人员体力上的主要要求。

（10）环境条件（EC） 用来表示从业人员需要的客观环境条件。

（11）从业人员职能 提供用于扼要说明从业人员在岗位上职能工作的标准术语。

（12）能向因素 用 11 种、五个等级的能向表示某一职业岗位所需技能的具体能力要求。

（13）兴趣因素 用五对因素衡量某一职业对从业人员的兴趣要求。

（14）性格因素 以因素组合方式表示某一职业对从业人员的品格、品质要求。

2. 《美国职业名称词典》中职业描述因子构成 《美国职业名称词典》（DOT）作为早期的权威性著作，在职业匹配、招聘、就业安置、职业培训等方面都发挥了重大作用，其对职业的描述主要包括六个方面的内容。

（1）职业编码 由三组共九位数字组成的职业代码。

（2）职业名称 大多数机构中通用的职业称谓。

（3）行业名称 职业所属的行业名称。

（4）替代名称 基本职业名称的同义词。

（5）解说 包括导语、任务描述和"可能"项目三部分。导语是对职业的归纳描述；任务描述是达到整体工作目标所需从事的特定任务；"可能"表明所承担工作任务的要求只在特定的范围内有效。

（6）未解说的有关名称 与基本名称具有相同编码、用来表示基本职业的变化或特殊性的职业名称。

3. 《中华人民共和国职业分类大典》中职业描述因子构成 《中华人民共和国职业分类大典》中描述具体职业的因子有四个，即职业代码、职业名称、职业定义和工作内容。与加拿大和美国的职业描述相比，还有更多的信息需要充实。

二、职业资格

随着我国人才配置市场化程度的不断推进，职业资格越来越受到求职者与用人单位的重视，在校的大学生也越来越认识到"双证"在就业过程中更具有优势。实践证明，推行职业资格证书制度，对于全面提高劳动者素质、满足经济社会对技能人才的需求、完善劳动力市场建设具有重要的市场导向作用和经济促进功能，已经成为我国人力资源开发的重要举措。

1. 我国职业资格证书制度的产生 我国国家职业资格证书制度源自新中国成立初期的学徒工定级考核，逐步演变成企业工人技术等级考核、国家工人考核制度等形态。伴随改革开放的步伐，为适应新形势下劳动管理制度发展的需要，在工人考核制度的基础上建立起了职业技能鉴定社会化管理体系，进而发展成为具有现代意义的、与社会主义市场经济体制相适应的国家职业资格证书制度。1994 年 7 月，《中华人民共和国劳动法》颁布，正式确立职业资格证书制度在劳动就业工作中的法律地位。

2. 职业资格的内涵与类型 世界大多数市场国家都将职业资格分为证书（certificate）和执照（license）两个类别。一般来说，执照是法定的标准，证书则是行业性水平评价标准。我国 2007 年 8 月颁布的《中华人民共和国就业促进法》规定，国家对从事涉及公共安全、人身健康、生命财产安全等特殊工种的劳动者，实行职业资格证书制度。这实际上确定了"执业资格"（即执照）的法律地位。

3. 职业资格的提供　实际上，教育部门在职业资格的提供方面承担了太重的任务，以致人们似乎忘记了职业资格从本质上讲应是来自产业现场。从 20 世纪 90 年代开始，国际社会的职业资格开始回归产业现场，我们从英国、澳大利亚等国的职业资格制度建设和现代学徒制度的推行中已经看到这一端倪。这是一个重要的趋势，我国最近也开始强化职业教育领域校企合作、产教结合和半工半读等办学形式。

4. 职业资格的评价　在发达的工业化国家，由于市场机制比较完善，职业资格的评价通常是由行会组织实施。由于行会组织在很大程度上代表了雇主的利益，使得行业的准入门槛得以提高，而且职业资格的跨行业认同比较困难，劳动者的利益受到影响，劳动力市场的公平性受到挑战。20 世纪八九十年代，西方许多发达国家开始介入职业资格评价，纷纷建立国家制度形态的职业资格证书制度，强调劳动力市场的公平性和统一性，既注重维护雇主的利益，又注意促进劳动者职业能力的开发。

在我国，技能类职业资格的评价主要通过职业技能鉴定进行，评价管理区分为社会通用职业和行业特有职业两大类。社会通用职业由属地的劳动行政部门组织进行评价，行业特有职业由行业部门或行业组织进行评价，但这种管理方式往往使用人单位缺乏参与意识。近年来在评价方式上进行了调整和完善，发展职业技能鉴定多元评价机制，既强调能力评价，又突出业绩考核，使企业开始回归到职业资格评定的核心地位；评价体系也强调劳动者职业生涯发展的阶段性。

5. 我国职业资格证书制度的工作体系　根据工作活动的范围和程度，我国的职业资格分为五个级别，以区分不同职业活动中劳动者的能力水平。目的是通过多元化评价方式，实现对不同职业的劳动者能力水平的认证。由于能力评价是一个复杂的技术系统，为保持其科学性和公正性，经过多年探索，现已形成比较完整的技术体系，包括标准、命题、考评、认证和质量管理等。在制度管理上，强调行政管理与技术指导相结合、属地管理与行业管理相结合、国家认证与国际互认相结合；在技术运行上，强调国家标准与企业岗位规范相结合、专业评价与企业认可相结合、能力评价与业绩考核相结合。这些基本原则的综合运用，推动了职业资格证书制度的发展，并在促进就业和经济社会发展方面发挥着重要作用。

职业资格证书作为衡量劳动者职业能力水平的尺度，对促进劳动力资源合理配置具有基础性作用，是劳动力市场管理的重要手段，也是提高就业服务水平的基本工具。企业正在成为职业资格证书体系的中心，逐步建立职工凭技能等得到使用和晋升、凭业绩贡献确定薪酬和待遇的激励机制，企业对资格证书的认同度越来越高，并与企业生产管理和人力资源管理制度建立了密切联系。职业资格证书满足了职业教育培训面向多样化劳动力市场的需求，增强了职业教育培训的针对性、实用性和有效性，为广大劳动者岗位成才开辟了一条通道，使普通劳动者纳入主流社会。职业资格证书制度正在与国家劳动就业制度、国家教育培训制度和企业生产管理制度建立密切联系。

6. 相关职业资格考试 对于在校医学生来说，如果能利用好学习阶段的时间和校园资源，通过相应专业的职业资格认证，就能够增强自身的就业竞争力，为职业生涯发展奠定良好的基础。医学生可通过自身的专业和职业规划有针对性地参加各类资格考试，实现职业生涯的美好开端。

（1）心理咨询师

①简介：心理咨询师考试是劳动和社会保障部组织的从事心理学相关工作的资格考试。心理咨询师考试分四个等级，分别为心理咨询师四级（2014年开始）、心理咨询师三级、心理咨询师二级、心理咨询师一级。在校医学生可参加三级心理咨询师考试。

②考试内容：三级心理咨询师分为基础知识和操作技能两部分。基础知识包括职业道德、基础心理学、社会心理学、发展心理学、变态心理学与健康心理学、心理测量学、咨询心理学、心理诊断技能、心理咨询技能、心理测验技能；操作技能包括心理诊断技能、心理咨询技能、心理测验技能的灵活运用。

③推荐理由：按照国家职业资格心理咨询师培训鉴定工作的统一要求，已经或准备从事心理咨询师职业的人员都应该经过专门的职业培训，获得全国统一颁发的心理咨询师《中华人民共和国职业资格证书》后方可从事相应心理咨询活动。目前，社会在各种压力之下，各行各业的心理健康问题呈不断升高的趋势，心理咨询师的力量正在壮大，大众的心理咨询意识正在提高。

（2）公共营养师

①简介：公共营养师考试是国家人力资源和社会保障部组织的从事营养指导、营养与食品安全知识传播，促进社会公众健康工作的专业人员的资格考试。公共营养师共设四个等级，分为四级公共营养师（国家职业资格四级）、三级公共营养师（国家职业资格三级）、二级公共营养师（国家职业资格二级）、一级公共营养师（国家职业资格一级），在校医学生可参加三级公共营养师考试。

②考试内容：心理咨询师考试内容分职业道德、理论知识、专业技能三方面。

③推荐理由：我国的营养专业人才十分紧缺，公共营养师的就业前景非常广阔。公共营养师可以针对健康和亚健康人群做营养咨询、指导工作。公共营养师不仅可以在社区发挥重要作用，还可为企业员工、白领、高级管理人员、运动员、家庭提供教育、辅导、指导等服务。

（3）药师

①简介：全国执业药师资格考试由人事部、国家食品药品监督管理局共同负责，分为初级（含士级、师级）和中级。执业药师资格考试两年为一个考试周期，即参加全部科目考试的人员须在连续两个考试年度内通过全部科目的考试。例如，应试人员于当年参加执业药师资格考试，有两个科目的考试成绩合格。第二年须参加另外两个科目的考试，若成绩合格则视为通过全部科目考试。若其中有一个科目考试成绩不合格，则第三年只承认第二年考试中合格科目的成绩，另外三个科目需重新参加考试，如此滚动。参加部分免试科目的人员须在一个考试年度内通过应试科目。

②考试内容：国家执业药师资格考试分为四个科目：药学（中药学）专业知识

（一）、药学（中药学）专业知识（二）、药事管理与法规、药学（中药学）综合知识与技能。考试时间分四个半天进行。

③推荐理由：执业药师是负责提供药物知识及药事服务的专业人员。随着新修订的《药品管理法》即将实施和药品分类管理制度的逐步推行，执业药师将在药品生产、经营和使用领域发挥越来越重要的作用。近年来，报考执业药师资格考试的人数大幅上升。到 2020 年，我国执业药师估计有 28 万人，但仍然无法满足社会需求。

（4）医师

①简介：医师资格考试是国家统一组织的从事医师工作的资格考试。考试分为两级四类，即执业医师和执业助理医师两级，每级分为临床、中医、口腔、公共卫生四类。中医类包括中医、民族医和中西医结合，其中，民族医又含蒙医、藏医、维医、傣医、朝医、壮医等。

②考试内容：医师资格考试分实践技能考试和医学综合笔试。实践技能考试采用多站测试的方式，成绩当年有效，实践技能考试合格者方能参加医学综合考试。医学综合笔试采取标准化考试方式，执业医师考试时间为两天，分四个单元；执业助理医师考试时间为一天，分两个单元，每单元均为两个半小时。临床执业（含助理）医师资格考试分为基础科目、专业科目和公共科目三个部分。中医、中西医结合执业（含助理）医师资格考试分为中医基础科目、中医临床医学科目、西医和综合科目三个部分。

③推荐理由：医师资格考试是医师行业的准入资格考试，要想从事医师工作的大学生都必须获得专业资格证书。随着国家医药卫生体制改革的不断深化，为实现党的十八大提出"开展爱国卫生运动，促进人民身心健康"目标，需要更多的专业卫生人才投身到救死扶伤，治病救人的队伍中来，因此从事医师行业有着越来越广阔的发展前景。

（5）护士

①简介：护士执业资格考试是国家统一组织的从事护士工作的资格考试。护理专业分为初级（含士级、师级）和中级（含护理学、内科护理、外科护理、妇产科护理、儿科护理、社区护理六个专业）。

②考试内容：考试科目设置初级、中级。初级护士资格考试设置基础知识、相关专业知识、专业知识和专业实践能力四个科目。初级护士考试需在两天内完成四个科目的考试。

③推荐理由：随着社会经济的发展和全面建设小康社会目标的逐步实现，广大人民群众对健康和卫生服务的需求越来越高。同时，科学技术的进步和医疗卫生服务改革的不断深入，对护理人才的数量、质量和结构都提出了更高的要求，因而高层次护理专业人才就业前景看好。根据卫生部的统计，到 2015 年，我国的护士数量将增加到 232.3 万人，平均年净增加 11.5 万人，这为学习护理专业的毕业生提供了广阔的就业空间。

（6）全国计算机等级考试

①简介：全国计算机等级考试（National Computer Rank Examination，NCRE），是经原国家教育委员会（现教育部）批准，由教育部考试中心主办，面向社会开考，用于考查应试人员计算机应用知识与技能的全国性计算机水平考试体系。

②考试内容：NCRE 采用全国统一命题、统一考试的形式。一级各科全部采用上机考试；二级、三级各科均采用笔试和上机操作考试相结合的形式；四级目前采用笔试考试，上机考试暂未开考（上机考核要求在笔试中体现）；计算机职业英语采用笔试形式（含听力）。

③推荐理由：计算机等级考试具有较高的权威性，往往被一些 IT（information technology）单位作为聘用人员的硬性条件之一，该证书也是外地学生进上海、天津所需证书之一。

第二节 现代职业的素质要求

在现实生活中，素质是与大学生就业一样被大家耳熟能详。谈到解决大学生就业问题，首先想到的治本之策是提高大学生的综合素质。某毕业生跟踪调查显示，从毕业生感知用人单位需求的角度来看，被调查毕业生认为，在应聘中用人单位最看重应届毕业生的能力和素质。这从一个侧面说明，提高劳动者素质对一个人的职业发展具有重要的作用。

职业素质是劳动者在一定的生理和心理条件的基础上，通过教育、劳动实践和自我修养等途径而形成和发展起来的、在职业活动中发挥作用的一种基本品质。

一、职业素质的基本特性

职业素质是劳动者对社会职业了解与适应能力的一种综合体现，主要表现在职业兴趣、职业能力和职业个性等方面，总体来说，具有五个基本特性。

1. **职业性** 不同的职业，对职业素质的要求是不同的。李素丽的职业素质始终是与她作为一名优秀的售票员联系在一起的，正如她自己所说："如果我能把十米车厢、三尺票台当成为人民服务的岗位，实实在在为社会做出贡献，就能在服务中融入真情，为社会增添一份美好。即便有时自己有点烦心事，只要一上车，一见到乘客，就不烦了。"

2. **稳定性** 一个人的职业素质是在长期执业时间中日积月累形成的，它一旦形成，便产生相对的稳定性。如教师，经过三年五载的教学生涯逐渐形成了怎样备课、怎样讲课、怎样热爱自己的学生、怎样为人师表等一系列教师职业素质，并保持相对稳定。当然，随着教师继续学习、工作和环境的变化，这种素质还可继续提高。

3. **内在性** 职业从业人员在长期的职业活动中，经过自己学习、认识和亲身体验，便会形成一种自觉，知道怎样做是对的、怎样做是不对的。这种有意识内化、积淀和升华的心理品质，就是职业素质的内在性。

4. **整体性** 一个从业人员的职业素质与他的整体素质有关。职业素质不仅指思想政治素质、职业道德素质，还包括科学文化素质、专业技能素质，甚至包括身体心理素质，如果只具备其中的一些素质，就不能说这个人整体素质好，因此职业素质具有整体性。

5. 发展性　一个人的素质是通过教育、自身社会实践和社会影响逐步形成的，它具有相对性和稳定性。但是社会发展不断对人们提出新的要求，人们为了更好地适应、满足、促进社会发展的需要，总是不断地提高自己的素质。从这个角度上说，素质还具有发展性。

二、现代职业人的素质

工作中我们经常会用"很职业"来赞美一个人，经验丰富的职场人士常常感慨有时"职业化"比"专业化"更重要。这里"很职业"与"职业化"都是对现代职业人素质的描述。究竟现代职业人需要具备哪些素质？怎么样才称得上职业化，却是见仁见智。

1. 现代职业人具备的素质　从人力资源管理者的角度看，现代职业人应具备六个方面的素质：以实用为导向的职业知识、以专业为导向的职业技能、以价值为导向的职业观念、以敬业为导向的职业态度、以结果为导向的职业思维以及以生存为导向的职业心理素质。具体体现在以下 13 个方面。

（1）职业形象　包括职业着装、商务礼仪等，简要概括为举止得体、仪表大方、谈吐温文尔雅。

（2）时间观念　守时，具体体现在遵守上班时间、会议时间、与外公司的人约定的时间和完成工作时限等。

（3）有效沟通　懂得面对不同的沟通对象选择合适的沟通方式，并懂得沟通的基本要素：表述、倾听、反馈。

（4）角色清晰　能对自己的职业角色有明确的认知，行为表现符合角色期望。

（5）注重原则　处理事情有原则性，不感情用事。

（6）团队合作　能够在团队中找到适合自己的角色定位，与其他成员一起为团队发展做出自己最大的贡献，实现团队的目标。

（7）全局观念　考虑问题比较周全，不局限于个人或本部门利益。

（8）成本意识　为了公司利益，做事考虑工作效率和降低成本。

（9）心理素质　面对工作中的挫折、差距、失败、否定，能够自我调整，并保持良好的心态。

（10）职业技能　具有完成所承担工作所需的相应技能，体现出很强的专业性。

（11）适应能力　能够迅速适应环境和变化，不断创新和提高自己。

（12）职业道德　具有良好的职业道德，正直诚信，维护职业形象与职业声誉。

（13）工作与生活　能妥善处理工作与生活的平衡。

2. 职业的评判依据　一般意义上，我们说一个人比较职业，通常以五个方面作为判断依据。

（1）健康的现代职业意识和职业观念　凡事知道应该往哪个方向走，思路清晰，不怨天尤人，不迷失方向，不走冤枉路，从观念上彻底解决职业生涯的方向问题。

（2）良好的职业道德　勤奋工作、业务熟练，忠于职守、爱岗敬业，诚实守信、公平公正，顾全大局、勇于让步，自觉控制成本、注重企业效益，做事认真专注，懂得责任比职责更重要，有职业信誉。

（3）**完备的现代职业礼仪**　能充分尊重他人和顾客，仪表优雅、大方，行为举止规范，谈吐健康得体，能清晰地展现职业身份。

（4）**现代职业精神**　乐观、向上、自信，追求卓越；勇于开拓、创新，突破自我；胜不骄，败不馁，能从失败中汲取教训，有职业责任感。

（5）**与岗位相适应的现代职业能力**　善于与他人沟通，能知晓并控制自己的情绪，能够自律，善于推销自我和人际交往，懂得换位思维和赞扬他人，善于收集信息，并进行科学有效的管理，不断提升自己。

一般说来，劳动者能否顺利就业并取得成就，很大程度上取决于个人的职业素质，职业素质越高的人，获得成功的机会就越多。对于在校大学生来说，努力提高职业素质在职业发展过程中就显得尤为重要。

第三节　医学生的职业素质与专业技能

医学职业是一种特殊职业，其特殊性不仅表现在它的服务对象是有生命、有思想、具有社会性的人，而且表现在它所从事的活动或工作可谓"健康所系、性命攸关"，因此，该行业要求从业者应有较高的综合素质。作为医科大学生，应及早关注医学职业所应具有的素质，以及如何培养训练，有意识地、自觉自愿地、始终如一地按照该标准锤炼自己，以便将来能够胜任这样一个光荣而艰巨的工作，完成岗位和历史所赋予的重任。

一、医学生应具备的职业素质

1. 职业道德　医生的职业道德是医生与服务对象、医生（护士）之间、医生与医院、医生与社会之间关系的行为规范的总和。古人云："医无德者，不堪为医。"毛泽东主席题词"救死扶伤，实行革命的人道主义"，体现了社会主义医务工作者职业道德的基本原则。医务人员的职业道德一般包括八个方面。

（1）**忠于职守，尽职尽责**　医务人员应把自己的全部身心投入到医学事业中去。把挽救患者生命、解除患者痛苦、促进人群健康、发展医学科学为己任，尽一切可能履行其职责与义务，始终对人民的健康高度负责，责任心是从医者必备的条件。

（2）**精益求精，严谨求实**　好的医务人员应具备高尚的医德和精湛的医术。精湛的医术源于严谨求实、精益求精的工作作风。医学活动是一项高风险、强脑力、强体力的劳动，其行为效果或结果直接关系到患者的健康与生命，其要求医务人员必须刻苦钻研业务，对待工作一丝不苟，尽可能多地掌握相关学科的知识，做到博学强识。

（3）**廉洁奉公，不图名利**　医务人员不应以医疗作为牟取私利的手段，这是医务人员基本的行为准则。对于患者的馈赠，应婉言谢绝，把为患者解除痛苦作为天职。

（4）**尊重患者，一视同仁**　尊重患者是指医务人员对患者的权益、人格的尊重与关心，做到平等待人。尊重患者主要表现在尊重患者的生命价值、尊重患者的人格和尊重患者的权利三个方面；一视同仁，指无论患者的地位高低，权力大小，容貌美丑，关系亲疏，经济状况好坏，是工人、农民、干部还是知识分子，是城里人还是乡下人，都一视同仁，平等对待。对于患者的正当愿望、合理要求都应予以尊重，在力所能及的情况下，尽量予以满足。作为患者，他们的就医权是同等的，都有获得医务人员检查、诊断、处理的权利，都有获得关心和爱护的权利。

（5）言语谨慎，保守秘密　在医疗实践中，医务人员的语言修养十分重要。文明礼貌、和蔼可亲、善解人意的语言与语调，犹如春风温暖着患者的心，使其有如在家的感觉，这对治疗十分有利。相反，恶劣的态度、简单生硬的语言，甚至充满刺激的恶语势必影响患者情绪，伤害医患关系，使患者产生或增加对医务人员的不信任感，在诊疗过程中，医务人员应出言谨慎，避免对患者及家属造成伤害。保守秘密是医务人员的职业道德，也是医务人员必须具备的专业素质。患者将自己的身心疾苦无保留地告知医务人员，前提是充分信任医务人员，医务人员有责任为其保密。

（6）举止端庄，文明礼貌　在医疗实践中，患者最先感受到的是医务人员的言语、举止、风度等外在表现。医务人员的言谈举止直接影响着患者对其的信任和治疗的信心，因此医务人员在接触患者时，应注意语言修养，选择适当的称呼、声调、语言，筛选适宜的交谈方式和内容，适时、适度地与患者交流；应尊重患者的习惯与习俗，尊重患者的人格与宗教信仰；与异性接触时，尤其注意自己的言行。

（7）团结协作，共同进步　团结协作是医务人员所必备的医德素质。医务人员应互助、谦让、严于律己，宽以待人，互相学习，团结一致完成任务，许多医疗过程需要团结协作，需要医护人员的密切配合，团结协作需要摒除门户之见，应尊重同行，勇于创新。

（8）富有爱心与同情心　在医患关系中，尤其在信息占有方面，患者处于劣势，人在健康乃至生命受到威胁时较平时更需要关心、爱护和帮助。对此，医务人员应站在患者的角度考虑问题，要有同情心和强烈的爱心，时刻将患者的痛苦和生死挂记在心，全心全意地为患者服务。

2. 科学素质　科学素质主要是指业务素质，或称专业素质，包括执著的科学精神和工作态度与习惯、扎实的专业知识，以及综合的、全面的临床实际工作能力等。其中自我设计与发展能力尤为重要。

具体包括三个方面。

（1）观察敏锐　敏锐的观察力是及时、有效地收集病史，以及进行体检、诊断、治疗的基础，也是调整治疗方案的基础。在接触患者的过程中，应善于从患者的精神、神气、气味、声调、面色、情绪等捕获有用信息。

（2）良好的记忆　诊疗过程离不开记忆。良好的记忆是病史采集、诊断、鉴别诊断、疗法选择（特别是药物选择）等工作的条件。医学是一门"精确度"极高的科学，需要掌握的信息不仅庞大，而且要精确，否则，无法具体应用于实际。

（3）善于思考　日常医疗工作时时处处需要不断地做出分析和综合判断，不断地进行演绎推理、归纳和总结。一方面从既往的类似病例中找出共性的东西,此所谓临床积累的一个侧面;另一方面,由于同一种疾病在不同年龄与性别、不同个体、不同阶段表现不同,即临床上没有完全一样的病例,因而医务人员应善于归纳和总结。

3. 文化素质　文化素质亦称文化修养,它是以专业领域以外的一切人文科学知识、自然科学知识为基础,通过情感作用于人的精神世界,最终内化为精神深处的一种内在品质。医学的服务对象是人,医务人员应具有强烈的人文情感,诊疗服务更加关注心理、社会因素,服务更需要人性化。要体现"以人为本"的整体服务,医务人员就必须具有广博的知识、合理的知识结构和深厚的文化底蕴。

4. 身心素质　身心素质包括身体素质和心理素质两方面。身体素质是一切素质的载体,心理素质对从医者来说尤其重要,作为为他人谋求健康的医务人员,其自身必须是一个身心健康的人,否则不仅不能胜任工作,还可能带来严重的不良后果。

医疗工作是高强度(脑力和体力两方面)、高度紧张、压力很大的工作,没有健全的体魄、健康的心理素质是难以承受的。良好的心理素质包括坚强的意志力、稳定的情绪、良好的个性品质、较强的人际交往能力等。医务人员之所以需要具有良好的心理素质,一方面是因为工作的特殊性,另一方面是科学迅猛发展、现代社会高节奏所带来的巨大精神压力。前者更为突出,因为医务人员所面对的是来自各个不同社会阶层、各种文化背景以及不同性别、年龄、职业等患者,即医务人员的服务对象不仅"构成复杂",而且多处于"病态"或"失衡状态",或"应激状态"(身或心)。此种情况要求医务人员能够有较强的心理承受能力、良好的心理素质以及较高的个人修养。只有这样,才会体谅病人的痛苦,容忍一些过激言行,甚至无理的指责和谩骂,以专业人员特有的胸怀包容一切,理智地处理各种可能发生的情况,为患者服务。

二、医学生应具备的专业技能

在职业之旅中,当我们进行自我探索、职业探索,并通过这些探索找到或初步确定了自己的职业支点之后,下一步的工作就是集中精力发展自己的特长,提高自身的专业技能。

1. 专业技能的内涵　专业技能是指从事某一职业的专业知识应用能力,通常需要通过专业教育才能获得。获取的途径包括学校的课程学习和专业实践、社会培训和资格认证。专业技能是一个人成功实现职业化的必备条件。

2. 专业技能的内容　医学生毕业后大多从事卫生行业或与卫生相关行业的工作。由于卫生行业门类很广,涵盖不同的专业和职业,因此各专业技能的要求和侧重点不尽相同。

(1) 医生　医生的基本职能是"治病救人",即看病、诊断、决定治疗方案、主导治疗过程,直至医治好患者。作为医生,在专业理论方面,必须具备扎实的学科基础和专业知识,掌握医学基本理论知识:如生物、化学、生化、医用物理、解剖、生理、组织胚胎、病理、病生理、微生物等;掌握临床医学理论知识:如内科学、外科学、妇产科学、儿科学、眼科学、耳鼻咽喉科学、口腔科学、皮肤科学、神经病学、精神病学、传染病学等；以及诊断学、医学影像学、核医学等。在临床实践能力方面，应熟练掌握病历书写和分析、体格检查、基本操作技术、辅助检查结果分析、临床判断和诊断能力等。

（2）护士 护理的主要目的是促进健康，预防疾病，照顾不同年龄的患者（包括精神病患者和残疾人）。作为护士，在专业理论知识方面应掌握基础医学和临床医学知识，临床各科常见病、多发病诊治基本知识，常见病和急危重症的病情判断、护理干预、预防保健和康复的知识等；掌握与护理相关的药学、检验学、预防医学、康复医学等知识，如常用药物的使用方法、用药观察、配伍禁忌的知识，临床常用化验、检查的正常值，不同人群的健康保健知识等；掌握护理学基本理论知识、急危重症护理的基本原则等；掌握专科护理知识。在专业技术方面，应掌握基础护理操作技术、护理体格检查技术、急救技术、危重护理技术、专科护理和专门监测操作技术、整体护理技术等。

（3）药剂人员 现代医院药学工作的目标是"提供负责的药物治疗"，主要工作已由传统的药品供应转变为药品供应和"直接面向临床的药学技术服务"。医院药师的工作主要为三个方面：药品后勤保障、调剂制剂和临床药学服务。作为药剂人员，在专业知识方面，必须掌握药剂学、药理学、药物分析、药物化学、调剂学等方面的专业基础知识，还要熟悉临床医学、诊断学、分子生物学、药物治疗学、流行病学等医学综合知识，以了解、分析患者的发病病因、病史、病情、诊治和用药。

（4）医学检验人员 医学检验人员主要分布在医药检验科或临床检验中心，或在非医疗机构的检测中心或化验中心。检验人员应掌握本专业所有检验项目的基本原理、实验操作步骤、实际操作注意事项，能正确分析检验结果；同时检验知识丰富，具有熟练的检验专业实践和操作能力，具有较强的仪器分析、应用化学、物理、生物工程、数理统计、计算机应用等基础，熟悉技术应用、质量管理、实验室认证、计算机网络、仪器维护保养等，具有临床检验和卫生检验的基本能力。此外，检验人员还应掌握生物化学、分子生物学、免疫学、病学、细胞学等基础医学的基本理论，了解常见病、多发病诊治的基础知识，了解疾病的基本医疗药物及其对检验项目的影响。

（5）卫生监督人员 卫生监督人员应具有医学、生命科学、食品、化学等相关专业本科以上学历，并且通过卫生监督人员资格考试，经国家有关部门选拔录用。卫生监督人员岗位主要在卫生监督所（中心）、卫生监督检验机构和疾病预防控制中心（防疫站），卫生监督员除了要掌握相关的医学、药学、卫生学等知识，能够运用公共卫生、流行病学等专业的基本理论、技术和方法，认真做好卫生评价和管理工作外，还必须具备法学知识，熟练掌握和运用法律法规，做到知法、用法和宣传法律知识。

（6）卫生管理人员 卫生行业管理人员主要分布于卫生部、卫生局、疾病预防控制中心和各级医院等卫生行政部门和医疗机构中，是指主要从事计划、组织、控制、协调和指挥活动的人员。卫生管理人员需具备医学科学、管理学知识。医学科学知识包括基础医学知识、临床医学知识、公共卫生学知识、卫生法学、卫生经济学、卫生政策学、医院管理学等；管理学知识包括管理学原理、行政管理学、管理心理学、管理运筹学、组织行为学、公共关系学等；专业管理知识包括财务管理、人力资源管理、工程管理、物流管理、行政管理、现代信息技术应用等。

3. 医学生如何提高专业技能 医学生作为未来的医务工作者，义不容辞地要承担救死扶伤的使命。在校期间应努力学习，努力掌握专业技能。

（1）树立自主学习的理念 自主学习是指一种能动的学习，医学生应主动适应其学习环境，改变被动应试的学习而转为自主学习。根据教学计划和医学专业的学科特点，确定学习目标，广泛涉猎相关知识，构建合理的知识结构，养成自主学习和独立思考的习惯。

（2）注意理论与实践的结合 亚里士多德说："靠书本知识成不了医生，医学著作仅仅为医学知识的传授提供了手段和方便，对拥有医疗技术的人是有用的，但对未受过医学训练的人并无用处，真正的医学教育在医疗实践。"作为医学生，必须在平时实验操作和临床工作中珍惜每一次机会，多动手，多动脑，做到眼勤、手勤、腿勤、口勤、脑勤，并结合遇到的问题去复习理论知识，以取得更好的学习效果。就实习来说，眼勤是指勤于观察，深入细致观察患者，注意患者的活动、表情、语言和心理。手勤是指重视体格检查，如心脏的视、触、叩、听，对基本操作技能如切开、打结、缝合技巧等反复实践，提高动手能力。腿勤是指提前半小时进病房，勤到病房巡视，了解患者病情。口勤是指勤学好问，要勤问病史和病情变化情况，发现病情变化要勤请示，及时向老师汇报，寻找解决方法。脑勤是指抓住时机，培养自己的动脑能力，勤于思考，在观察中分析比较，结合病例多设疑问，联系在学校学过的理论知识，探究疾病的本质，做到既知其然又知其所以然。

【经典小故事】

南丁格尔之爱

南丁格尔从小善良，她家乡有一种鼠，其他孩子都想方设法去打这种鼠，只有她每天去对这些鼠说："你好吗？"然后给它们吃的。时间一长，那些鼠一看到她就跑到她的身边要吃的。她有一种与生俱来的照顾人的情节，也就是现在心理学上的"南丁格尔情节"。有一次，她看到花被摘了，就小心翼翼地像照顾病人一般为花进行包扎。一只小麻雀死了，她便写了一首悼念诗：可怜的小山雀/你为何死去/你头上的皇冠/是那样美丽/但是/现在/你却躺在那里/对我不理不睬/不闻不问。

这个小故事对你有何启发？你认为南丁格尔有什么样的精神和品质？作为当代的医学生、南丁格尔的继承人，我们是幸福的。有这样伟大的先驱，有这样伟大的爱，我们就有了明亮的指路灯，我们就有了前进的方向。对待病人、对待护理，不在乎名利，不在乎世俗，用大爱去关怀每一个人；南丁格尔的精神和品质是："用真诚、无私的爱给予每一个需要我们关怀的人或物。"这也是医学生所应具备的思想道德素质。

【教学案例】

实习医生日记之四种人

在医院里，我们会遇到形形色色的人，与人交往是我们步入临床工作的必修课，下面就谈谈这 4 种人。

1. 病人 前辈有云：病人是医生的上帝，为医者，一切为了病人。这真的绝非空谈，要真正成为一名良医，这是一辈子需要践行的。可能有时工作忙起来，我们会嫌这个病人"烦"，那个病人"作"。但要知道，病人能甘心做你的病人，就是对你莫大的信任。他的苦恼，你不解决谁解决？

2. 上级医生 在医院里，每个医生履行职责时，都是在上级医生的监督和指导下完成的。即便是现在的"大主任"，他也是从小医生成长起来的。上级医生是老师，是你可以值得依赖的人。他们的严厉与宽厚，皆是因为他们对你、对医学事业的传承者寄予了厚望；他们的博学与品行，值得我们后辈之人为楷模，不断努力。

3. 进修医生 在大型附属医院每日晨间查房时，可以看见这样一群人，他们操着各方口音，年龄参差不齐，却总是在认真地问着或埋头记着些什么……他们是进修医师，来自祖国的天南地北。他们抛开家庭，孜孜求学，唯一目的就是为了提高学术；他们有的已具有高级职称，但在我们这却甘为住院医生。进修医生们不容易啊！

4. 护士小姐 一直觉得护士小姐比我辈医生们"凶"很多，也许是小医生的缘故吧，被护士小姐呼来唤去的，心中难免会产生不快。不过，与护士搞好关系可是必要的哦。

要尊重护士，千万不要看不起护士。别认为自己学历高，她们文化水平低。这种看法其实是很不对的。很多护士，特别是高年资的护士，她们的经验比你丰富得多。要体谅护士的辛苦，见到护士也应该叫"老师"。如果她们让你帮忙，你又有空的话，就尽量去帮她们。

医护和睦相处，凝聚一心，才能使工作事半功倍！

点评：本文是一个实习生的日记，通过日记，可以了解实习生实习期间的大致经历、做得最多的工作和接触最多的人。日记写得真实、生动，有自我对工作本身的思考和分析，可让我们大致了解医生需要具备的素质，以及医际沟通、医患沟通与医疗工作本身的重要性。

【本章知识点】

1. 职业要素。
2. 职业资格。
3. 职业素质的基本特征。
4. 现代职业人的素质。
5. 医疗卫生行业人员的职业素质。

【思考与练习】

1. 谈谈现代职业人的职业理念、道德、礼仪、精神、能力等标志性素质对你合理安排大学生活有什么启发？

2. 结合当前医务从业者的组织环境和社会环境的特点，谈谈医学生职业素质的独特性。

第七章　职业信息的寻找

　　一般人总是等待着机会从天而降，而不想努力工作来创造这种机会。当一个人梦想着如何去挣五万镑钱时，一百个人却干脆梦着五万镑就掉在他们眼前。

　　　　　　　　　　　　　　　　　　　　　　　　　　　　　　米尔恩

　　面对当今纷繁复杂，瞬息万变的信息时代，谁能够以最快捷的方式拥有最广泛、最准确、最有效的信息，谁就掌握了成功的最大机遇，毕业生的求职择业也莫过如此，积极主动地通过各种渠道去获取大量的求职择业信息的人，就能把握选择的主动权和占有回旋的余地，就能抓住最佳的就业机会，然而面对大量千变万化甚至是鱼目混珠的就业信息，有相当部分的毕业生感到茫然无措，要么陷入"盲目"，四方奔走，耗费大量的时间、精力和财力；要么陷入"盲从"，人云亦云，没有主见；或者走极端，寻找"捷径"，结果上当受骗等。这说明，毕业生面对求职择业的信息有两方面的问题，一个是如何获取信息，另一个是如何遴选有效信息。

第一节　医药卫生行业的职业需求

　　医药类卫生单位，包括卫生系统内的政府主管部门，医疗、公共卫生等事业单位，医药生产和流通企业，以及有关的高校和科研院所等。以上是目前医药类毕业生就业的主要方向，从需求方的角度探讨近年来医疗卫生单位对医药类人才的需求和变化情况，有利于毕业生更好地了解用人的需求。

一、政府主管医药相关部门的职业需求

　　政府主管医药相关部门是指国内的各级卫生行政机构，包括卫生部、各级政府部门的卫生厅、局等。若要成为在各级卫生行政机构的工作人员要通过国家或地方的公务员考试，并经过政审、公示等一系列程序才能被录用入职。除了一般政府公务员所必需的思想道德素质、法律知识、经济与行政管理知识和组织协调能力、沟通交往能力、理解执行力、创新力等能力外，还必须具有专门的医学或药学知识和技能，卫生系统的公务员招录基本保持在稳定水平，但公务员招录开始越来越倾向于具有一定管理和实践经验的基层人员，因此应届毕业生的公务员之路可能越来越窄。

二、医疗卫生单位的职业需求

医疗卫生单位主要包括各级各类医院（含综合性医院、中医医院和专科医院）、疗养院、卫生院（含乡镇卫生院）、门诊部（所）、社区卫生服务中心（站）、村卫生室、妇幼保健院（所/站）、专科疾病预防院（所/站）等。以医院为例，岗位设置主要包括卫生技术人员、行政管理人员和工勤人员。根据有关文件规定，卫生技术人员比例一般应达到70%～72%，其他管理人员和工勤人员的比例为28%～30%。卫生技术人员主要包括医疗人员、技术人员、护理人员、医技人员、药剂人员等。

1. 临床医师　临床医师，包括执业医师和执业助理医师，是指依法取得执业医师资格或执业助理医师资格，经注册在医疗、预防和保健机构中执业的专业医务工作者。根据卫生部的统计，截至2011年，全国各级卫生机构中共有执业医师202万，其中在城市医疗单位工作的有110万，农村92万。每千人口执业医师数1.49，其中城市每千人口执业医师数2.8，农村每千人口执业医师数0.95，虽然我国的注册医师从总量上达到世界平均水平，但地区分布非常不均匀。随着我国社会经济水平的发展和人民生活水平的提高，卫生医疗的需求持续增长，对临床医师的需求量将保持一定的高水平，但学历需求的趋势将以研究生及以上学历者为主，地理分布需求上更多倾向于中西部地区和基层地区。

2. 护理人员　主要包括护士或护师，分布于各级医疗卫生服务机构，包括医院、疗养院、卫生院、社区卫生服务中心、妇幼保健院等。根据《中华人民共和国护士管理办法》，从事护理专业技术人员必须按规定取得《中华人民共和国护士执业证书》并经注册。我国护理人员的增长速度是跨越式的，1949年，全国注册护士仅有3万多，到了2011年达到224.4万多，每千人口中注册护士数为1.66，与注册医师的数量相比，医护比为1:0.91，在农村地区则是1:0.74。与其他国家和地区相比，我国注册的护士数量不容乐观。亚洲平均医护比为1:2.019，英国、泰国、德国、日本，以及我国香港地区的医护比都超过1:4，芬兰、挪威、加拿大等国家的医护比甚至超过1:6。护理人员的需求量较大，求职空间较广阔。而护理人员的学历要求也在逐步提升，本科或以上学历的护士更受青睐。在性别上，重症监护室、手术室、骨外科等医院科室逐步增加对男护士的需求。

3. 医技人员　医技人员是指医院内从事医疗技术服务的人员，为医院的临床、科研、教学和服务提供重要支撑。医技人员构成大致分为四类：①为临床提供诊断依据为主的科室，包括临床检验科、生化科、微生物科、病理科、核医学科。②既能为临床提供诊断，又能对一些疾病独立进行治疗的科室，如放射诊断科。③为临床提供治疗手段为主的科室，如康复科、理疗科、针灸科、放疗科、激光科、营养室等。④为临床提供医疗特殊保障为主的科室，如消耗供应室、血库、医疗食品设备检修中心等。新兴学科的出现和高精尖仪器设备的更新，对医技科室的要求越来越高，也要求医技人员既要具备扎实的医学专业知识，更要熟悉物理、化学、生物等相关知识。

4. 药剂人员　在医院内，药剂人员主要指药师或临床药师，需要通过国家执业药师资格考试，职能包括后勤保障、调剂制剂、临床药学服务等。医院药剂科（药剂部）是负责医院药剂工作的重要职能部门，主要承担临床用药、药品管理、药品监督、保障用药安全有效等职能。根据卫生部的统计，截至 2011 年年底，全国共有药师（士）36.4 万人。随着医疗体制的改革和医院的发展，医院药学的管理和服务职能也在不断调整和深化。商务部、发改委、财政部、人社部、卫计委、食品药品监督管理总局等六部门联合发布的《关于落实 2014 年度医改重点任务提升药品流通服务水平和效率工作的通知》（以下称《通知》），正式提出"采取多种方式推进医药分开"。尽管"医药分家"是未来医改的重要方向之一，但医院的药品保障供应将长期存在，并且面临着社会药房的激烈竞争。医院的药学服务工作将转向以患者为中心的药学服务模式，药师将利用自己的专业知识和工具，向社会公众（包括医护人员、病人及家属、其他关心用药的群体）提供与药物使用相关的各类服务。医院制剂也是今后大型医院药学服务发展的方向，根据《中华人民共和国药品管理法》《中华人民共和国医疗机构药事管理暂行办法》和《中华人民共和国医疗机构制剂配制质量管理规范》的规定，医院可以根据临床需要制备市场上没有供应的药剂品种。此外，执业药师在医院的推进工作也将加大力度。医院药学的发展与临床服务的关联度将更加密切，服务水平将更加专业化和个性化，但目前医院药剂人员的数量和学历水平尚不能满足临床药学工作的需要。

三、专业公共卫生机构的职业需求

专业公共卫生机构承担着该地区的公共卫生服务工作，包括疾病预防控制中心、卫生监督机构、急救中心（站）、采供血机构等；承担对重大疾病（包括传染病）的预治、监控；对食品、药品、公共卫生的监管，以及相关健康教育、卫生宣传、免疫接种等。

公共卫生服务工作一直是各国政府高度重视、重点支持和大力投入的。在我国，特别是像 2003 年 SARS 后，公共卫生服务工作更是得到了重视、推动和发展。2013 年原卫生部部长陈竺在全国卫生工作会议上的工作报告中指出："将人均基本公共卫生服务经费补助标准提高到 30 元。"为进一步规范国家基本公共卫生服务项目管理，卫生部《国家基本公共卫生服务规范（2011 年版）》包括 11 项内容，即城乡居民健康档案管理、健康教育、预防接种、0～6 岁儿童健康管理、孕产妇健康管理、老年人健康管理、高血压患者健康管理、2 型糖尿病患者健康管理、重性精神疾病患者管理、传染病及突发公共卫生事件报告和处理，以及卫生监督协管服务规范。

目前，公共卫生机构中工作人员学历层次偏低，以疾病预防控制中心为例，2011年全国疾病预防控制中心大专以下工作人员占 73.00%～3.00%。今后对人才需求层次上会逐渐提高，更多倾向本科及以上学历。

四、医药企业的职业需求

医药企业包括医药生产企业和药品经营企业，除传统的医药产品生产销售外，正逐渐向保健食品、母婴产品、环保产业等方面拓展。

除医药相关人才需求外，还急需以下几类人员。

1. 营销人员 由于医药市场的不断加大，以及医药企业新产品的投入，医药经营人才需求持续加大，目前行业缺口最大的是医药销售代表一职，同时医药企业对销售人员的要求更趋精英化与专业化。

2. 研发技术人员 在研发领域，由于医药行业的发展趋势，以及外资企业本土化的进行，使得医药研发技术人员呈现出热捧趋势。

3. 高级管理人员 有良好的职业操守、具备专业知识、有很多的行业背景经历，能够在变幻莫测的环境中懂得不断学习他人的成功经验，并运用到企业中的人才是众多企业争抢的目标。

五、高等院校和科研院所的职业需求

医学类毕业生进入高等院校和科研院所可以从事教学工作、科研工作、教学科研辅助工作、管理工作及其他工勤工作等。高等院校和科研院所因单位编制的限制，以及自身发展的需要，需求基本保持平稳，每年新增人数一般不多，在人才招聘上，对素质需求一般倾向于高学历（博士或博士后）、海外学习工作经历、科研能力（包括科研成果和科研团队）等，特别是教学和科研人员岗位要求尤为突出，硕士及以下学历的毕业生基本无需求。

第二节 医学生寻求职业信息的技巧、途径与选择分析

不管就业形势如何、政策如何变化，只有及早做好职业信息的收集，及早了解职业环境并作出相应对策，才能使自己的就业游刃有余。

一、信息收集的技巧

信息的收集力求做到"早、广、实、准"。

1. "早" 信息收集要早准备，早着手，收集到的信息要早处理，及时跟进不断更新，掌握择业的主动权。

2. "广" 一是收集的信息渠道要广，要了解各个方面不同层次的信息；二是收集信息的视野要广，不能只收集自己预先设定的与目标相关的就业信息，而放弃或忽视其他相关信息，避免因信息不准确求职失误。

3. "实" "实"是指收集信息要具体、真实。对于就业市场和用人单位的信息掌握得越多、越具体，越利于获得成功，如单位的性质、周边环境、企业文化、发展前景、用人制度、招聘岗位要求等，并通过各种途径核实信息的真实性。

4. "准" "准"就是要做到准确无误。了解用人单位需求岗位的学历、专业、外语水平、技能、有无特殊要求等，评估自身条件是否相符，存在的差距。此外，还要注意信息是否在有效期内，是否会有政策的变动。

做到"早、广、实、准"，就能将收集到的信息为己所用，不会过多浪费人力、物

力、财力，造成不必要的损失，也能提升职业抉择的成功性。

二、信息收集的途径

获取信息的途径多种多样，根据关注度、个人喜好、经济能力、社会背景获取信息的渠道也有一定的差异，一般来说，大致可归为五类。

1. 学校就业指导机构及老师　目前高校均设有就业指导主管部门，如学生处、就业指导中心、招生就业处等，学校这些相关部门和老师会针对性的向各专业不同用人单位发布当年的生源情况，与用人单位进行交流沟通获取大量适合职业信息。常年与用人单位建立的友好关系让老师们的推荐十分有力度，成功概率高。应该说，学校就业机构及老师提供的信息针对性强，可信度高，是毕业生职业信息来源的重要渠道。

2. 各地就业指导机构　为推进毕业生的就业工作，各省、市、县一般都设立了为毕业生服务的就业机构，并且收集整理当地各类就业信息并向社会公布，这里出来的信息具有地域性，需求层次广，专业、学历、年龄等要求是面向社会各类应聘者，不仅限于大学生，其提供的信息可靠但针对性不如高校就业指导机构强，对待这类信息应结合自身特点筛选处理。

3. 教学实习单位　教学实习单位是学生进入社会前的"磨合期"的重要场所，也是参加工作的预演，教学实习单位一般医疗规模、水平具备相当实力，在同类单位中属于较高级别，从这些单位获取的信息可能是市场上对人才的一个较高要求水平，学生对照这样的条件努力，今后选择的空间和范围较大。另外，后期实习过程一方面让用人单位了解学生，另一方面也让学生对社会工作有更感性的认识。来自实习单位的信息，与专业结合程度高，是成功概率较高的信息，在实习单位表现好的学生往往具有极强的竞争力，应高度重视。

4. 亲朋好友等社会关系　学生的亲朋好友社会交往广泛，社会经验丰富，并且对学生的学历、能力、个性等方面有一定的了解，在信息提供方面与自身情况结合度高，丰富的人脉体系可提高信息供应的可靠性，同时个人匹配与针对性也较强。此外，利用人脉网络也有助于学生及早被推荐，同时又有智囊团帮忙分析把脉，有助其提升成功概率。可积极动员家长、亲戚和朋友一起了解职业信息，寻找就业机会，这是一个非常有效的途径。

5. 传播媒介　传播媒介包括广播、电视、网络、报纸、杂志等。许多政府机关、评估机构、用人单位通过这些途径公布大量信息，如部门分析数据、人才需求状况、行业前景等，不仅传播速度快，而且涉及面广、及时。传播媒介是一种巨大的、多方位的信息源。其优点在于可以从中了解想要的信息。

（1）**政府网站或政府主办的网站**　人力资源与社会保障部、教育部、各行业管理部门及其下属机构的官方网，如人力资源与社会保障部网站（http：//www. mohrss. gov. cn）、中华人民共和国教育部网站（http：//www. moe. edu. cn）、全国大学生就业公共服务立体化平台（http：//www. ncs. org. cn）、中国卫生人才网（ht-tp：//www. 21wecan. com）。

（2）学校就业指导中心网站　学校就业指导中心是学校为学生提供就业服务的专门机构，集中了大量针对本校毕业生的就业信息。

（3）各用人单位主页　用人单位主页，尤其是企业的门户网站，通常是发布本单位岗位需求最重要的渠道。

（4）就业相关的中介机构及其信息网络平台　由于就业中介机构的专业性与专门性，其提供的职业信息量大，也比较全面，所以是重要的信息来源，如中国企业人才网（http：//www.job100.com）、中华英才网（http：//www.chinahr.com）、智联招聘网（http：//www.zhaopin.com）、前程无忧网（http：//www.51job.com）。

三、职业选择分析

浩如烟海的职业信息及其发布平台，让人不知从何处入手，作为在校的大学生怎样利用这些职业信息至关重要。

1. 职业选择理论　帕森斯的特质因素论最早由美国波士顿大学的帕森斯教授提出，这是用于职业选择与职业指导的最经典的理论之一。1909 年，帕森斯在其所著的《职业选择》一书中，明确提出了职业选择的三大要素。

（1）自我了解　性格、成就、兴趣、价值观和人格特质等。在选择职业时，首先应认识自我。认识自我就是对自己的兴趣、气质、性格、能力、身心素质、知识结构、家庭文化背景等进行全面、客观的评价，从而确定自己所适合的职业范围。

（2）获得有关职业的知识　信息的类型（职业的描述、工作条件、薪水等）、职业分类系统、职业所要求的特质和因素。了解职业就是要分析职业内容、职业活动特点、职业环境、职业地位及经济收入等有关情况，从而找出欲从事的某种职业对从业者素质的具体要求。

（3）整合有关自我与职业世界的知识　根据对自身的评价和对职业的分析，确定自己适合从事的职业范围。这样选择职业可增加求职的针对性，减少盲目性。

人职匹配的类型共有两种，条件匹配和特长匹配。

①条件匹配：即所需专门技术和专业知识的职业与掌握该种特殊技能和专业知识的择业者相匹配。

②特长匹配：即某些职业需要具有一定的特长，如具有敏感、易动感情、不守常规、有独创性、个性强、理想主义等人格特性的人，宜于从事美的、自我情感表达的艺术创作类型的职业。

帕森斯的理论强调，在做出职业选择之前首先要评估个人的能力，因为个人选择职业的关键就在于个人的特质与特定行业的要求是否相配；其次要进行职业调查，即强调对工作进行分析，包括研究工作情形、参观工作场所、与工作人员进行交谈；最后要以人职匹配作为职业指导的最终目标。帕森斯认为，只有这样，人才能适应工作，并且使个人和社会同时得益，这样选择职业可增加求职的针对性，减少盲目性。需要指出的是，决定人们选择何种职业的因素是极为复杂的，加上人又有较强的可塑性，所以选择职业还要考虑社会环境、社会心理、就业政策等因素。

从某种意义上讲，选择职业就是选择人生，就是选择自己的未来。一个人生活的好坏、社会地位的高低，以及对社会贡献的大小，很大程度上是由他所从事的职业及其在职业岗位上的贡献决定的。为什么有的人本该在事业上获得成功，却事与愿违，这并不完全是因为能力不够，主要在于选择了不适合发挥自身特长的职业；那些事业有成的人，并不一定比他人更聪明，关键在于他们找到了适合自己特点的职业。合适的职业使其个人才能得到充分发挥，为其带来了无限的创造机会，从而带来了事业的成功。职业活动中的创造，体现了一个人一生中最主要的创造，人们在职业生活中体验到的幸福含义最深刻，生命力最持久。职业选择是决定一个人社会地位、经济收入乃至生活方式的重要因素。

帕森斯的特质因素论，作为职业选择的经典性理论至今仍然有效，并对职业生涯规划和职业心理学的发展具有重要的指导意义。

2. 职业选择的基本原则

(1) *尊重个人兴趣的原则*　兴趣是最好的老师，是最好的动力，也是成功之母。无数事实证明，兴趣与职业相结合，可以铸就一个人辉煌的职业生涯。调查表明，兴趣与成功的概率有着明显的正相关性，从心理学角度讲，只有对某项职业有兴趣，才能从内心激发对该项事物强烈的求知欲和探索欲望，才能积极总结经验，摸索规律，从而在职业上有所突破。因此，在设计自己的职业生涯时，一定要考虑自己的兴趣，择己所爱，选择自己喜欢的职业。

(2) *发挥个人素质优势的原则*　不同的职业对从业者的要求不同，任何职业都要求从业者掌握一定的技能，具备一定的能力条件。就个体而言，个人的个性特点、工作能力倾向均有较大的差异，因而选择职业时只有扬其长，避其短，选择有利于发挥自己特长的职业，才能利于今后在职业岗位上顺利地、出色地完成本职工作。

(3) *符合社会需求的原则*　社会在不断地发展变化，社会的需求也在相应地改变。择业过程应考虑市场的现实需要，考虑特定的历史条件和社会发展，不能一味地追求"自我设计"。在选择职业时，需要了解社会的当前需求，以及今后社会的变化发展，应当充分了解国内外经济形势的发展情况，从长远分析社会需求。

(4) *主动出击、分清主次的原则*　是指大学毕业生在职业选择中不能消极等待，应主动出击，积极参与，否则容易错失良机。在就业过程中，摆在毕业生面前的选择是多方面的，比如单位性质、工作地点、工作条件、生活待遇、使用意图、发展方向等诸多方面，不可能样样遂人心愿，重要的是择业过程中怎样权衡利弊，分清主次。

(5) *选择专业对口的原则*　专业对口指的是求职者已具有的专业知识、技能、经验与所从事的工作、职业有直接的关系。从教育学的角度看，专业是职业的前奏，大学生首先应当进行专业学习，毕业后尽可能进入社会从事与专业相符的职业。尽管当今社会不再择一职而终，但必须承认，一般而言，在选择学习专业之初，其实已基本限定了今后的职业方向，专业对口只是相对而言，在择业过程中，要做到完全对口是比较困难的，只有据己所长，才能增强自身的岗位胜任力，更好地适应岗位。

(6) *着眼长远、面向未来的原则*　毕业生选择职业时，不能只看眼前利益，不看企业发展前景；不能只看暂时困难，不看企业未来；不能只图生活安逸，不顾事业的追求等。青年是社会主义现代化建设的生力军和突击队，是祖国的未来，肩负着光荣的历史使命，所以选择职业时要站得高，看得远，放开视野，理清思路，把自己的命运紧紧与祖国的命运联系在一起，找到自己的最佳位置，牢牢把握职业选择的主动权。建设有中国特色的社会主义这一伟大事业呼唤着千百万人才，而大学毕业生只有在改革开放的伟大事业中才能铸造成祖国栋梁之材。

3. 对职业选择分析的注意事项

（1）对职业信息的关注要由近及远　大学生正处于职业生涯的探索期，理应多关注职业世界中的各种信息。但是由于时间、精力及个人发展方向不同，对于职业信息的关注也必须有选择重点，一般来说，按照人们的认知习惯，与自己原有知识结构相关性、相融性比较好的信息容易引起人们的关注，并且这样的信息更容易整合到人们的认知结构中去。就在校大学生来说，对职业信息的关注也要从与自己相关性较大的信息源开始，逐步向外扩展，渐渐丰富自己的职业信息。比如，医学生可以以自己目前所学的专业为中心，从选择与自己专业相关性比较强的卫生行业管理部门网站、卫生行业的人才中介网站或人力资源网站、综合性中介网站的中医药卫生板块等信息途径开始，逐步扩大关注范围。

（2）对职业信息的关注要从大处着眼　从与学生交流的情况看，在校大学生由于感知到就业压力很大，刚进大学校门或更早就开始关注一些招聘网站发布的职业信息，但发现各个岗位的要求都很高，几乎没有适合自己的岗位，自此产生悲观、抑郁的情绪，有的甚至产生了严重的厌学、弃学心理。这一方面与学生本人的个性和心理特征有关，另一方面也与学生认知职业世界不得法有关。大学四年，说是弹指一挥间，其实也是很长的一段时期，足以让一个高中生成长为一名合格的大学毕业生。在大学期间，要主动关注与职业相关的信息，并且要从大处着眼，要关注国家的人才战略、关注国家对于相关人才的培养政策、关注高等教育中的一些热点问题、关注行业发展中的前沿与热点问题，把这些"大"的信息与自己的成长、成才结合起来，指导自己的职业发展。

（3）对职业信息的关注要适时从小处着手　在校大学生要结合自己的专业学习、职业兴趣、个性特征等情况，尽早确立适合自己的职业发展方向，适时聚焦自己的关注点。要有意识地关注自己想从事的职业，详细了解该职业的相关信息，明确该职业对从业者的相关要求，寻找目标职业对从业者的要求与自身条件之间的差距，并主动去缩小这种差距。也就是说，在校大学生不仅要全面提高素质，还要以就业为导向有针对性地开展学习和实践活动。

4. 通过生涯人物访谈进行职业感官体验　生涯人物访谈可以直观感受生涯人物的工作环境、工作状态、工作成就等，有助于职业信息的立体分析。找一位自己想了解的职业领域资深的或至少工作 3 年以上的人员，与他讨论他的工作，通过这样的交流，验证以前通过各种途径收集的信息是否正确，及时分析自身的情况与视野内的职业的匹配情况。与生涯人物的访谈可以了解到当事人的感受，这也是非常宝贵的信息。访谈内容可以考虑以下方面。

①工作性质、任务或内容。

②工作环境、就业地点。

③所需教育、培训或经验。

④所需个人的资格、技巧和能力。

⑤收入或薪资范围、福利。

⑥工作时间和生活形态。

⑦相关职业和就业机会。

⑧组织文化和规范。

⑨未来展望。

【经典小故事】

向确定目标迈进

小林，某药厂药品研发部的骨干人员，每每聊起自己当年的选择，她常常感到十分庆幸。

8 年前，小林从药学专业毕业。在校期间，她曾多次被评为三好学生，连年获得奖学金。为了能找个好工作，在校期间她便开始收集职业信息，有政府公务员、医院药剂科工作人员、药厂研发人员、药品企业客户经理等岗位。在做出目标定位前，她仔细分析自身情况，考虑到自己性格比较内向，人际交往能力不够强，语言表达能力一般，但学习成绩好，喜欢钻研，热爱药学专业等现实情况，便思考放弃公务员考试和药企客户经理岗位的应聘，在医院药剂科工作人员和药厂研发人员之间进行选择。为此，她还特意采访了几位在这四类岗位工作的人，这对她的帮助非常大。最后，她放弃了公务员考试和药企客户经理岗位而选择了药厂研发人员。由于研发的需要，她有机会到医院和药企体验生活，经过比较，她庆幸自己的选择是对的，前期的努力让她选择了最适合自己的职业。

小林的择业故事给我们的启示是，不管就业形势如何、政策如何变化，及早做好职业信息的收集，及早了解职业环境从而做出相应对策，才能选择好适合自己的职业。

【教学案例】

设计部新职员到岗

老板：万分欢迎，没有你，我们的公司肯定大不一样！

职员：如果工作太累，搞不好我会辞职的。

老板：放心，我不会让这样的事情发生的！

职员：我双休日可以休息吗？

老板：当然了！这是底线！

职员：平时会天天加班到凌晨吗？

老板：不可能，谁告诉你的？

职员：有餐费补贴吗？

老板：还用说吗，绝对比同行都高！

职员：有没有工作猝死的风险？

老板：不会！你怎么会有这种念头？

职员：公司会定期组织旅游吗？

老板：这是我们的明文规定！

职员：那我需要准时上班吗？

老板：不，看情况吧。

职员：工资呢？会准时发吗？

老板：一向如此！

职员：事情全是新员工做吗？

老板：怎么可能，你上头还有很多资深同事！

职员：如果领导职位有空缺，我可以参与竞争吗？

老板：毫无疑问，这是我们公司赖以生存的机制！

职员：你不会是在骗我吧？（倒着读看看）

点评：求职面试是个敏感的过程，很容易因为一些细小的不足，便被 HR 挑刺扣分。求职者没有向用人单位证明自己的实力，就贸然开口提要求，这种做法很难让 HR 接受。而 HR 不能接受的后果，往往是你被 out 出局。

【本章知识点】

1. 医学生寻求职业信息的技巧。

2. 获取职业信息的途径。

3. 职业选择分析。

【思考与练习】

1. 寻找职业信息的途径。

2. 根据本章内容，结合你的专业，谈谈你应主动关注哪些与职业相关的信息？相应的途径有哪些？

第三篇　启发自我智慧

开篇的话

德国哲学家莱布尼茨曾经说过："凡物莫不相异。""天地间没有两片完全相同的树叶。"意思是说，树上的叶子好像都一样，但仔细一比较，却是形态各异，各有特殊性。推而及之，世界上也没有两个完全相同的人，即使是同一个人，在不同时期的外在形象特征和内在修养亦不同。就职业能力而言，认识自己、启发自我、挖掘潜能，才能有针对性地明确自己的职业发展方向，科学进行职业生涯规划，并成功做到人职匹配，事业发展。每个人都有智慧的生命，每个人也都有着不同的智慧和生命的独立体，成就职业理想、满足自我实现的需要，都要从启发自我智慧开始。

本篇旨在帮助医学生围绕自我认知，探讨动机、价值观、性格、智商、情商和兴趣对从事职业的影响，掌握自我认知的具体方法，为职业规划和职业发展奠定基础。

第八章　医学生的自我探索

一个人，即使驾着的是一只脆弱的小舟，但只要舵掌握在他的手中，他就不会任凭波涛的摆布，而有选择方向的主见。

歌德

第一节　认识自己

苏霍姆林斯基说："自我教育从自我认识开始。"当一个人先从自己的内心开始奋斗，他就是个有价值的人。

一、自我认知的重要基础作用

1. 自我认知的含义 自我认知是个人对自己的洞察和理解，包括自我观察和自我评价。自我观察是指对自己的感知、思维和意向等方面的觉察；自我评价是指对自己的想法、期望、行为及人格特征的判断与评估，这是自我调节的重要条件。

大学时代是自我认知形成的黄金时期，对医学生的工作、生活及价值实现都具有决定性的意义。从内容上讲，主要包括认识自己的地位、作用、能力和使命这四个既相互区别、又相互联系的方面。

2. 自我认知的发展过程 自我认知是一个相当漫长的过程，从大脑的记忆力开始直到记忆力的消失，都是一个不断发展的过程。意识的形成是来源于个体对外界环境刺激经由记忆和思想的反映。因此，在形成记忆之前的个体是不会有自我意识的。记忆是一切思想的基础。自我认知是个人在思想之上的对于环境的反应。当一个人的记忆和思想达到一定程度后，个体的自我意识会更加强烈，如我存在、我占有、我需要等思想就会不断地经过思维和想象力加强个体对自我的认知，直到个体有机生命体的结束。

大学生自我认知的过程也是一个互动的过程。面对诱发事件，大学生自我的认知会对自身状态和周围人群以及自己所处的客观环境进行判断和评价，从而对于周围环境相处的融洽程度得出自己的惯性结论，这个结论会导致自身的情绪反应，进而强化已有的判断和评价。

3. 正确自我认知的重要性 自我认知是自我意识的认知成分，也是自我认识的首要成分，是自我调节控制的心理基础。大学阶段是自我意识完善的重要时期，在这一时期，他们开始摸索着建立并逐渐完善自己的人生观、价值观。因此，必然存在许多突出问题。这主要是由于各种主观和客观的因素使大学生在自我意识完善过程中，有时不能客观地认识和评价自我，出现自我认知偏差，甚至造成自我认知障碍。自我认知的不完善，就会进一步造成大学生不能正确的认识世界和改造世界。一份《大学生心理健康调查研究》显示，有 45.65% 的大学生认为自己自卑，缺乏自信心。其原因主要与理想自我过高、过分追求完美、丧失优越感有关。

成功的前提是对自己有清楚的认识。一个敢于剖析自己的人常常会赢得人们的尊重并取得成功。所以，对自我认识的错误不仅影响大学生在校时的学习和生活，也影响他们今后的择业和事业发展。合格的大学生应该能正确地认识自我、发展自我，进而实现自我。

大学生正处在形成人生观、价值观的重要时期，能否形成正确的自我认知至关重要。因此，在日常生活中要学会日三省己身，敢于剖析自己、否定和肯定自己，在不断完善自己的过程中形成正确的自我认知和价值体系。

二、自我认知的理论与测量

1. 现代认知理论 现代认知理论认为，个体对来自外界的信息经过编码、存储、提取和输出等加工过程，在头脑中形成了各种不同的观念。这些观念在刺激和行为间起中介作用，它既能引起行为，又能改变行为。

美国心理学家 Jone 和 Hary 提出关于自我认识的窗口理论，被称为乔韩窗口理论。认为人对自己的认识是一个不断探索的过程。因为每个人的自我都有四部分：公开的自我，盲目的自我，秘密的自我和未知的自我。通过与他人分享秘密的自我，通过他人的反馈减少盲目的自我，人对自己的了解就会更多更客观。

2. 自我认识的途径　自我认识既包括对自己的身体条件、心理特征、行为能力等的认识，也包括对他们如何看待自己的期望。人们在认识自我的过程中，会出现三个层次的"自我"：我心目中的"自我"、他人心目中的"自我"和真实的"自我"。一般采用的自我认知方法包括以下几点。

（1）**从自己的行为推断自己**　人们常通过分析自己做事的方法、成败得失等认识自我。

（2）**通过社会比较推断自我**　他人是反映自我的镜子。与他人交往是个人获得自我认识的重要来源。

（3）**通过自我意识来推断自我**　一般情况下，我们可以通过反省自己来了解自我。通过回顾自己的经历，对自己的想法、期望、品德、行为等进行理性思考，然后认真地描述和判断自己的特点。

（4）**运用各种测量工具来认识自我**　常用的测量工具有卡特尔 16 因素人格测验、生活特性问卷、动机测验、气质类型测量、性格类型测量、情绪心理测量、自信心测量等。进行心理测量时，要认真阅读指导语，实事求是地填写有关内容，尽量得出准确客观的结论。

（5）**通过专家咨询认识自我**　到咨询机构或就业指导中心请专业人员进行咨询是一种有效而快捷的方式。

需要注意的是，在实践的鉴别中，对自我的认识要尽量地客观、全面、辩证、灵活，从个人兴趣爱好、思维方式特点、毅力的恒久性、已有的知识结构、献身精神与果敢等多方面进行全面的考察和测试，才能对做出科学的自我评价提供有益的帮助。

三、医学生的职业兴趣

谁找到了自己最感兴趣的职业，谁就等于踏上了通向成功的道路。获得诺贝尔物理奖的华人丁肇中说过："兴趣比天才重要。"个人的职业兴趣特点与职业环境所要求的职业类型相匹配，可以促进人的职业定向和职业选择，激发人的探索与创造欲望、增强人的职业适应性和稳定性。医学专业与其他专业相比有其特殊性，医生的职业与人类生命健康休戚相关，人–职匹配在该领域显得尤为重要。

1. 职业兴趣　兴趣是一个人的大脑有关部位由于已形成特殊的暂时神经联系，因而特别易于感受某类事物的刺激，并且特别易于在这类事物的刺激作用之下，形成最优越的兴奋中心的倾向。职业兴趣就是个人对某种类型职业和与其相关的活动、学习科目等的喜好。人们在选择职业时，需要知道自己对哪类工作感兴趣并能满足个人的意愿，只有将能力和兴趣结合起来考虑，才更有可能取得对职业的适应和成功。对个人来说，他从事有兴趣的工作，就会更加努力，而有努力就会有成绩。

2. 职业兴趣在职业活动中的重要作用

（1）职业兴趣是职业生涯选择的重要依据　职业兴趣是一种强大的精神力量，是人对所从事的职业活动，具有创造性态度和产生创造性行为的重要条件。它可以使人集中精力去获得自己所喜欢的职业知识，启迪智慧并创造性地开展工作。促使个体在长期的职业生涯中，充分调动和发挥职业潜能，通过创造性的劳动和不懈努力取得职业生涯的成功。

（2）职业兴趣可以提升职业力　凡古今中外著名的科学家、创作家之所以能对人类做出贡献，无不是由于他们的创造兴趣和对事业的责任感相结合而凝成的强大力量，推动他们不懈地努力而取得职业生涯的成功。因此，当一个人对某种职业发生兴趣时，就能发挥整个身心的积极性；能积极地感知和关注该职业的知识、动态，并且积极思考，大胆探索；能情绪高涨、想象丰富；能增强记忆效果，增强克服困难的意志。反之，"强按牛头不喝水"，是不会取得良好效果的，当然也就很难在该职业上发挥个人的优势、做出突出贡献。

（3）职业兴趣是保证职业稳定、成功的重要因素　香港著名实业家李嘉诚说过："对创业者自身成就事业至关重要的是培养自己对所从事职业的浓厚兴趣。"对某一职业有浓厚的兴趣，是智力开发的"孵化器"，也是工作动力的主要源泉之一。在其他条件相似的情况下，从事自己感兴趣的职业不但让个体自身感到满意，而且能够让工作单位感到满意，并由此实现工作的长期性和稳定性。

（4）职业兴趣可提高人的工作效率　一个人对某一工作有兴趣时，枯燥的工作会变得丰富多彩、趣味无穷。职业兴趣使工作不再是负担，而是一种享受。它可以调动身心的全部精力，以敏锐的观察力、高度集中的注意力、深刻的思维和丰富的想象投入工作，从而有助于工作效率的提高。据研究，如果一个人对某一工作有兴趣，能发挥他全部才能的80%～90%，并长时间保持高效率工作不感到疲倦。而对工作没有兴趣的人，只能发挥其全部才能的20%～30%，也容易筋疲力尽。

3. 职业兴趣的特点

（1）倾向性　职业兴趣的倾向性指个体对什么职业发生兴趣。人与人在职业兴趣上差别很大，有人喜欢稳定性的职业，有人喜欢高风险的职业，有人喜欢与人打交道的职业，有人喜欢与物打交道的职业。

（2）广博性　职业兴趣的广博性又称为职业兴趣的广度。其含义是指个体职业兴趣的范围大小。在职业兴趣的广度问题上，人与人之间的差异也是很大的。有的人对各行各业都有兴趣，而有的人除了与自己学习工作有关的活动外，对其他事物没有什么兴趣。

（3）持久性　职业兴趣的持久性是指职业兴趣稳定的程度。人们对于某一职业的兴趣，可能比较稳定，也可能变化无常。稳定的职业兴趣对于个体的学习和生活都有重要意义。

（4）效能性　职业兴趣的效能性指兴趣具有推动活动的力量。根据职业兴趣的效能水平一般可以分为积极兴趣和消极兴趣。积极兴趣能够推动个体工作和学习，使工作和学习得以深入，而消极兴趣不能产生实际效果，仅仅是一种意向而已。

4. 职业兴趣的分类 人类的职业兴趣是多种多样的，可以从不同的角度，依据不同的标准来进行划分。如根据职业兴趣的内容，可以将其分为物质兴趣和精神兴趣；根据职业兴趣所指向的目标，可以将其分为直接兴趣和间接兴趣。

职业兴趣不仅影响医学生对专业知识的学习，还影响其就业和对待职业的态度。虽然医学生在考入大学时就把自己的就业意愿固定在从事医学事业上，但是医学是一门多分支的学科，其专业特点和从事的职业方向各不相同。特别是当今与医学相关的职业越来越多样化，医学生除了当医生外，还可以做医疗保险、药品营销等。因此，医学生应尽早地了解自身所属的人格特质，发现自己的兴趣、能力和优势，结合自己的性格、特长，并以专业兴趣为基础，全方位考虑，最终做出良好的职业选择。

第二节 需求管理

一、需求的概念与种类

1. 需求与职业需求

（1）**需求** 需求是指人们在欲望驱动下的一种有条件的、可行的，又是最优的选择，这种选择使欲望达到有限的最大满足，即人们总是选择能负担的最佳物品。它能够激发人去行动，并使人朝着一定的方向去追求，以求得到自身更大的满足。

（2）**职业需求** 职业需求是指一个人对某种职业的渴求和欲望。这种渴求和欲望，成为一个人职业行为的积极源泉。任何一个正常人的任何行为，都是由动机支配的，而动机又是由需求引起的。同样的道理，人们的职业行为也是在一定的职业动机的策划下，为了达到某一个职业目标发生的。

自从出现了社会分工，就出现了职业需求。原始的职业需求，实际上只是一个人的一种简单的生存需要。随着社会的发展，职业不断分化和产生，不断赋予职业需求以新的内容。职业是多种多样的，人们对职业的需求也不尽相同。

2. 职业需求的种类 根据职业需求的发生过程，主要有三种相对应的需求。

（1）**自然性职业需求与社会性职业需求** 自然性职业需求是为了谋求那些保持或维持自己的生命以及延续后代的条件而从事一定的职业的要求，这种自然性职业需求是人类生存的基本需求。

任何人都不是独立于社会之外的，其职业行为或职业活动都不是也不可能是一种孤立的存在。所以人们在自然性职业需要之外，在自己的社会职业活动中形成的对人类文化的渴求，对政治的渴求以及对人们之间交往活动的渴求，就是一种社会性职业需求。自从有人类社会以来，人们所处的社会生活制度和经济地位不同，这种社会性需求也就不尽相同。

一个人如果只满足了自然性职业需求，而社会性职业需要得不到满足，虽然其生命不会因此受到损害，但却可能产生一种不舒服、不愉快的感觉。物质意义上的幸福生活仅仅是一个指标；而真正内心感到安全和对于政权的认可，则来自于信仰。民无信不立，一个人如果没有了信仰，没有了社会性职业需求，成了自然性职业需求的奴隶，那么，他的内心会崩溃和涣散。

（2）物质性职业需求与精神性职业需求　物质性职业需求表现为对职业活动中物质方面的渴求，包括衣食住行等诸多方面，是人们最基本的、最重要的欲求，也是其他一切需求的基础。精神性职业需求则是一个人在职业活动中对精神文化方面的渴求，如掌握知识、对美的享受、创造的欲望等。再如，职业活动促进了同事、朋友之间的感情交流，使人们看到了自己的力量和智慧，这将使你的精神更加愉悦。

（3）合理的职业需求与不合理的职业需求　合理的职业需求与不合理的职业需求，主要是根据职业需求的可能性来区别的。

合理的需求也可分为当时（或当年）能满足的和一时不能满足或相当一段时间内难以满足的需求。能满足的需求可以变成现实，一时间或相当长一段时间不能满足的，只要是合理的、有希望实现的，均可以创造条件，努力争取实现。

不合理的职业需求可分为不正当的需求和不现实的需求两种。不正当的需求是不在应有的职业需求范围内或是这个职业不可能实现的。尽管他人拥有，但对于这个职业而言却是不必要或不应该有的，那就应该舍弃这种欲念，不要让它成为择业的障碍。不现实的需求是职业欲望不合时宜，或者这个职业欲望在相当长一段时间内无法实现。即使它是合理的，却根本无法实现。这种不现实的职业欲望应通过提高认识，尽快放弃，否则会成为求职中的障碍。

人们的职业需求是复杂多样的，现实中不是每一个人的所有职业需求都能变成现实。有的需求经过努力可以实现，有的需求无论你怎样努力也是实现不了的。另外，人的职业需求是随着社会生产力的发展而发展，随着社会职业结构的变化而变化的。每一个求职人员都应该对自己的职业需求有一个客观的、合理的、科学的分析，保持合理的职业需求，舍弃不合理的职业需求，只有这样才能够找寻到一个适合自己的职业。

二、职业需求的明确与选择

1. 明确职业需求　一般职业中的需求有利他主义、审美主义、智力刺激、成就动机、自主独立、社会地位、权力控制、经济报酬、社会交往、安全稳定、轻松舒适、人际关系和追求新意等需求。

2. 职业选择　职业选择是个人对于自己就业方向和工作岗位类别的比较、挑选和确定，是一种人生的决策。在人的一生中有许许多多的选择，职业的选择在人生道路上占据着重要的地位。一个人生活的好坏、地位的高低以及对社会贡献的大小，在很大程度上由他所从事的职业及其在职业岗位上的表现决定的。要正确选择职业，必须遵循三个原则。

（1）社会需要原则　社会需要原则是指一个人在选择职业岗位时，应把社会需要作为出发点和归宿，以社会对个人的要求为准绳认识和解决择业问题，进而决定自己的职业岗位。每个人的意愿不仅仅取决于个人本身，更主要取决于他们所处的社会生活条件。

（2）发挥特长原则　特长是指一个人区别于他人的特殊才能，包括生理特长、心理特长和专业特长。如果选择了与自身的特长相吻合的职业，不仅有利于胜任工作，而且为职业成就的取得创造了条件。发挥特长原则与社会需要原则并不矛盾，发挥特长是满足社会需要，为社会做贡献的最有效途径。

（3）可行性原则　选择职业只考虑社会需要和发挥个人特长还不够，还要考虑就业政策、职业岗位、竞争程度、地理环境、职业信息、个人的生理条件、信念与毅力等主客观条件，进行综合分析，反复比较，才能使选择的职业目标和实现目标的步骤、途径和方法均是切实可行的。

第三节　自我需求与社会需求的契合

一、卫生行业从业人员的职业性格特点

1. 职业性格特点与分类　职业性格是指人们在长期特定的职业生活中所形成的与职业相联系的、稳定的心理特征。如有的人对待工作一丝不苟，踏实认真；在待人处事中表现出高度的原则性、果断、负责；在对待自己的态度上谦虚、自信，严于律己等，所有这些特征的总和就是他的职业性格。

人的性格千差万别，或热情外向，或羞怯内向，或沉着冷静，或火爆急躁。职业心理学的研究表明，不同的职业有不同的性格要求。虽然每个人的性格都不能百分之百地适合某项职业，但却可以根据自己的职业倾向来培养、发展相应的职业性格。

医疗卫生行业是一项服务性、实践性很强的行业，它要求医务人员的诊疗、护理行为要对患者有利，不仅有利于病人体质的恢复，而且有利于其精神愉悦。医学生是我国医疗卫生事业发展的中坚力量，他们的素质关系着医疗队伍的素质，关系着人民群众的生命和健康。进入医学领域的学生性格千差万别，什么样的个性特征都有。随着他们对各个专业了解的深入，他们倾向于根据自己性格选择适合的专业。如外向型性格的医学生，倾向于选择外科，内向型性格的医学生，倾向于选择内科、辅助诊断类专业。再如，喜好交际的学生，倾向于选择儿科等专业，男生倾向于选择外科，女生倾向于选择内科和儿科等。

当然，性格与专业选择之间，并不是必然关系，有很多时候，医学生所选择的专业，又反过来影响了其性格。比如内向性格的学生选择了外科专业，经过长期的训练和影响，很可能改变过去优柔寡断、沉默内敛的性格，变得当机立断、富有自信。

2. 医学生具备的基本性格特征

（1）敏感性　无论是问诊还是手术，都要求医学生细心观察，仔细分析，对患者的一言一行、任何细微的症状都要保持高度的敏感。敏感性高的人善于抓住各种微小的

信息，善于及时对各种信息进行分类处理，便于他们及时地做出判断、确定诊疗方案、采取诊疗措施。

（2）处事冷静 遇到意外突发事件，头脑清醒，保持稳定的情绪，避免急躁心理，是医学生应具备的基本性格特征之一。如手术中遇到突发情况，有的学生常手忙脚乱、手足无措，这都是不够冷静的表现。医生的慌乱和不冷静会延误治疗时机，造成无法挽回的后果。

（3）同情心 作为一名医务工作者，同情心是最基本的素质。如果连同情心都不具备，何以担起救死扶伤的神圣职责？富有同情心，对减少医患矛盾有重要影响，患者能感受到医生的爱心、耐心，会更加信赖医生，反之，则容易滋生矛盾。

二、知己知彼方能百战百胜

"知己知彼，百战百胜"。所谓"知己"就是自我认识与自我了解。"知彼"就是熟悉自己的专业及职业环境。

1. 医学教育的特点 高等医学教育除了遵循高等教育的一般规律外，还因医科的特殊性，有其自身的教育特点。

（1）厚基础与长周期 医学是生命科学，分科细、课程多、总学时多，因此医学教育是高等教育中的"精英教育"，厚基础且注重终身学习。

（2）实践性与经验性 医学的对象是人，生命个体存在着极大的差异性，只有通过大量的实践来认识其正常与异常的现象，所以医学生必须理论与实践并重。

（3）社会性与公益性 医学绝不是单纯在医院和学校的临床医学，还对基层生产单位和生活社区的医疗、康复、预防、保健负有重要责任。

2. 医学职业生涯的特殊性

（1）长期性 医药卫生人才的培养非一朝一夕所能完成，更不可能一蹴而就，而是一项长期性的工作。表现在：①医学教育学制的趋长性。医学作为生命科学的一部分，分科越来越细、知识量大，由此形成医学教育课程多、课时量大、学制长等特点。我国卫生部和教育部 2001 年 7 月联合颁布的《中国医学教育改革和发展纲要》也明确提出高等医学教育在坚持现有学制的基础上，逐步扩大长学制教育。而医学教育是精英教育，一名医学临床工作者的成长道路是漫长的。②从业后成长的周期长。医务工作者除应掌握扎实的医学基础理论和系统的基本知识外，还须兼备丰富的专业医疗工作经验和熟练的医疗操作技术，才能解决复杂疑难的重大医疗技术问题并开展科研。医务工作者成长过程大概需要十年甚至几十年的时间。③技术知识更新快，需终身学习。新时期医务工作者不但应具有扎实的医学专业知识、良好的外语水平，而且还要有一定的人文、社会科学知识，才能适应现代医学的生物－心理－社会模式。

（2）艰巨性 医学技术不同于其他技术，表现在：①专业性强。医学是一门专业性很强的学科，就是医学内部的不同学科也有很大不同。由于任何医疗行为都关系到人的生命安全，注定了医务工作是一项专业性强、难度高的职业。②风险性大。虽然现代医学发展突飞猛进，但未攻克的难题仍然很多，加之存在个体差异，医生不可能在短暂的诊疗中全面了解病情，很多诊断与治疗方法都是具有探索性的，所以治疗过程中难免有无法预料或不能防范的不良后果。即使同一疾病在不同的患者身上也可能有不同的诊治结果，作为承担拯救生命重任的医务工作者，他们从开始从事医疗工作的第一天起，就承担了不可预知结果的风险。③职业劳动具有复杂性。疾病的发生、发展，每个人对疾病的态度与其社会环境、地位、性格特征、经济文化水平等息息相关。同年龄、甚至一母同胞的人，由于社会地位、生活环境不同，即便患同样的疾病，也可能表现出不尽相同的症状体征。④职业劳动强度性高。医务工作者除了要进行具体的诊断、治疗等工作外，还需要花费大量时间书写医疗实践记录和与患者及家属交流沟通，有的还承担理论讲课和实践带教任务。此外，由于医疗过程的连续性和应急的工作性质，医务工作者必须经常超负荷工作，工作时间较长且工作时间不固定，学习休息时间少。

（3）人文性 医学是认识人类生命活动规律、保护和加强人类健康、预防和治疗疾病的科学体系和知识活动。一方面，医学是一个科学系统，具有显著的自然科学性质；另一方面，它关乎人的生命、健康，直接影响社会的生活方式和质量，是包容人类社会多种价值观的综合体。它渗透人文与科技、道德生活与商业运作、世俗关注与终极关怀的各个层面。

就医学本质而言，它是以人、人的生命、人的健康为服务对象，以"向善"为基本原则，以"治病救人，实行革命的人道主义"为根本宗旨，其本质为人性化的医疗，是对人的尊重，对人的关怀，对生命和健康的珍爱，是奠基于人文、科学、哲学的学问。

3. 医疗卫生行业发展趋势 随着我国国民经济持续快速发展和居民生活水平的不断提高，人们对健康的需求也越来越大，医疗市场迅速扩展。同时，随着医疗体制改革的深入，尤其是医疗服务产业化和公立医院改制，原有医疗资源的整合和新的社会资源的进入，使得医疗卫生行业成为一个极具潜力的行业。

三、分阶段、分层次破解需求动机

选择职业的过程就是一个不断调整职业意愿使之与个人和社会实际相符合的过程。

1. 个人对职业的选择不可能脱离社会需要这个现实 我们无法选择那些社会不需要或目前不存在的职业。在我国现代化建设过程中，职业结构在不断地发生变化，不同地区经济发展水平不同。择业者必须从大局出发，服从社会需求。

2. 充分发挥职业特长 这有利于缩短职业的适应期，促进积极性的提高，增强成就感；有利于实现个人特征与职业特点的科学匹配，从而实现人才资源的合理配置；有利于个人的自尊心和自信心的增强。

3. 全面了解就业环境 有利于求职者确立自己在就业环境中的位置，可提高择业的可行性。

四、合理制订目标

目标是个人、部门或整个组织所期望实现的成果，是前进的方向，引导人们有目的地去做事。一个人要度过成功、快乐的一生，在奋斗过程中就必须有清晰的方向，定出明确的目标，然后做出有效的行为。

人生的成功可以归纳为三点：一是确定想要的到底是什么；二是清楚知道现在的行为模式能否得到它；三是找出更有效的行为模式去实现它。目标是非常重要的，更重要的是目标必须明确。如果一个人没有看到目标，他就会像在黑暗中摸索的行路人一样，漫无目的，曲折前行。

1. 目标制订的原则　目标制订需遵循 SMART－W 原则。

Specific（具体性）——目标必须是具体的，可以量化的。

Measurable（可衡量性）——目标必须是可以衡量，可以考核的。应该有一组明确的数据，作为衡量是否达成目标的依据。

Attainable（可实现性）——目标必须是可以让人接受、可以实现和执行的。设定的目标要高，有挑战性，但是又要可以实现。

Relevant（相关性）——目标必须与其他目标（主要目标）相关联。

Time－based（时间限制）——目标必须是有时间限制的。

Write（书面化）——目标一定要是书面的。

2. 目标制订的步骤　可分为六步。

第一步：认清目前的情况（起点），寻找终极人生目标。你拥有的能力、优点或天赋。你的激情（使你有冲劲去完成某些事）是什么？你以往的经历和你知道的、认识的或崇拜的人的经历有什么不同？现在的环境（家庭、学校、社会）如何？你与什么优秀的人认识或来往？他们哪些方面值得你学习？你期望自己哪些方面的需要被满足？想象下，在你的一生中，你能做出的最伟大的事情是什么？

第二步：列写人生目标清单。这一生真正想要的是什么？什么是真正想去完成的事情？什么事情如果突然发现不再有足够的时间去完成的时候，会后悔不已吗？

第三步：对人生目标分类别，如学习方面、个人发展、身体健康、专业成就、人际关系、家庭责任等。

第四步：对目标按照急、缓、轻、重进行排序。

第五步：具体目标的实现。

第六步：目标书面化，寻找目标监督者和考核者。

在选择职业过程中择业目标不能定得过高，也不能定得过低。脱离实际的高目标往往使人望而不即，容易产生挫折感。目标过低则难于激发实现职业目标的热情。因此，择业目标的确定必须适中。大学生的可塑性很大，可以结合社会需要和个人特点在广阔的职业领域里进行探索。

①根据职业适应性分析结果与所选择的职业进行比较，看是否是最适合的工作。如果不能获得自己最适合的工作，就要退而求其次，在相邻的职业领域中选择比较适合自己的职业。②根据变化的情况，适时地调整自己的职业目标，根据社会需要、环境及个人条件的变化而变化。

五、将梦想融于现实的努力

1. 规划学习 学习让我们富有才华、富有智慧，更是体现一个人的涵养与人格魅力的宝藏。医学生在校期间要规划好自己的专业学习，及时复习与巩固所学知识，利用课外时间多读些其他专业和领域的书籍，提高素质修养和专业知识。

2. 规划职业 专业技能是基础，想要立足于社会，必须将所学的知识发挥到极致，努力提升专业技能，多参加一些职业技能培训和等级考试等。

3. 规划学历 无论是专升本还是考研，医学生都要尽早规划好自己的人生方向和学历期待，并不断付诸努力。

4. 规划日常生活 多参加文体运动和社团组织的丰富生活，锻炼能力。规律起居，按时作息，保持身心健康。合理利用网络，自觉抵制其不良影响。

5. 规划人际交往 保持谦让礼敬，泰然随和，随机应变，豁达坦荡的优良作风，在各种复杂环境中成长为更优秀的自己。

6. 规划综合能力 综合能力包括职业技能、领导能力、人际交流能力、职业素养、综合能力等。不断培养各方面的品质，提高自身素质，为未来职业打下坚实基础。

六、适时适地调整动机与规划

1. 明确原因 并不是每个人都可以顺利实现自己的既定目标，究其原因可能很多，如：目标太多太杂没有优先顺序，东做一个，西做一个，结果哪个都没做好；不明确自己的目标、方法和意义；目标没有书面化，想起来了就做，想不起来就不做；没有合适的监督者和考核者；得不到别人的支持和帮助；没有定期检查、衡量目标进度；遇到困难就退缩甚至放弃，缺乏坚持到底的决心；没有明确自己的核心目标或目标不合理，不符合 SMART 原则。

2. 寻找差距 实现目标的过程就是逐步缩小差距的过程，只有理性客观地分析目前状况与实现目标所需要的知识、能力、观念等方面存在的差距，才能采取有效的行动。一般主要是寻找知识差距、心理素质差距和情绪智力差距等。

3. 扬长补短 了解自身条件、分析差距后制订详细可行的提升方案。

（1）**教育培训** 根据目标分解和能力差距，制订培训计划，如具体内容、时间、地点、方式等。

（2）**讨论交流** 通过合适合理的沟通交流，获得新知、灵感和帮助。

（3）**实践锻炼** 争取改变工作内容和方式方法，着重在原来自己比较薄弱的环节上多花工夫。

【经典小故事】

前进中的目标

一个心理学家做了这样一个实验：他组织三组人，让他们分别向着10公里以外的三个村子进发。

第一组人既不知道村庄的名字，也不知道路程有多远，只告诉他们跟着向导走就行了。刚走出两三公里，有人就开始叫苦；走到一半的时候，有人几乎愤怒了，他们抱怨为什么要走这么远，何时才能走到头，有人甚至坐在路边不愿走了；越往后，他们的情绪就越低落。

第二组人知道村庄的名字和路程有多远，但路边没有里程碑，只能凭经验来估计行程的时间和距离。走到一半的时候，大多数人想知道已经走了多远，比较有经验的人说："大概走了一半的路程。"于是，大家又簇拥着继续往前走。当走到 3/4 的时候，大家情绪开始低落，觉得疲惫不堪，而路似乎还很长。当有人说道："快到了""快到了！"大家又振作起来，加快了步伐。

第三组人不仅知道村子的名字、路程，而且公路旁每一公里都有一块里程碑，人们边走边看里程碑，每缩短一公里大家便有一小阵快乐。行进中他们用歌声和笑声消除疲劳，情绪一直很高涨，所以很快就到达了目的地。

【教学案例】

爱因斯坦的目标

爱因斯坦的一生所获得的成功是举世公认的，他被誉为 20 世纪最伟大的科学家。他之所以能够取得令人瞩目的成绩，与他一生具有明确的奋斗目标是分不开的。

爱因斯坦出生在德国一个贫苦的犹太家庭，家庭经济条件不好，加上自己小学、中学的学习成绩平平，虽然有志向科学领域进军，但他有自知之明，知道必须量力而行。他进行自我分析：自己虽然总的成绩平平，但对物理和数学有兴趣，成绩较好。自己只有在物理和数学方面确立目标才能有出路，其他方面是不及别人的。因而他读大学时选读瑞士苏黎世联邦理工学院物理学专业。

由于奋斗目标选得准确，爱因斯坦的个人潜能就得以充分发挥，他在 26 岁时就发表了科研论文《分子尺度的新测定》，以后的几年中，他又相继发表了四篇重要的科学论文，发展了普朗克的量子概念，提出光量子除有波的性状外，还具有粒子的特性，圆满地解释了光电效应，宣告狭义相对论的建立和人类对宇宙认识的重大变革，取得了前人未有的显著成就。

点评："成功的秘诀在于坚持目标"。明确而坚定的目标是赢得成功、有所作为的基本前提，因为坚定目标的意义，不仅在于面对种种挫折与困难时能百折不挠，抓住成功的契机，让梦想一步步变为现实，更重要的在于身处逆境能产生巨大的奋进激情，使自己的潜能得到最大发掘与释放。

【本章知识点】

1. 了解自我认知的重要作用。
2. 掌握自我认知的途径。
3. 了解职业需求的种类。
4. 能够分阶段分层次破解需求动机。

【思考与练习】

1. 人为什么想获得成功？什么对你是最重要的？你了解你的长处和不足吗？你有强烈的意识来客观评估你的技能和潜力吗？

2. 你能够做到持之以恒吗？你有学习计划吗？你有工作计划吗？这些计划是否如期完成？如果你有某项责任需要履行，有某件棘手的事要做，你会坚持把它做好吗？

第九章 澄清价值观

成功的意义应该是发挥了自己的所长，尽了自己的努力之后，所感到的一种无愧于心的收获之乐，而不是为了虚荣心或金钱。

罗兰

"你报考公务员了吗？"这句话已成为近几年来大学校园里最流行的话语之一。报考公务员成为许多大学生就业求职的首选。为什么会出现这种情况，许多学生给予了解答。第一，待遇。从表面看，公务员的待遇不是很高，但这是显性的。公务员的实际收入一般会超过其账面收入。第二，保障。公务员享有国家完善的社会保障。养老、医疗、住房等，大多数公务员是一进终生，除非违法违纪，很少有失去工作的可能。第三，社会地位。中国人自古就有官尊民卑的思想，一个公务员，尤其是上级机关的公务员，即使他在单位内无权无势，但到了社会上，尤其是到了基层，则会享受人们尊敬的眼光。应当承认，这种分析有一定道理，但细细看来，公务员热的原因远远不止这三点。

随着人们生活水平的提高，人们口袋越来越鼓了。那为什么有的高薪阶层明明收入很高，却月月入不敷出；有的收入平平却可让自己的财富不断增长？想让你的钱"生"钱吗？想快乐而高枕无忧地参与企业投资吗？面对越来越多的个人、家庭甚至企业的困惑，理财规划师大显身手。这些"钱袋子保姆""钱包秘书"，专业能力强，工作经验丰富，收入的不仅是佣金，还可按项目或小时收取咨询费。我国保险业、银行业等理财规划人员的年收入一般在 10 万元人民币以上。据《证券时报》报道，在过去的 6 年中，中国理财业务每年的市场增长率已经达到 18%。目前，理财规划师已成为许多年轻人眼中比较赚钱而且很有前景的热门职业。

为什么有的人热衷于报考公务员，有的人热衷理财规划师？人们在选择职业时，都考虑哪些因素？这些因素对我们选择职业又有哪些影响？在我们即将开起职业大门时，让我们一起来探索自己内心的价值观，进一步明确自己的职业目标，相信总有一份工作是你想要的。

第一节　价值观概述

一、价值观的内涵

价值观是指个人对客观事物（包括人、物、事）及对自己的行为结果的意义、作用、效果和重要性的总体评价，是对什么是好的、是应该的总看法，是推动并指引一个人采取决定和行动的原则、标准，是个性心理结构的核心因素之一。它使人的行为带有稳定的倾向性。

价值观是人用于区别好坏、分辨是非及重要性的心理倾向体系，是反映人对客观事物的是非及重要性的评价。人不同于动物，动物只能被动适应环境，人不仅能认识世界是什么、怎么样和为什么，还知道应该做什么、选择什么，发现事物对自己的意义，从而设计自己，确定并实现奋斗目标。这些都是由每个人的价值观支配的。价值观决定、调节、制约个性倾向中低层次的需要、动机、愿望等，它是人的动机和行为模式的统帅。人的价值观建立在需求的基础上，一旦确定会反过来影响人进一步的需求活动。人们对各种事物，如学习、劳动、享受、贡献、成就等，在心目中具有主次之分，对这些事物的轻重排序和好坏排序便构成了一个人的价值观体系。价值观体系是决定一个人行为及态度的基础。价值观受制于人生观和世界观，一个人的价值观是从出生开始，在家庭和社会的影响下逐渐形成的，一个人价值观的形成受其所处的社会生产方式和经济地位的影响，是决定性的，在一定程度上是不可逆的。具有不同价值观的人会产生不同的态度和行为。

由于个人的身心条件、年龄阅历、教育状况、家庭影响、兴趣爱好等方面的不同，人们对各种职业有着不同的主观评价。从社会来讲，由于社会分工的发展和生产力水平的相对落后，各种职业在劳动性质的内容上，在劳动难度和强度上，在劳动条件和待遇上，在所有制形式和稳定性等诸多问题上，都存在着差别。再加上传统的思想观念等的影响，各类职业在人们心目中的声望地位便也有好坏高低之见，这些评价都形成了人的职业价值观，并影响着人们对就业方向和具体职业岗位的选择。

价值观是一种内心尺度。它凌驾于整个人性当中，支配着人的行为、态度、观察、信念、理解等，支配着人认识世界、明白事物对自己的意义和自我了解、自我定向、自我设计等；也为人自认为正当的行为提供充足的理由。我们这里考察的职业价值观，不是看人们如何看待"职业价值"的本质，而是注重探讨人们在职业选择和职业生活中，在众多的价值取向里，优先考虑哪种价值。

价值观代表一系列基本的信念：从个人或社会的角度来看，某种具体的行为类型或存在状态比与之相反的行为类型或存在状态更可取。这个定义包含着判断的成分，这些成分反映了一个人关于正确与错误、好与坏、可取与不可取的观念。价值观包括内容和强度两种属性。内容属性告诉人们某种方式的行为或存在状态是重要的；强度属性表明其重要程度。当我们根据强度来排列一个人的价值观时，就可以获得一个人的价值系统。每个人的价值观都是一个层次，这个层次形成了每个人的价值系统。这个系统通过我们赋予自由、快乐、自尊、诚实、服从、公平等观念的相对重要性程序而形成层次。

二、价值观的基本特点

价值观具有主观性、稳定性与持久性、历史性与选择性的特点。

1. 主观性　由于每个人的先天条件和后天环境不同，人生经历也不尽相同，每个人的价值观的形成会受到不同的影响，是根据个人内心的尺度进行衡量和评价的，因此，每个人都有自己的价值观和价值观体系。在同样的客观条件下，具有不同价值观和价值观体系的人，其动机模式不同，产生的行为也不同。

2. 稳定性与持久性　价值观是人们思想认识的深层基础，它形成了人们的世界观和人生观。它是随着人们认知能力的发展，在环境、教育的影响下，逐步培养而成的。人们的价值观一旦形成，便是相对稳定的，具有持久性。比如，对某种事物的好坏总有一个看法和评价，在条件不变的情况下这种看法不会改变。

3. 历史性与选择性　在不同时代、不同社会生活环境中形成的价值观是不同的。一个人的价值观是从出生开始，在家庭和社会的影响下逐步形成的。一个人所处的社会生产方式及其所处的经济地位，对其价值观的形成有决定性的影响。当然，报刊、电视和广播等宣传的观点以及父母、老师、朋友和公众名人的观点与行为，对一个人的价值观也有不可忽视的影响。

三、价值观的基本作用

1. 价值观对动机有导向的作用　人们行为的动机受价值观的支配和制约，价值观对动机模式有重要影响，在同样的客观条件下，具有不同价值观的人，其动机模式不同，产生的行为也不相同，动机的目的方向受价值观的支配，只有那些经过价值判断被认为是可取的，才能转换为行为的动机，并以此为目标引导人们的行为。例如："诚信"的价值观，会让人坦承面对困境及对别人说明事情的真相，提升别人对其的信任度。"纪律"的价值观，会让人依规定行事，产生执行力。"关怀"的价值观，会让人关心别人，了解别人的困境，让别人有同理心。"自我"的价值观，会使人"自我中心"。不同的价值观会产生不同的行为模式，进而产生不同的社会文化。

2. 价值观反映人们的认知和需求状况　价值观是人们对客观世界及行为结果的评价和看法，因而，它从某个方面反映了人们的人生观和价值观，是一种深藏于内心的准绳，是面临抉择时的一项依据，反映了人的主观认知世界。一个人的价值观是从出生开始，在家庭和社会的影响下，逐步形成的。一个人所处的社会生产方式及其所处的经济地位，对其价值观的形成有决定性的影响。

第二节　价值观理论

一、罗克奇价值观调查表

罗克奇价值观调查表是国际上广泛使用的价值观问卷。是米尔顿·罗克奇（Milton Rokeach）于 1973 年编制的。罗克奇的价值系统理论认为，各种价值观是按一定的逻辑意义联结在一起的，它们按一定的结构层次或价值系统而存在，价值系统是沿着价值观的重要性程度的连续性而形成的层次序列。

罗克奇价值观调查表提出了两类价值系统。

1. 终级性价值观（terminal values）　指的是个人价值和社会价值，用以表示存在的理想化终极状态和结果；它是一个人希望通过一生而实现的目标。

2. 工具性价值观（instrumental values）　指的是道德或能力，是达到理想化终极状态所采用的行为方式或手段。

罗克奇价值观调查表包含 18 项终极性价值和工具性价值（表 9 – 1），每种价值后都有一段简短的描述。施测时，让被试按其对自身的重要性对两类价值系统分别排列顺序，将最重要的排在第 1 位，次重要的排在第 2 位，依此类推，最不重要的排在第 18 位。该量表可测得不同价值在不同的人心目中所处的相对位置或相对重要性程度。这种研究是把各种价值观放在整个系统中进行的，因而更体现了价值观的系统性和整体性的作用。

表 9 – 1　罗克奇的价值观调查内容

终极价值观	工具价值观
舒适的生活（富足的生活）	雄心勃勃（辛勤工作、奋发向上）
振奋的生活（刺激的、积极的生活）	心胸开阔（开放）
成就感（持续的贡献）	能干（有能力、有效率）
和平的世界（没有冲突和战争）	欢乐（轻松愉快）
美丽的世界（艺术和自然的美）	清洁（卫生整洁）
平等（兄弟情谊、机会均等）	勇敢（坚持自己的信仰）
家庭安全（照顾自己所爱的人）	宽容（谅解他人）
自由（独立、自主的选择）	助人为乐（为他人的福利工作）
幸福（满足）	正直（真挚、诚实）
内在和谐（没有内心冲突）	富于想象（大胆、有创造性）
成熟的爱（性和精神上的亲密）	独立（自力更生、自给自足）
国家的安全（免遭攻击）	智慧（有知识、善思考）
快乐（快乐的、休闲的生活）	符合逻辑（理性的）
救世（救世的、永恒的生活）	博爱（温情的、温柔的）
自尊（自重）	顺从（有责任感、尊重的）

续表

终极价值观	工具价值观
社会承认（尊重、赞赏）	礼貌（有礼的、性情好）
真挚的友谊（亲密关系）	负责（可靠的）
睿智（对生活有成熟的理解）	自我控制（自律的、约束的）

许多研究证实，不同团体的价值观有所不同，相同职业或团体特有的价值观相类似。研究还显示，当个人价值观与组织价值观的一致性较高时，个人的工作满意度也较高。

二、斯普兰格性格与价值类型说

德国教育学家和哲学家斯普兰格提出，人的社会生活有六个基本的领域，即理论、经济、审美、社会、权力和宗教，人会对这六个基本领域中的某一领域产生特殊的兴趣和价值观。据此，他将人的性格分为相应的六种类型。

1. 理论型 该类型的人以追求真理为目的，能冷静客观地观察事物，关心理论性问题，力图根据事物的体系来评价事物的价值，碰到实际问题时往往束手无策。他们对实用和功利缺乏兴趣。多数理论家和哲学家属于这种类型。

2. 经济型 该类型的人总是以经济的观点看待一切事物，以经济价值为上，根据功利主义来评价人和事物的价值和本质，以获取财产为生活目的。实业家大多属于这种类型。

3. 审美型 该类型的人以美为最高人生意义，不大关心实际生活，总是从美的角度来评价事物的价值。以自我完善和自我欣赏为生活目的。艺术家属于这种类型。

4. 社会型 该类型的人重视爱，有献身精神，有志于增进社会和他人的福利。努力为社会服务的慈善、卫生和教育工作者属于这种类型。

5. 权力型 该类型的人重视权力，并努力去获得权力，有强烈的支配和命令别人的欲望，不愿被人所支配。

6. 宗教型 该类型的人坚信宗教，有信仰，信奉上帝，富有同情心，以慈悲为怀。爱人爱物为目的的神学家属于这种类型。

第三节 职业价值观与职业选择

一、职业价值观的内涵

俗话说："人各有志。"这个"志"表现在职业选择上就是职业价值观。它是一种具有明确的目的性、自觉性和坚定性的职业选择的态度和行为，对一个人职业目标和择业动机起着决定性的作用。

每种职业都有各自的特性，不同的人对职业意义的认识，对职业好坏有不同的评价和取向，这就是职业价值观。职业价值观是人生目标和人生态度在职业选择方面的具体表现，也是一个人对职业的认识和态度以及他对职业目标的追求和向往，同时也是人认识世界和改造世界以实现人生价值的途径之一。

职业价值观决定了人们的职业期望，影响着人们对职业方向和职业目标的选择，决定着人们就业后的工作态度和劳动绩效水平，从而决定了人们的职业发展情况。哪个职业好、哪个岗位适合自己、从事某一项具体工作的目的是什么，这些问题都是职业价值观的具体表现。

二、职业价值观的类型

价值观是一种基本信念，它带有判断的色彩，代表了一个人对于什么是好、什么是对，以及什么会令人喜爱的意见。根据不同的划分标准，人们对职业价值观的种类划分也不同。美国心理学家洛特克在其所著《人类价值观的本质》一书中，提出13种价值观：成就感、审美追求、挑战、健康、收入与财富、独立性、爱、家庭与人际关系、道德感、欢乐、权利、安全感、自我成长和社会交往。我国学者阚雅玲将职业价值观分为12类。

1. 收入与财富 要求工作能够明显有效地改变自己的财务状况，将薪酬作为选择工作的重要依据。工作的目的或动力主要来源于对收入和财富的追求，并以此改善生活质量，显示自己的身份和地位。

2. 兴趣特长 以自己的兴趣和特长作为选择职业最重要的因素，能够扬长避短、趋利避害、择我所爱、爱我所选，可以从工作中得到乐趣、得到成就感。很多时候，会拒绝做自己不喜欢、不擅长的工作。

3. 权力地位 有较高的权力欲望，希望能够影响或控制他人，使他人照着自己的意思去行动；认为有较高的权力地位会受到他人尊重，从中可以得到较强的成就感和满足感。

4. 自由独立 在工作中能有弹性，不想受太多约束，可以充分掌握自己的时间和行动，自由度高，不想与太多人发生工作关系，既不想治人也不想治于人。

5. 自我成长 工作能够给予受培训和锻炼的机会，使自己的经验与阅历能够在一定的时间内得以丰富和提高。

6. 自我实现 工作能够提供平台和机会，使自己的专业和能力得以全面运用和施展，实现自身价值。

7. 人际关系 将工作单位的人际关系看得非常重要，渴望能在一个和谐、友好甚至被关爱的环境中工作。

8. 身心健康 工作能够免于危险和过度劳累，免于焦虑、紧张和恐惧，使自己的身心健康不受影响。

9. 环境舒适 工作环境舒适宜人。

10. 工作稳定 工作相对稳定，不必担心经常出现裁员和辞退现象，免于经常奔波找工作。

11. **社会需要** 能够根据组织和社会的需要响应某一号召，为集体和社会做出贡献。

12. **追求新意** 希望工作的内容经常变换，使工作和生活显得丰富多彩，不单调枯燥。

三、职业价值观与职业选择

1. **职业价值观的确定** 作为医学生，在为自己进行职业生涯规划前，一定要清楚和明确自己的职业价值观。职业价值观决定了哪些因素对你是重要的，哪些是不重要的；哪些是你优先考虑和选择的，哪些不是。对自己的职业价值观进行分析时，可以参照以下因素，来确定自己的职业价值观。

（1）**发展因素** 包括符合兴趣爱好、机会均等、公平竞争、工作有挑战性、能发挥自身才能、工作自主性大、能提供培训机会、晋升机会多、专业对口、发展空间大、出国机会多等，这些职业要素都与个人发展有关，因此称之为发展因素。

（2）**保健因素** 包括工资高、福利好、保险全、职业稳定、工作环境舒适、交通便捷、生活方便等，这些职业要素与福利待遇和生活有关，因此称之为保健因素。

（3）**声望因素** 包括单位知名度、单位规模和权力、行政级别和社会地位等，这些职业要素都与职业声望地位有关，因此称之为声望因素。职业价值观是一个复杂的多维度的心理因素，对职业的选择和衡量有多种要素的参与，但各要素起的作用是不同的。从当前的实际来看，许多调查显示，大学生的职业价值观越来越重视发展因素，保健因素和声望因素的重视程度因人而异，差别较大。

在职业价值分析和测定过程中，每个人不仅必须处理好职业价值观不同要素之间的关系，明确自己的职业核心需求，还要处理好如下关系。

第一，处理好职业价值观与金钱的关系。

金钱是一种成就的报酬，它是在确定职业价值观时首先要面对的问题。有些经济条件不太好的大学毕业生在求职时，将金钱作为首选价值观，从根本上讲这并未有错。但是对于一些人来说，现在拥有的知识、能力、经验和阅历还不足以使其一走上社会就获得大量金钱回报。怀有一夜暴富的心理是不正常的，更是危险的，容易被社会上的不法分子利用，甚至误入歧途。特别是面对严峻的就业形势，更应理性地降低对金钱的期望值，把眼光放远一些，应尽可能地将自我成长和自我实现作为在毕业求职时的首选价值观。

第二，处理好职业价值观与个人兴趣和特长的关系。

职业价值观、个人兴趣和特长是人们在择业时需要考虑的最重要的三个因素。在确定价值观时，一定要考虑它是否与自己的兴趣和特长相适应。据调查，如果一个人从事自己不喜欢的工作，有80%的人难以在他选择的职业上成功；而如果选择了自己喜欢的工作则可以充分调动人的潜能，获得职业发展的原动力。此外，选择一项自己擅长的工作，也会事半功倍。

第三，处理好职业价值观的排序与取舍的问题。

职业价值观的特性决定人们不会只有唯一的职业价值观，人性的本能也会驱使人们希望什么都能得到，但在现实生活中"鱼和熊掌是不可兼得的"。然而在职业选择中，人们却不能理性对待。既然是选择，就要付出代价，只有舍，才能得。所以，要对自己的职业价值观进行排序，找出你认为最重要、次重要的方面，并提醒自己不可能什么都得到。否则就会患得患失，终其一生也不清楚自己到底想要什么，更谈不上职业生涯的成功和对社会的贡献了。

第四，处理好职业价值观中个人与社会的关系。

人不能离开社会而独立存在，个人只有在工作中为社会做贡献才能实现自己的职业价值。当然我们并不是说要忽略择业中的个人因素，只去尽社会责任，这样不但不利于个人，也是社会的损失。例如，让一个富于科学创造力、不善言辞的学者去从事普通的教师工作，可能使国家损失一项重大的发明，而社会不过多了一个也许并不出色的老师。因此，我们反对只为个人考虑、毫不考虑国家和社会需要的职业价值观。

第五，处理好淡泊名利与追逐名利的关系。

一个人有了名利才有资格去谈淡泊，没有名利说淡泊那叫"吃不到葡萄说葡萄酸"。名利是人的欲望使然，欲望可以使人成就大的事业，也可使人自我毁灭。以合理、合法、公正、公平的方式追名逐利在一定程度上对个人对社会都会有益，但它需要一定的度，该知足时则知足，该进取时则进取。

2. 职业价值观（职业锚）的测评 职业锚（career anchors），又叫职业定位，是人们选择和发展自己的职业时所围绕的中心，是指当一个人不得不做出选择的时候，他无论如何都不会放弃的职业中的那种至关重要的东西或价值观。它是一个人工作后，通过实际工作体验，并与自身能力、动机和价值观等相互作用、整合而形成的，个人与工作环境互动作用的产物。

职业锚理论由美国著名的职业指导专家埃德加·H. 施恩（Edgar. H. Schein）教授领导的小组，在几十年的理论研究与实践基础上而形成的。职业锚（职业定位）测评是职业规划、职业测评领域运用最广泛、最有效的工具之一。它在进行职业规划方面有重要的作用，可以帮助我们明确自身价值观和工作追求，在确定长远职业目标和方向、职业发展路径、自身角色定位等方面也有很大的帮助。

第四节　医学生职业价值观形成与内化的有效途径

一、强调主体内化作用

任何价值观都是一定主体的价值观，并通过主体特有的、个性化的志向、兴趣、态度表现出来，价值观的实质是一种外向的和内隐的信念，对个体行为具有重要的导向作用。

主体内化是医学生职业价值观形成的关键，主体性是价值观的主要特征之一，任何价值观只能是一定主体的价值观，并通过主体特有的、个性化的立场、态度、取向、志趣特别是评价标准表现出来。价值观的本质是一种外显的和内隐的信念，对个体行为具有重要的导向作用。但是，要成为一种信念，并进一步成为一种能够指导和约束个体行为的信念，必须经过主体的内化。

社会主义医德的基本原则是防病治病，救死扶伤，实行社会主义的人道主义。全心全意为人民健康服务。它是社会主义道德中集体主义原则的具体体现，是与社会主义的价值观相一致的，是我国医务工作者职业价值的主导方向。作为一名医学生，应该自觉遵守社会主义医德的基本原则和规范，将这种人生价值导向内化为自己的一种职业信念和目标。"只有内化于心，才能外化于行"，用内化于心的成果推动外化于行，用外化于行的实践巩固内化于心，从而使医学生真正树立起正确、科学的价值观念。

二、开展职业道德教育

对于步入医学院校的医学生来讲，学校应该及时对他们开展职业道德教育，帮助他们树立正确的世界观、人生观、价值观；同时，也要注重医德医风教育，力求使医学生从踏入这个行业的那一刻起就树立救死扶伤的意识，树立为他人服务的意识。学校应根据各专业的特点，分别对不同专业的医学生进行专业思想教育，开展医德医风专题教育。引导医学生明确学习目的，端正学习态度，努力做一名合格的医学生。

应把医学伦理教育融入医学生培养的全过程。我国的主导伦理原则是社会主义的集体主义，对医学生来讲，就是全心全意为人民的生命健康服务。通过开设医学伦理学课程，丰富医学伦理课课堂教学方式，如案例教学、传授系统的伦理学理论知识、及时补充医学与社会发展对伦理学的影响、强化具体应用伦理学原则的规律性，通过典范的力量感染、激励、加强医学生职业价值观的内化。另外，医学专业课教师在授课过程中应注重医德医风教育，加强对医学生的卫生国情和职业道德教育，努力培养医学生救死扶伤的人道主义精神和强烈的职业责任感。

三、注重医德情感培养

医德情感是"医务人员基于一定的道德认识，在职业实践中对医学道德关系和行为的感觉体验及其爱憎或好恶的情绪态度"。医德情感是人们的道德认识转化为道德行为的中间环节，医德认识只有被医务人员在情感上所认同，才有可能使医务人员自觉遵守医德规范并通过自己的言行表现出来。医德情感的具体内容为同情感、责任感、理智感和荣誉感。

医德情感培养的有效途径是在医德实践中实施移情教育，培养医学生与他人共享情感的能力，即移情能力。医务工作者的主要对象是患者，医务人员与患者共享情感，急患者之所急，痛患者之所痛，能够促进其自觉端正医疗行为，履行救死扶伤职责，全心全意为患者服务。在医学生中开展"假如我是一个患者"的换位思考活动，让学生把自己当成患者或患者家属，设身处地为他人着想，使其懂得对待患者应一视同仁，精心救治，从而排除非医学因素的干扰。尊重和爱护每个患者，培养其推己及人的能力和善待众生的美德，从而奠定职业信念。

四、参与医学实践活动

社会实践是医学生从校园走向社会的桥梁，医学生通过参加社会实践，了解社会、服务社会。如深入敬老院、儿童福利院、贫困地区送医送药送温暖等，这不仅能充分利用社会资源加速医学生社会化的步伐，而且能让医学生了解到人民的需要和自己的责任，以强烈的社会责任感唤起医学生勤奋学习医学知识，努力掌握为人民服务的本领，肩负起振兴祖国医药卫生事业的神圣使命。

医疗实践有助于医学生认识医务工作者对病人、对社会健康的责任。在具体医疗实践中引导他们将其价值追求付诸行动。在现实的价值冲突中锻炼和增强自身价值判断能力。低年级学生还没有学习临床知识和技能，应适当安排他们接触临床，接触医疗环境，接触病人，培养医学生良好的医德素质，提高自身的价值观念。高年级学生临床实习既是医学生通过临床把理论知识转化为专业技能的重要途径，也是医学生强化医德意识、确立医德信念的关键时期。

社会转型期的现状导致医务人员的价值观发生了不同程度的变化，医疗行业出现了医德滑坡的现象。医学生进入实习期，势必受到各种不同思想的影响。为此，应引导医学生树立正确的价值观念。

五、发挥带教老师的示范作用

带教老师是指导医学生临床见习、实习的主要力量。由于医学生部分素质的欠缺，在思想观念、价值取向、个性特征、生活方式等方面会出现某些不适应社会需要的真空。实习期间，往往会不加选择地模仿或效仿其中的一切，于是带教老师成为医学生注目的焦点，成为其模仿和学习的对象。

带教老师的作用具有示范性和方向性，其在临床工作和日常生活中表现出人格力量、对人生的理解与追求、对工作的责任感和事业心都会对学生产生潜移默化的影响，而这种影响是个体的一种自觉的无意识的服从，是持久的、深刻的。所以应选择政治思想好，业务水平高，具有良好医德医风，热爱医学事业，有丰富临床经验和技术专长，有一定教学能力，敢于严格要求的医师带教，发挥其模范、表率作用。带教老师不仅能以优良的品质和高尚的人格力量赢得患者的信赖和学生的信服，更能使医学生在潜移默化中勇于剖析，勤于自省，善于慎独，不断自我修养，完善自身素质，提升人格魅力，逐步实现自己人生价值取向的社会化和道德的社会化。

【经典小故事】

这是我想要的生活吗——马琳的价值困惑

马琳是一家著名国际会计师事务所的部门经理。她最近越来越喜欢反复地问自己这样一个问题：这是自己想要的生活吗？

职业经理人的马琳每天披星戴月地奔波在上下班的路上，在某座高档写字楼的一个小小的格子间里，她整天与那些不知打过多少次交道的枯燥数字纠缠在一起。偶尔，上司会将她叫到办公室里甩给她一些让她泄气的责备，时不时地还会因为一个客户或一个项目与同事互起猜忌，一连几天无话可说。到了下班时间，明明饥肠辘辘却还要近乎抓狂地埋头苦干，因为手头的活儿还没有做完，又或是做完了却担心做得不够好，怕一不留神就落在他人后面。

当喧闹的街道渐渐归于安谧时，马琳才拖着疲惫的身体回到空荡荡的那套租来的一居室。或许在他人眼中，她是一个骄傲冷艳的白领，有着一份体面的工作和不菲的收入，可有谁会知道她内心的落寞和自卑呢？由于上班、加班几乎成了她生活的全部内容，所以她很难拥有属于自己的时间，约会、恋爱对她而言成了奢侈的事情。某一天，她照镜子时偶然发现，一根白发不知什么时候悄悄地长了出来。当她沮丧地拔掉那根白发时，马琳意识到，自己马上就30岁了，可是真正的家不知在哪里，想要相伴一生的人不知在哪里。想到这儿，镜子中的那张脸有种说不出的悲哀，"这是我想要的生活吗"？

【教学案例】

价值观拍卖会

一、设置导入情景

假如某天班里有个同学过生日，你要送给他（她）礼物，可是自己只有10元钱，你会给他（她）买一个什么样的礼物呢？

1. 直接10元钱送给他（她）。

2. 买一本杂志。

3. 买一种学习用具。

4. 买一份他（她）爱吃的零食。

5. 请他上网玩游戏。

6. 买一个小装饰物。

7. 买一枝鲜花。

我们每个人都有自己的价值观，价值观是我们的行动指南，决定了我们的选择……让我们来进行一场特殊的拍卖会吧。

二、拍卖规则

现在每人手中有1万元（人生金币），它代表了你一个人一生的时间、精力和金钱。每个人可以根据自己对人生的理解买下所追求的东西。每样东西都有底价，每次出价都以1000元为单位，价高者得，有出价1万元者，即可成交，直到所有的东西都拍卖完为止。请大家慎重的使用自己的人生金币。

1. 购买所付出的钱不能超过1万元。

2. 务必遵守纪律、保持拍卖会场安静。

3. 依次竞拍，拍卖员报数3次后确定买家成交。

4. 要严格按照活动规则进行，不然立即取消其参加资格。

三、拍卖清单

1. 宏大的图书馆（500元）。

2. 学习成绩超好（1000 元）。

3. 超有钱的公司总裁（1000 元）。

4. 知心朋友（1000 元）。

5. 精湛的技艺（500 元）。

6. 政府高官（500 元）。

7. 明星般的美貌（500 元）。

8. 享用天下美食（500 元）。

9. 可自由生活的小岛（1000 元）。

10. 真挚永恒的爱情（1000 元）。

11. 名垂青史（1000 元）。

12. 环游世界（500 元）。

13. 和睦的家庭（1000 元）。

14. 心理健康（1000 元）。

四、拍卖会前的思考

1. 你打算买进的 3 样东西分别是？

2. 你最想买的东西是？

3. 你准备花费多少钱购买？

五、拍卖会后回答问题

1. 你最初打算买进的 3 样东西是？

2. 你最终买进的东西是？

3. 你的花费是？

4. 最终确定你想要的东西是？

六、想一想

1. 在拍卖过程中，你的心情如何？

2. 你买到你最想要的东西了吗？为什么想得到它？为了它你放弃了什么？

3. 如果你买到的不是你最想要的，你一开始最想要什么？为什么没能如愿？对现在买到的东西有什么想法？

4. 是否后悔自己刚才拍下的东西太少？

5. 有没有同学什么都没买到？为什么？

七、思考

1. 我的人生价值是什么？

2. 我到底是个什么样的人？

3. 我的人生理想是什么？

4. 该怎样做才能实现？

八、明确

一个人要想正确定位自己，至少要问自己下面四个问题：

1. 我喜欢做什么？

2. 我适合做什么？

3. 我想做成什么？

4. 我现在能（在）做什么？

祝各位同学在以后的人生道路上走好脚下的每一步，树立正确的人生价值观，坚持自己的理想，永不言弃。

点评：举办拍卖会活动，目的在于帮助学生了解自己的价值观，进而了解价值观对职业选择的影响。拍卖会只是一场人生的模拟，真实的人生要复杂得多也丰富得多，也许不会像我们今天一样每种物品只有一件，但也决不会轻易获得，需要你付出代价和精力去争取，喊出 5000 元是容易的，实实在在地为之奋斗 50 年是很难的，你到底愿意为哪些目标付出多大的代价？在追求的过程中，一路繁花似锦，你人生的远航灯塔明确吗？你会不会被各种诱惑迷住了眼睛，为了一时的赌气争强，付出远远超出预算的代价？就像今天的 10000 元模拟基金，每个人的经历是有限的，你最在乎什么？怎样去得到？这都是我们应该好好思考的问题。

通过虚拟拍卖会，同学们对待自由、权力、金钱以及孝心等诸多价值观有了全新的定位，真切地感受到了在职业选择时，要认真思考究竟自己最想追求的是什么？每个人都有自己的梦想，关键是你的梦想是否是你内心真实的想法，是否是你真心期待一定要实现的念头，一旦确定了目标，你能否坚持？同学们应该珍惜在校时光，为以后的人生树立正确的人生观念。

【本章知识点】

1. 价值观的概念。
2. 价值观的特点。
3. 价值观基本作用。
4. 职业价值观的概念。
5. 确定职业价值观的因素。

【思考与练习】

1. 依据职业锚理论，进行职业价值观自测，明确自己的职业价值观。

2. 结合自身实际，思考明确自己的职业核心需求，同时还需兼顾处理好哪些方面的关系。

3. 思考不同背景下的价值观的差异，模拟进行"价值观拍卖会"。

第十章 发现优势与不足

你消灭的每一种缺点都存在着与它对应的长处，两者相辅相成，生死与共。

阿纳托尔·法朗士

第一节 性格与职业

一、性格的概念与气质类型

1. 性格的概念与分类

（1）性格的概念 性格不是天生的，而是现实社会在人头脑中的反映，是贯穿在一个人的态度和整个行为中具有稳定倾向的心理特征。每个人都具有多种性格特征，从而构成一个人完整的性格统一体。性格是在后天的社会环境中逐步形成的，是人的个性中的核心成分。

性格在个性中具有核心意义，受社会、历史和道德规范的制约，与人的理想、信念、人生观等联系密切，代表着人的本质属性。恩格斯说："人物的性格不仅表现在他做什么，而且表现在他怎样做。""做什么"即说明一个人对现实、对他人的态度；"怎样做"即说明一个人的行为方式。

（2）性格的类型 性格类型是指在一类人身上所共有的性格特征的独特结合，主要有机能类型、内外倾向型、顺从型与独立型、优越型与自卑型。

①机能型：机能型是一种按理智、意志和情绪三种心理机能中哪一种占优势来确定性格类型的分类方法。

②内外倾向型：瑞士心理学家荣格的"类型说"最为著名。他认为，来自人本能的一种力量决定人格的类型。这种力量他称为"力比多"。他根据力比多倾向于内部还是外部，把人分为内向型和外向型。

③顺从型与独立型：美国心理学家威特金根据个体场依存性的不同，将场依存性占优势的称为顺从型，将场独立性占优势的称为独立型。

④优越型与自卑型：奥地利心理学家 A. 阿德勒创立了"个人心理学"，他根据个人竞争性的不同将性格分为优越型与自卑型。

（3）性格与职业 性格与职业的关系可以说是彼此制约，相互促进。选择职业要考虑性格的职业品质，尽量选择适应自己性格特点的工作。

①独立性：高独立性者自信、有独立见解，遇事通常自己做主，不依赖他人，不迷信权威、长者，喜欢独立思考，独立工作，但较为固执。从事创造性工作、管理工作和需要当机立断采取行动的工作，需要有高独立性。

②敢为性：高敢为性者大胆、敢于冒险，不怕失败和挫折，意志较为坚毅，但其中有的人喜欢惹是生非，破坏纪律，向上级挑衅。从事保卫工作和其他具有一定危险性工作如消防员、飞行员等，以及团体领导人应当有高敢为性。

③幻想性：高幻想性者富于想象，常以自己兴趣为行动出发点，容易感情冲动，想入非非。有时忽视生活现实，不够踏实。从事文学艺术和创造发明工作需要较高幻想性。

④怀疑性：高怀疑性者警惕性较高，对外界的变动十分敏感，不轻易相信他人的宣传而要依靠自己的观察和判断。对人存有戒心，不轻易向人吐露内心的真实想法。常对人有偏见，且难以消除，不易结交亲密朋友。从事安全保卫工作的人员常有高怀疑性。

⑤克制性：高克制性者行为温顺、合乎常规，能迎合他人旨意而克制自己，不善于表达自己的内心要求、欲望和情感，与人发生争执时常主动退让，但缺乏热情和闯劲。高克制性的人适合从事教师、医生、护士、宾馆服务员、保育员等需要耐心与人打交道的职业。

⑥乐群性：高乐群性者热情、开朗、随和，喜欢与别人一起学习、工作，易于搞好社会人际关系。容易接受他人批评，性格外向，在需要独自一人长时间工作或学习时会心情烦躁，效率下降。这种人适合从事与人交往多的职业，如销售员、教师、服务员、演员等。

⑦缜密性：高缜密性者做事十分细心、负责，有始有终，处事谨慎，喜欢结交踏实肯干的朋友，但做事速度较慢，有时因过于仔细而浪费了时间。高缜密性的人适合从事需要耐心和细心工作的职业。

⑧稳定性：高稳定性者情绪平稳，遇事不慌不躁不冲动，沉着处理各种事情；有自信心，失败不气馁，不喜欢感情用事，但有时显得过于冷酷无情和骄傲，能适应需要沉着应付大量日常工作难题的职业，如教师、机械师、医生、销售员、消防队员等。

⑨外向性：高外向性者性格外向，好动不好静，喜怒哀乐皆形于色，容易适应各种社会环境；活泼开朗，喜欢交际，气量大，不拘小节；兴趣广泛但难以持久；善于决断但常较轻率，不善于进行自我批评，适合从事工作内容变化较多，需要与人打交道的职业。

⑩显示性：高显示性者有较高的成就欲望，喜欢出头露面，引人注目，千方百计想显示自己的能力和成就；行动积极主动，富有自信心，但自傲、固执；喜欢攻击比自己地位高的人而控制能力和地位不及自己的人。团体领导人、创造发明家、消防员等需要高显示性。

在处理性格与职业的关系时，我们既要看到职业性格是职业活动本身所要求的，也要看到人的职业性格品质也是在职业活动中造就的，特殊的职业会造就特殊的性格特征。性格并非一成不变，它具有很大的可塑性，在长期的职业实践中经过磨炼，性格会发生相应的变化。

2. 气质与职业

（1）气质的概念　　所谓气质是指个体不以活动目的和内容为转移的典型的、稳定的心理活动的动力特性，是一个人心理活动在发生速度、灵活性、强度和指向性等方面特征的综合。

（2）气质类型与职业　　罗马医生盖仑（Galen）认为，人有四种体液——血液、黏液、黄胆汁和黑胆汁。这四种体液在每个个体内所占比例不同，从而确定了胆汁质、多血质、黏液质和抑郁质四种气质类型。人的气质不同，在活动中的表现也不一样，其职业活动的适应性也会有一定的差异。

①多血质：反应敏捷、灵活、情绪外露、活泼开朗、善于交往，具有较突出的外向型特点，对新环境适应能力较强，给人以颇有优越性或特殊才能的感觉。在公共关系和广泛的社会职业领域里，都可以发挥特长，无论哪种工作，他们都可以胜任。适合从事营销业务、广告宣传、商务活动中介、贸易谈判、工作接待、导游等。他们的外向性特点，使他们更适合于社交性强的工作，如政治家、外交家、商人、管理者、律师等。而对于过于简单、细致和琐碎的工作，对缺乏竞争和刺激、只要求细心谨慎的工作，多血质的人不太感兴趣，也做不深入。

②胆汁质：热情、行动迅速、精力充沛、思维敏锐、勇敢、喜欢表现自己，但又往往给人以不稳重、易冲动的感觉。适合选择有挑战性的工作，对政治家、外交家、记者、作家、商人等职业有较强的适应性。但是胆汁质的人对工作不那么专注，或者他们的热情开始很高，但不能长久，不少胆汁质的人经常更换工作或职业。他们会凭着自己掌握的知识和技能，不要固定工作，而是成为自由职业者，自由自在地生活和工作着。胆汁质的人看起来与细致工作无缘，其实并不尽然。胆汁质的人也有特别精细的，他们不拘于眼前的胜负，而专注于行动，热情地向自己的极限挑战。胆汁质的人只要干，在任何工作也都会显示出较强的适应性。

③黏液质：理智、沉着、稳重、安静、吃苦耐劳，善于控制和忍耐，但反应缓慢，常给人以呆板、执拗的感觉，适合做各种有条不紊、勤勤恳恳、需要长时间完成的工作任务。黏液质的人能力也不一般。他们的出色之处是善于处理人际关系，与任何人都能配合协调，能很好地利用协调性、积极性、社会性和感情稳定性表现自己的才华，发挥出卓越的才能，而且不论地位高低，都能在各自的职业中占有重要位置。他们不仅能从事学术、教育、研究、技术、医师等内向型职业，也可以活跃在政治家、外交官、商人、律师等外向型职业领域。最适合的工作岗位是策划及一般事务性工作。

④抑郁质：内向、感情丰富细腻、情绪体验深刻，工作责任心强，但给人孤僻、怯懦、拘束的感觉、行动迟缓。他们比较适合选择稳定性强、变动小的工作，或只需要一个人刻苦奋斗的学术、教育、研究、技术开发和医学等内在要求慎重、细致、周密思考的职业领域。无论置身于什么样的职业，只要肩负了责任，抑郁质类型的人都会一丝不苟，加倍努力，他们会以所从事的工作为荣，努力解决因不太适应而造成的困难，努力把工作做好，这正是抑郁质人的长处。但抑郁质的人比较容易孤独，很不擅长与人共

事。因此，在与人交往较多的职业上，他们需要付出更多的努力。

总的来说，要求迅速灵活做出反应的工作，多血质和胆汁质的人较为适应，而黏液质和抑郁质者则不太适合；反之，需要持久、细心的工作，黏液质和抑郁质的人较为合适，而多血质和胆汁质者较难适应。由于人的气质类型的不同和不同的职业对人气质特征的要求也不同，大学生在择业时，有必要充分了解自己的气质特点，了解不同职业对人的气质特征的要求，然后选择适合自己、能发挥自己特长的职业。

二、职业性格与兴趣测试

1. 职业性格　世界上没有性格完全相同的两个人，每个人都与他人有所不同。或热情外向，或羞怯内向，或沉着冷静，或火爆急躁。职业心理学的研究表明，不同的职业有不同的性格要求。虽然每个人的性格不能百分之百地适合某项职业，但都可根据自己的职业倾向培养、发展相应的职业性格。不同性格特征的人，对单位而言，决定了每个员工的工作岗位和工作业绩；对个人而言，决定着自己的事业能否成功。近年来，一些教育学和心理学研究人员根据我国的实际情况，将职业性格分为九种基本类型。

（1）变化型　在新的和意外的活动或工作情境中感到愉快，喜欢有变化的和多样化的工作，善于转移注意力，适合从事记者、推销员、演员等。

（2）重复型　适合连续从事同样的工作，按固定计划或进度办事，喜欢重复的、有规律的、有标准的工种，如纺织工、机床工、印刷工、电影放映员等。

（3）服从型　愿意配合他人或按他人指示办事，不愿意自己独立做出决策，担负责任，如办公室职员、秘书、翻译等。

（4）独立型　喜欢计划自己的活动和指导他人活动或对未来的事情做决定、在独立负责的工作情境中感到愉快，适合从事管理、律师、警察、侦察员等。

（5）协作型　在与人协同工作时感到愉快，善于引导别人，并想得到同事们的喜欢，如社会工作、咨询人员等。

（6）机智型　在紧张和危险的情况下能自我控制沉着应付，发生意外和差错时不慌不忙出色地完成任务，如驾驶员、飞行员、公安员、消防员、救生员等。

（7）自我表现型　喜欢表现自己的爱好和个性，根据自己的感情做出选择，通过工作来表现自己的思想，如演员、诗人、音乐家、画家等。

（8）严谨型　注重工作过程中各个环节、细节的精确性，愿意按一套规划和步骤进行工作，且尽可能做得完美，倾向于严格、努力地工作以看到自己出色完成工作的效果，适合从事会计、出纳员、统计员、校对员、图书档案管理员等。

（9）劝服型　通过谈话或写作等使别人同意自己的观点，对别人的反应有较强的判断力，并善于影响别人的态度和观点，如辅导员、行政人员、宣传工作者、作家等。

绝大部分职业都同时与几种性格类型特点相吻合，而一个人也同时具有几种职业性格类型的特点。在实际的吻合过程中，应根据个人的性格与职业的要求，具体情况具体处理，不能一概而论。

2. 职业兴趣测验　职业兴趣测验的科学性在很大程度上基于统计分析的合理性。

通过统计分析得到的结果，不仅仅是一个人在各种职业中所表现出的最强烈的偏爱，而且包含着一个人对某种职业表现出的偏好程度与群体平均偏好程度相比较的突出程度。当一个人的某种职业兴趣显著地高于群体平均水平时，就可以作为选择职业的一种参考。

在就业指导方面，常用的职业兴趣测验有两个：一是"斯特朗－坎贝尔兴趣测验"。这个测验已有60多年的历史，是就业指导中应用最为广泛的职业兴趣测验，可以为男子的54个职业组提供评价，为女子的36个职业组提供评价。另一个应用较为广泛的测验是"库德职业兴趣测验"。其可为77种男性职业和57种女性职业提供评价。

第二节　智商、情商与逆商

一、概念与分类

1. 智商　智商是智力商数的简称（Intelligence Quotient，IQ），它是通过一系列标准测试测量人在其年龄段的智力发展水平。智力也叫智能，是人们认识客观事物并运用知识解决实际问题的能力，具体包括7种能力。

（1）观察力是指大脑对事物的观察能力。

（2）注意力是指人的心理活动指向和集中于某种事物的能力。

（3）记忆力是识记、保持、再认识和重现客观事物所反映的内容和经验的能力。

（4）思维力是通过多维立体的思考找出一类事物共同的、本质的属性和事物间内在的、必然的联系方法的能力，属于理性认识。它是人脑对客观事物间接的、概括的反映能力。

（5）想象力是人在已有形象的基础上，在头脑中创造出新形象的能力。

（6）分析判断力是指人对事物进行剖析、分辨、单独进行观察和研究的能力。

（7）应变能力是指自然人或法人在外界事物发生改变时，所做出的反应，可能是本能的，也可能是经过大量思考过程后所做出的决策。

2. 情商　情商（EQ）由两位美国心理学家约翰·梅耶（新罕布什尔大学）和彼得·萨洛维（耶鲁大学）于1990年首先提出，但并没有引起全球范围内的关注，直至1995年，由时任《纽约时报》的科学记者丹尼尔·戈尔曼出版了《情商：为什么情商比智商更重要》一书，才引起全球性的EQ研究与讨论，因此丹尼尔·戈尔曼被誉为"情商之父"。

丹尼尔·戈尔曼认为情感智商包含5个主要方面。

（1）了解自我　监视情绪时时刻刻的变化，能够察觉某种情绪的出现，观察和审视自己的内心世界体验，它是情感智商的核心，只有认识自己，才能成为自己生活的主宰。

（2）自我管理　调控自己的情绪，使之适时适度地表现出来，即能调控自己。

（3）自我激励　能够依据活动的某种目标，调动、指挥情绪的能力，它能够使人走出生命中的低潮，重新出发。

（4）识别他人的情绪　能够通过细微的社会信号、敏感地感受到他人的需求与欲望，是认知他人的情绪，这是与他人正常交往，实现顺利沟通的基础。

（5）处理人际关系　调控自己与他人的情绪反应的技巧。

3. 逆商　逆商（Adversity Quotient，AQ），全称逆境商数，一般被译为挫折商或逆境商。它是指人们面对逆境时的反应方式，即面对挫折、摆脱困境和超越困难的能力。

心理学家认为，一个人事业成功必须具备高智商、高情商和高挫折商这三个因素。在智商与他人相差不大的情况下，挫折商对一个人的事业成功起着决定性作用。高 AQ 有助于产生一流的成绩、生产力、创造力，帮助人们保持健康、活力和愉快的心情。有研究显示，AQ 高的人手术后康复快，销售业绩也远远超过 AQ 低的人，在公司中升迁的速度也快得多。

在挫折商的测验中，一般考察以下四个关键因素——控制（control）、归属（owner-ship）、延伸（reach）和忍耐（endurance），简称为 CORE。控制指自己对逆境有多大的控制能力；归属是指逆境发生的原因和愿意承担责任、改善后果的情况；延伸是对问题影响工作生活其他方面的评估；忍耐是指认识到问题的持久性以及它对个人的影响会持续多久。

大量资料显示，在充满逆境的当今世界，事业的成败、人生的成就，不仅取决于人的智商、情商，在一定程度上取决于人的逆商。

二、量表测试

1. 智力测试　智力测试是指对智力进行科学的测试，从而了解智力的高低。目前的智力测试主要有比率说和离差说两种。

（1）比率说　由法国的 A. 比纳（Alfred Binet，1857—1911 年）和他的学生 T. 西蒙（T. Simon）发明。这套测验结果，将一般人的平均智商定为 100。正常人的智商，根据这套测验，大多在 85～115 之间。

计算公式为 $IQ = MA/CA \times 100$

$MA = $ 心智年龄（mental age）

$CA = $ 实足年龄（chronological age）

如果某人智龄与实龄相等，他的智商即为 100，标示其智力中等（比纳量表的适用范围为 18 岁以下的未成年人）。

（2）离差说　为了准确表达一个智力水平，智力测量专家 D. 韦克斯勒（D. Wechsler，1896—1981 年）提出了离差智商的概念，即用一个人在他的同龄中的个对位置，即通过计算受试者偏离平均值多少个标准差来衡量，这就是离差智商，也称为智商（IQ）。比如说，两个年龄不同的成年人，一个人的智力测量得分高于同龄组分数的平均值，另一个的测验分数低于同龄组的平均值，那么我们就做出这样的结论：前者的 IQ 比后者高。大多数智力测量都用离差智商（IQ）来表示一个人的智力水平。

计算公式为 $IQ = 100 + 15Z = 100 + 15 (X - M) / S$

Z = 标准分数

X = 某人在测试中的实得分数

M = 人们在测试中取得的平均分数

S = 该组人群分数的标准差

如果一千位随机测试者在测试中取得的分数的平均值为20，通过计算得到该组人群所得分数的标准差为4，那么一个分数为28的人的智商为$100 + 15 \times (28 - 20) / 4 = 130$。

2. 情商测试 情商（EQ）是近些年提出的相对智商（IQ）而言的心理学概念，是情绪的商数，或称情绪智慧；指人的乐观与悲观，急躁与冷静，大胆与恐惧，沉思与直觉等情绪反应的程度。

（1）较高情商的表现

△拥有自我意识。

△心理承受能力强，能够进行自我调节。

△能够积极乐观地看待世界。

△能够揣测他人动机心理。

△拥有较好的人际关系。

△能够对事情问题作出判断。

△自信而不自满，很乐观，很幽默，能站在别人的角度想问题，有较好的人际关系，做事不怕难，心理承受能力强，能应对大多数的问题。

（2）较低情商的表现

△易受他人影响，自己的目标不明确。

△比低情商者善于原谅，能控制大脑。

△能应付较轻的焦虑情绪。

△把自尊建立在他人认同的基础上。

△缺乏坚定的自我意识。

△人际关系较差。

3. 逆商测试 每个人在生活中都不同程度地受到挫折，人们在受挫折后恢复的能力却各不相同，有些人弹性十足，有些人受挫后一蹶不振，而大多数人则介于两者之间。保罗·斯托茨在20世纪90年代中期率先提出了"逆境商数"（Adversity Quotient，AQ），用于衡量一个人应对挫折、逆境的能力。逆商对许多人来说是个陌生的名词，但在实际生活中，每个人都曾经历或正在经历逆商的考验。保罗·史托兹将逆商分为四个部分。

（1）Control：控制感 你能否改善这种情况？你认为你有多少控制力？

在面对逆境时，AQ较高的人比AQ较低的人认为自己能表现出更多的控制力和影响力。即使情况显得无法抵抗，或超出其控制范围，拥有较高AQ的人总是能找到一些他们能够控制的方面。而AQ较低的人则倾向做出很少或根本无法控制的反应，然后放弃。

（2）Origin and Ownership：起因和责任归属 你自认为应为改善这种状况承担多少

责任？你在多大程度上起到了使状况变好的作用？

承担责任是行事的关键部分。具有较高 AQ 的人会主动负责处理事务，无论这件事是否与他有关。相反，AQ 较低的人会避开承担责任，并常常感到无奈和受伤害。

（3）Reach：影响范围　这种境况会影响到你生活或工作的其他领域吗？当前的逆境会在多大程度上波及其他事情？

有效解决问题的基本条件之一是把逆境控制在一定范围之内。具有较高 AQ 的人会将挫折和挑战控制在一定范围之内，不让它们干扰到自己工作、生活的其他领域。AQ 较低的人则倾向将逆境认定为灾难性的失败，并将这种挫折迁移至其他无关领域，构成破坏。

（4）Endurance：持续时间　逆境会持续多久？

能够超越当前的困难看待问题是维持希望的一项重要能力。具有较高 AQ 的人拥有不可思议的能力，既能够留心过去的接踵而至的困难，又能够拥有希望、保持乐观。AQ 较低的人则认为逆境会无休止地延续下去，即便事实并非如此。

第三节　正视自己

一、木桶理论

木桶理论由劳伦斯·彼得（Laurence J. Peter）提出，是指一只木桶想盛满水，必须每块木板都一样平齐且无破损。如果这只桶的木板中有一块不齐或某块木板下面有破洞，这只桶就无法盛满水。这是说，一只木桶能盛多少水，并不取决于最长的那块木板，而是取决于最短的那块木板，也可称为短板效应。新木桶理论将之进一步衍生，提出木桶能够装多少水，不光取决于最短的短板，更取决于木桶有无缝隙。若有缝隙则木桶中的水，将逐渐从木桶中泄出。木桶理论一经提出，马上风靡全球。各地刮起了一股提升综合能力的学习风。每个人都在拼命寻求自己的能力最短之处，力求通过各种培训锻炼提升"最短的那块木板"，从而达到一个全能发展的状态。

然而，不管如何提升，人总是有限制自己能力最大限度地发挥的那块"最短的木板"，所不同的是，那根木板与其他木板之间的差距大小而已。花那么多时间、精力和金钱在自己身上，效果就会那么好吗？人为什么要从自己身上寻求提升自己的答案呢？因此有了另一种说法：把木桶放在一个斜面上，木桶倾斜的方向的木板越长，则木桶内装的水越多。其称为斜木桶原理。

既然每个人都是一个木桶，都有最短和最长的那块木板，那么为什么不把最短的木板和最长的木板结合起来？这样就可以最大限度地增加容积量，实现每个人专长和潜能最大限度的发挥。如果有一大堆木桶，每只木桶都拼命去盛自己的水，不如将每只木桶合在一起、连接起来盛的水多。"一个篱笆三个桩，一个好汉三个帮"；"众人拾柴火焰高"。事实证明，善于讲究团队合作、能够顾全大局的人，所取得的成就远高于一个人的能力。因此，作为当代医学生，要通过三种木桶理论为我们提供的启示，既发挥自己的优势，加强自己的短板，又要缩小自己的缝隙融入团队，从而更好地实现人生的价值。

二、认识自己的优势与劣势

一个人要想成功，就要改掉自己的缺点，展示自己的优点。你可以列出你所有的缺点，有多少就列多少。然后，列出你所有的优点，再列出为了实现理想，你一定要培养的优点。之后，排列优先顺序，由简单、容易做到的开始，逐一修正、培养和加强。列出自己的优缺点看似很简单，做起来却不容易，也许你过去从来没有认真、深刻、全面地思考过自己的特点，你并非那么了解你自己。只有认真地去思考，才能真正找出自己的优势和劣势，在今后的工作中扬长补短。

三、扬长补短与扬长避短

"金无足赤，人无完人"。一个人的优点、缺点总是并存的，我们不可能单一地去选择，只有正视它们，取长补短、发挥优势，才可能取得成功。正视优、缺点实际就是正视自己。这需要足够的勇气，需要有广阔的胸怀，需要有乐观向上的精神，否则正视就是一句空话。人贵有自知之明。如果过低或过高地估计自己的力量，所受到的伤害就会增加。

正视缺点，为的是尽快改正缺点。自强是人生立身的根本。做人首先是做事，应该力争尽己所能，在做事上争强。有句成语叫"自强不息"，就是要认真对待人生，要树立积极的人生观，以积极的态度正视缺点，反省自身，克服困难，从充实自己年轻的生命开始，体味每一个小小成功的喜悦，满怀信心地走在人生的道路上。

改正缺点，关键在于自身能否严格自律。缺点与人的习惯、好恶密不可分，一些小毛病之所以屡见不鲜、屡教不改，就是因为它对于社会、对于环境是缺点，而对于个人而言是习惯。其实，缺点是长年累月养成的毛病，是坏习惯。俗话说，"江山易改，本性难移"。"本性"也可以理解为人的习性、习惯。人要改变旧的习性、习惯是不容易的，而能够向坏习惯挑战则是人类文明的一种标志。

第四节 提升职业竞争力

一、修炼自我

人的一生有顺境也有逆境，人生的过程就是在现实生活与理想之间徘徊，任何人都不可能一帆风顺，只有不断地超越自我的人，才是一个真正的聪明人。在人生遇到阻力时是否会坚韧，遇到凝结时是否会变通，遇到困惑时是否会调控，这就需要个人的修炼。每个人都有自己独特的智慧，需要在生活中、在工作中不断地总结自己、记录自己、修炼自己，并接受他人的经验教训。

二、积极乐观

积极思维者对事物永远都能找到积极的解释，然后寻求积极的解决办法，最终得到积极的结果。积极的结果又会正向强化积极的情绪，使其成为更加积极的思维者。积极思维者所具有的特征是：即使在最艰难的时刻也能鼓励自己；会尽量将自己的积极情绪感染周围的同伴；永远积极乐观，从不抱怨；总是积极寻求解决问题的方法，总能让希望之火重新点燃；从不自我设限，能激发自身无限的潜能；每天生活在正面情绪中，时刻享受人生的乐趣。

积极乐观的心态需长期不懈的培养，就像拿破仑·希尔指出的那样："积极的心态需要反复的学习与实践。就像打高尔夫球，有可能某个时刻打了一两杆好球，便以为自己懂了这项运动，但在下一个时刻，有可能连球都击不中呢！人们需要每天学习，克服负面情绪，将其调整为正向思维。"

三、谦虚感恩

1. 学会尊重 每个人都希望得到他人尊重，但要想被尊重，必须先尊重他人。不尊重他人的人，是不会得到他人尊重的。无论什么人，当他感受到被尊重时，就会激发一种强烈的尊严感和责任感。马克思说："你希望别人怎样对待自己，你就应该怎样对待别人。"尊重没有高低之别、贵贱之分，任何人都是平等的。每个人都有人格和尊严，都必须得到尊重。下级要尊重上级，上级更要尊重下级；年轻人要尊重老年人，老年人也要尊重年轻人；穷人要尊重富人，富人更要尊重穷人。人人要相互尊重。

2. 学会谦虚 "生命有限，知识无穷"，任何一门学问都是无穷无尽的海洋，都是无边无际的天空。谁也不可认为已达到了最高境界而停步不前、趾高气扬。谦虚和内心的安宁是携手同行的。

3. 学会宽容 处世让一步为高，退一步即是进步的资本；待人宽一分是福，利他人实是利己的根基。当人与人之间遇到一些小摩擦时，常常是考验一个人修养的时刻。有的人能够冷静地面对所发生的一切，化险为夷；如果不依不饶，得理不让人，往往会火上浇油，小事变成大祸，后果难以设想。遇事要冷静一些，宽容一些，退一步海阔天空。

4. 学会感恩 感恩是对自己与他人和社会的关系有正确的认识；报恩是在这种正确认识之下产生的一种责任感。一颗感恩的心就是一粒和平的种子，它会生根、发芽、发扬光大。

心理学家们普遍认同这样一个规律：心的改变，态度就跟着改变；态度改变，习惯就跟着改变；习惯改变，性格就跟着改变；性格改变，人生就跟着改变。感恩的心会改变人生的态度，诚恳的态度会带动人的习惯，良好的习惯会改变人的性格，健康的性格会收获美丽的人生。

四、打造医学生职业核心竞争力

就业竞争力是指"毕业生在就业市场上，具有战胜竞争对手、找到适合才能发挥和实现自身价值的适当工作岗位的能力，即满足社会和用人单位对人才需求的能力"。大学生的就业竞争力不仅是高校内部支撑力、生存力和发展力的一种体现，其竞争力水平和内在各项要素的组合也直接反映出高校人才培养的质量。医学生就业竞争力主要由就业核心竞争力、就业态度和就业环境等构成。

1. 就业核心竞争力　医学生就业核心竞争力主要包括专业知识、临床技能、综合能力等。目前医学生在专业知识方面主要存在的问题是：受传统应试教育影响，在专业知识学习上普遍存在"死记硬背"现象，只掌握书本知识，不能有效将理论知识"活学活用"到实践中，不能根据医学发展及时更新知识结构。一些医学院校因师资力量薄弱、教学经验不足，导致毕业生对专业知识的掌握达不到职业要求。

2. 就业态度　就业态度是指医学生的求职期望、求职努力及面试技巧等。尽管就业形势比较严峻，竞争异常激烈，但大多数毕业生的就业期望值仍居高不下。医学生大多青睐大型综合医院，不愿意到基层医院，有的连县级医院都不愿去。受专业知识学习的影响和限制，表达能力、语言组织能力和沟通能力的欠缺，使诸多医学生在面试技巧和面试策略上明显弱于其他专业类学生，很多医学毕业生具备很好的专业知识和临床技能，但往往由于面试不能通过而失去就业机会。

3. 就业环境　就业环境主要包括市场供需和家庭、社会条件等。目前医疗行业的供需不平衡主要表现为结构的不平衡。最突出的是用人单位的用人标准与实际就业人群的特征存在较大的差距，用人单位青睐学历和临床实践经验，比如获得临床执业资格。本科生学历不是很高，并且绝大部分都没有获得医师资格证，存在就业瓶颈。此外，目前我国公平、公正、合理的人事制度和"公平、竞争、择优、有序"的人才市场机制还不够健全，家庭背景及社会关系在就业中的影响较为明显，许多单位在用人过程中"照顾关系""任人唯亲"的现象依然存在，在一定程度上影响着毕业生的就业竞争力。

4. 努力方向

（1）扎实的基础知识　基础知识是知识结构的根基。医学生求职无论选择本专业或相关专业，都少不了宽厚扎实的基础知识。近年来医学技术发展迅猛，知识更新加快，这里的知识更新是在基础知识上的更新。今天医学生的就业、择业已不可能"从一而终"，职业岗位随时会发生变化，要工作，就必须有扎实宽厚的基础知识。在校医学生要主动拓宽知识面，越宽越好。

（2）精深的专业知识　医学毕业生是高等医学院培养出来的、从事医学专业很强的高级专门人才。因此，医学专业知识是知识结构的核心部分，也是医学科技人才知识结构的特色之所在，而专博相济、以博促精已成为当前社会对高科技人才的重要要求。医学生要为获得学历证书、学位证书和其他证书而努力学习，仅凭一张毕业证就业是不行的。

（3）有一定的其他知识技能　现代各类职业都要求从业者的知识程度高（知识量大、面宽）、内容新（以新知识、新信息为主）、实用强（所学知识有很强的使用价值）。医学生要面对整个社会，不断地与"市场"打交道，根据"市场"这张晴雨表来调整自己的学习行为。除具备过硬的专业知识外，掌握一技之长，如书法、绘画、驾驶等知识技能的医学生求职更易成功。

5. 医学毕业生就业所需要的各种能力 医学毕业生就业首先需要广博的基础知识，同时具备各种技能。只有书本知识而无工作所必需的基本技能，是难以受到社会欢迎的。作为医学生，需掌握就业所需要的能力，及时调整、充实和完善自己，为就业、成才打下良好基础。

（1）适应社会和人际交往能力 医学生需注意调整观念，勇于面对机遇和挑战，积极参加社团和社会实践，珍惜假期的见习、实习等实践活动，以提高自己的交往能力，培养豁达包容的胸怀和谦让有礼的态度。

（2）组织管理和动手操作能力 对医学生而言，无论将来在哪个科室、哪个领域，都需要具备组织管理能力和动手能力，这些能力的强弱直接影响其未来发展。

（3）表达能力 表达能力包括口头表达能力和文字表达能力两个方面。医学生在未来执业需要与人打交道，为此要培养自己的语言文字表达能力，在校期间掌握更多的专业信息和保健经验，关注普遍关心的话题，这样才能有话可谈。

哲学家说："了解你自己最好的方法是站在一旁，像陌生人一样来评估你自己。"医学生要不断从他人身上汲取经验，遇到问题或请教老师，或进行一些测试，努力挖掘自身潜能，尽可能客观地进行自我评价，不断努力，缩小差距。

【经典小故事】

一只蜘蛛和三个人

雨后，一只蜘蛛艰难地向墙上已经支离破碎的网爬去，由于墙壁潮湿，它爬到一定的高度，就会掉下来，它一次次地向上爬，一次次地又掉下来……

第一个人看到了，他叹了一口气，自言自语："我的一生不正如这只蜘蛛吗？忙忙碌碌而无所得。"于是，他日渐消沉。

第二个人看到了，他说：这只蜘蛛真愚蠢，为什么不从旁边干燥的地方绕一下爬上去？我以后可不能像它那样愚蠢。于是，他变得聪明起来。

第三个人看到了，他立刻被蜘蛛屡败屡战的精神感动了。于是，他变得坚强起来。

【教学案例】

客观认识自己

大仲马中学辍学后来到了巴黎，一度混到贫困潦倒的地步。他让父亲的同学帮他找一份吃饭的工作。父亲的同学问大仲马："你有学历吗？"他说："没有。"父亲的同学问："你有什么技术？"他回答："没有。"父亲的同学又问："你能干装卸工作吗？"大仲马说："体力不行。"父亲的同学说："那你填个求职登记表吧。"大仲马认真填写了一份求职登记表。父亲的同学一看说："你的字写得很好，这就是优点啊！""这也是优点？"大仲马认识了自己的优点，后来成就了一个伟大的大仲马。

著名作家史铁生，当得知自己瘫痪后，曾一度绝望。老师去看他，他沮丧着说自己是个废人。老师说："你的作文当年不是很好吗，在家学着写啊！"史铁生看到了自己的优点，试着投稿，后来成为著名作家。

点评：俗话说，人最大的弱点是不能认识自己。有的人看不到自己的缺点，有的人看不到自己的优点。看不到自己缺点的人大多不能进步，看不到自己优点的人则有着潜在的发展空间。这种人一旦认识到自己的优点，就会由绝望转变为希望，成就自己的优点。

【本章知识点】

1. 性格与气质的类型。
2. 职业性格与兴趣倾向。
3. 木桶理论和正视自己。
4. 修炼自我，提高职业竞争力。

【思考与练习】

1. 你会选择自己喜欢的城市居住还是选择有市场发展潜力的城市居住？这个城市是否会让你开心？

2. 你是否会选择自己最喜欢的行业？想通过工作帮助哪些人，帮助他们做些什么？对社会有怎样的贡献？

3. 你是否愿意不断接受挑战？喜欢凭自己的努力而增加收入，还是拿一份固定工资，不喜欢变化？

第四篇　规划职业生涯

开篇的话

当今社会处在变革的时代，到处充满着激烈的竞争。物竞天择，适者生存。职业活动的竞争非常突出，要想在这场激烈的竞争中脱颖而出并保持立于不败之地，必须设计好自己的职业生涯规划，这样才能做到心中有数，不打无准备之仗。不少医学毕业生不是首先坐下来做好自己的职业生涯规划，而是拿着简历与求职书到处跑，想着会撞到好运气，找到好工作，结果浪费了大量的时间、精力与资金，到头来感叹招聘单位有眼无珠，不能"慧眼识英雄"，叹息自己英雄无用武之地。这部分毕业生没有充分认识职业生涯规划的意义与重要性，认为找到理想的工作靠的是学识、业绩、耐心、关系、口才等条件，认为职业生涯规划纯属纸上谈兵，甚至是耽误时间，有那时间还不如多找两家招聘单位。这是一种错误的想法。磨刀不误砍柴工，我们应该未雨绸缪，先做好职业生涯规划。有了清晰的认识和明确的目标之后，再把求职活动付诸实践，这样才能事半功倍，也更经济、更科学。本篇从职业生涯发展的相关理论、职业规划与目标策略、职业发展与生涯管理三个方面带你走进"规划职业生涯"的佳境。

第十一章　职业生涯发展的相关理论

凡事预则立，不预则废。

《礼记·中庸》

一个人从出生到死亡，或者说一个人的一生，按生命成长，可以划分为不同的历史阶段，或者说划分为不同的生命阶段，如幼年、少年、青年、中年、老年等，而在生命期内起决定作用的则是工作，这是人生存发展的前提条件。为了从事一定的工作，就需要接受具备工作能力的职业教育。人的一生中，大部分时间是与职业有关的，或者是处于职业选择阶段，或者是处于就业阶段，或者已经结束了就业阶段，但仍然在社会上继续从事一定的职业劳动阶段。因此，一个人从职业学习开始到职业劳动、最后结束人生的旅程就是职业生涯。人的职业生涯发展有其自身的规律，研究者通过长期观察和总结，形成了关于职业生涯发展的理论，了解和掌握一定的职业生涯发展理论，对在校医学生做好职业生涯发展规划有着十分重要的意义。

第一节　职业生涯概述

一、职业生涯的含义

生涯（career）一词的古希腊原意是两轮马车，引申为道路，主要指个人一生的道路或发展路径。关于生涯的定义有很多，大多数学者接受的定义来自 Super 的观点。生涯是生活中各种事件的演进方向和历程，统合了人一生中的各种职业和生活角色，由此表现出个人独特的自我发展形态。

广义的生涯，是指个体在其整个生命活动时空中所经历的以接受教育（培训）与职业转换为主轴的一切活动的总和。狭义的生涯，既可以指个体在某一段生命活动的时空里所经历的以教育（培训）与职业转换为主轴的一切活动的总和，也可以指个体在某一段生命活动的时空里所经历的以非教育（培训）与职业转换为主轴的一切活动的总和。"生涯"具有方向性，所以是矢量而不是标量。因为是矢量，我们才可以进行诸如学习生涯、职业生涯乃至整体生涯的规划或培训。

生涯不仅限于工作或职业，它包含更丰富和更广泛的内容，包含个人的一生及其所从事的所有活动，是从个体发展和整体生活的高度来考察个人与职业、个人与社会的关系。"生涯"的"涯"是边际的意思，所以"生涯"的字面意思就是一生所涵盖的范围，其他意思都是由本意衍生而来，如职业生涯。

职业生涯是指一个人一生连续担负的工作职业和工作职务的发展道路。简单地说，职业生涯是以满足需求为目标的工作经历，包括工作内容的确定和变化、工作业绩的评价、工作待遇、职称、职务的变动等。职业生涯从内涵上可分为外职业生涯和内职业生涯。外职业生涯是指从事一种职业时的工作时间、工作地点、工作单位、工作内容、工作职务与职称、工资待遇、荣誉称号等因素的组合及其变化过程。内职业生涯是指在职业生涯发展中通过提升自身素质与职业技能而获取的个人综合能力、社会地位及荣誉的总和。内职业生涯因素是在外职业生涯过程中靠自己的不断探索而获得，不随外职业生涯的获得而自动具备，也不会由于外职业生涯的失去而自动丧失。

根据定义，职业生涯规划首先要对个人特点进行分析，再对所在组织环境和社会环境进行分析，然后根据分析结果制订一个人的事业奋斗目标，选择实现这一事业目标的职业，编制相应的工作、教育和培养的行动计划，并对每一步骤的时间、顺序和方向做出合理的安排。

一般来说，职业生涯规划从个人角度和组织角度可以分为个人职业生涯规划和组织职业生涯规划。个人职业生涯规划是个人对自己一生职业发展道路的设想和规划，它包括选择什么职业，以及在什么地区和什么单位从事这种职业，还包括在这个职业队伍中担负什么职务等内容。个人通过职业生涯规划，可以使自己的一生职业有个方向，从而努力地围绕这个方向，充分地发挥自己的潜能，使自己走向成功。

组织职业生涯规划是指在广大职员希望得到不断成长、发展的要求推动下，单位人力资源管理与开发部门制定有关职员个人发展与组织需求和发展相结合的计划，不断增强职员的满意感，从而使职员与组织的发展和需要统一协调起来。

我们这里主要从个人角度来谈职业生涯规划。

二、职业生涯的特征

1. 方向性 每个人都有一个"内心的引导者"引领着自己，沿着一定的方向行驶着自己的航船。职业生涯是生活中各种事态连续演进的方向。

2. 时间性 它是纵贯一生的发展，是人一生中连续不断的一个过程。从职业学习开始到职业劳动、直到最后人生的结束。职业生涯综合了人一生中依序发展的各种职业角色。

3. 空间性 职业生涯除了职业角色之外，还包括任何与工作有关的经验和活动，如承担该工作需要的资格和能力，以及工作中建立的与其他部门或社会成员的人际关系等。

4. 独特性 每个人的生涯发展是独一无二的，不可复制，没有一个人的生涯发展是与另一个人完全相同的。

5. 现象性 它的存在是由个人的主观意识所决定的，只有当一个人思考自己的未来时，生涯才开始存在。现代社会这一特征越发凸显。

6. 主动性 它可以由人进行主动塑造，在个人生涯发展中，有很多因素都对其产生影响，但通过人的主动决策，可以塑造不同的生涯。

7. 终身性 "职业"在人们一生中占据的时光很长，但它并不是人们生命时光的全部；而生涯则包含了一个终身发展的生涯历程。

8. 整合性 人们的生活经验会左右其职业选择和职业发展，而职业选择又往往意味着决定了一定的生活空间和某种生活状态。生涯是一个整合的概念，它涉及人生整体发展的各个层面，要求我们用联系的眼光来审视职业问题。

第二节 职业生涯发展基本理论

职业生涯的基本理论主要用于解决职业的选择、职业的发展和职业的决策几个方面的问题，反映的是生涯发展的一般规律。通过对这些理论的学习和应用，可以使我们在进行生涯规划时，在职业生涯发展基本理论指导下，采取更有效的方法，避免走弯路。生涯领域比较成熟、影响深远的理论有帕森斯的职业选择理论、舒伯的生涯发展阶段理论、施恩的职业生涯发展理论、彼得森、辛普森和利尔墩的认知信息加工理论。

一、帕森斯的职业选择理论

1909 年，职业指导之父——美国的弗兰克·帕森斯出版了《选择职业》一书。这本书告诉人们，不要只是"找工作"，而是要"选择职业"。帕森斯提出了特质因素论，这是最早期的职业辅导理论。帕森斯认为，每个人都有稳定的特质，即人格特征（能力倾向、兴趣、价值观和人格等，这些都可以用测量工具加以评量）。职业也有一组稳定的因素（所谓"因素"是指在工作上取得成功所必须具备的条件或资格，这可以通过对工作的分析进行了解），可以通过对自我爱好的能力认识、对工作环境及其性质的理解、二者之间的协调与匹配，做出职业决定，实现"人－职匹配"。

帕森斯提出，明智的职业选择有三个主要原则：第一，对自我进行探索，清楚了解自己的特性，即了解自己的态度、能力、兴趣、志向、限制及其他特质。第二，了解各种职业及岗位要求模式，即从事各种职业所需要的知识、技能、经验及成功的必要条件，各种职业的利弊、报酬及晋升的机会。第三，将上述两类资料进行综合，并找出与个人特质匹配的职业。

帕森斯的重要贡献就在于其职业选择理论中的三要素模式。在早期的职业指导中，三要素模式是职业选择的经典性理论之一。帕森斯认为，职业与人的匹配分为两种类型：①条件匹配。例如，所需专门技术和专业知识的职业与掌握该种特殊技能和专业知识的择业者相匹配，如脏、累、险等劳动条件很差的职业，需要吃苦耐劳、体格健壮的劳动者与之匹配。②特长匹配。某些职业需要具有一定的特长，如具有敏感、易动感情、不守常规、独创性、个性强、理想主义等人格特性的人，宜于从事具有审美性、需要自我感情表达的艺术创作类型的职业。

帕森斯的职业选择理论的局限性表现在：按照帕森斯的观点，社会上不同的职业都具有不同的因素，它们要求工作人员都具有一定的个人特质。在长期的实践中，人们发现随着心理测量工具的日臻完善和技术水平不断提高，尽管一些职业的录用标准可以确定，但因职业种类繁多，并且职业发展演化迅速，难以确定各种职业所需要的个人特质；心理测量工具的信度和效度也不能尽如人意。受多种因素影响，以此为基准的人－职匹配过于客观化，对人本身的诸如态度、期望、人格、价值观等择业主体的主观因素重视不够，这样的人－职匹配是粗疏的，尤其是毕业生在择业环节上要完全实现人－职匹配是难以实现的。另外，理论中的静态观点与现代社会的职业变动规律不相吻合。它只是强调了什么样的个人特质适合做什么工作，却忽视了社会因素对职业设计的影响和制约作用。而且就目前我国的毕业生来说，由于受应试教育和统一培养模式的影响，个人特质不够明显，个性不够突出，同时社会发展也还未达到人－职匹配的要求。

尽管如此，但该理论在我们的职业选择过程中的指导作用是不容否认的。我们在职业选择过程中，要充分分析自己的特质情况，并充分了解相关职业的各种要求，在全面了解自我、了解职业的情况下努力做到人－职匹配，知识不能过于机械。

二、舒伯的生涯发展阶段理论

发展心理学认为，人的一生经历多个发展阶段，每个发展阶段都有自己独特的发展任务，任务的完成与否直接影响后面阶段的发展。在此基础上，美国著名的职业规划大师舒伯提出了强调生涯发展阶段的理论。他认为，生涯发展是人生成长的一部分，生涯发展的萌芽期自童年就开始了，随着年龄的增长，生涯发展呈现出一种连续的、有秩序的、无法逆转的形态。他根据不同年龄阶段人们的生涯任务与角色的差异，将生涯发展划分为成长期、探索期、建立期、维持期和衰退期五个阶段（表11–1）。同时，舒伯非常强调"自我概念"在职业选择和生涯发展中的作用。所谓自我概念，就是自己对"我是谁"问题的回答。

表11–1　生涯发展阶段与发展任务

阶段	描述	阶段	任务
成长期	通过对家庭、学校中的重要人物的认同，开始发展自我概念；需要与幻想为此时期最主要的特质；随着年龄的增长，社会参与及现实考验逐渐增加，兴趣与能力越来越重要	1. 幻想期（4～10岁）　需要为主，幻想中的角色扮演甚为重要 2. 兴趣期（11～12岁）　喜好是个体抱负与活动的主要决定因素 3. 能力期（13～14岁）　能力逐渐具有重要性，并能考虑工作条件	提高自理能力；性别认同；发展立志能力；发展团队协作的能力；选择适合自己能力的活动；提高对自己行为的责任感
探索期	在学校、休闲活动及各种工作经验中进行自我检讨、角色探索及职业探索	1. 探索期（15～17岁）　考虑需要、兴趣、能力及机会，作暂时的决定，并在幻想、讨论、课程及工作中加以尝试 2. 过渡期（18～21岁）　进入就业市场或专业训练，更重视现实的考虑，并企图实现自我概念；一般性的选择转为特殊性的选择 3. 尝试期（22～24岁）　生涯初定并试验其成长为长期职业生活的可能性，若不适应则可能重新确定方向	进一步发展能力与才干；选择学习计划；发展独立性；选择适合自己的专业与工作；发展相关的专业技能
建立期	寻求适当的职业领域，逐步建立稳固的地位；职位、工作可能变迁，但职业一般不会改变	1. 试验–承诺稳定期（25～30岁）　寻求安定，可能因生活或工作上多次变动而尚未满意 2. 建立期（31～44岁）　致力于工作上的稳固；大部分人处于最具创意时期，资深、表现优秀	逐渐稳定于一项工作；确立自己将来的保障；发现适当的晋升路线
维持期	逐渐取得相当地位，重点在于如何维持地位，很少有新意；需要面对新进人员的挑战	45～64岁：属于升迁和专业技能娴熟阶段，已不再考虑变换职业工作	维持既有成就和地位
衰退期	身心状况衰退，原工作停止，发展新的角色，寻求不同方式以满足需要	64岁以上：结束职业生涯，学会接受一种新角色	逐渐适应退休生活；充实闲暇时间；学习个人兴趣活动技能；尽可能维持自理的状态

三、施恩的职业生涯发展理论

美国的施恩教授立足于人生不同年龄阶段面临的问题和职业工作主要任务，将职业生涯分为 9 个阶段。

1. 成长、幻想、探索阶段　一般 0~21 岁处于这一职业发展阶段。主要任务：

◇发展和发现自己的需要和兴趣，发展和发现自己的能力和才干，为进行实际的职业选择打好基础。

◇学习职业方面的知识，寻找实现的角色模式，获取丰富的信息，发展和发现自己的价值观、动机和抱负，做出合理的受教育决策，将幼年的职业幻想变为可操作的现实。

◇接受教育和培训，开发工作世界中所需要的基本习惯和技能。在这一阶段所充当的角色是学生、职业工作的候选人、申请者。

2. 进入工作世界　16~25 岁的人步入该阶段。

（1）进入劳动力市场，谋取可能成为一种职业基础的第一项工作。

（2）个人与雇主之间达成正式可行的契约，个人成为一个组织或一种职业的成员，充当的角色是应聘者、新学员。

3. 基础培训　处于该阶段的年龄段为 16~25 岁。

与上一正在进入职业工作或组织阶段不同，要担当实习生、新手的角色。也就是说，已经迈进职业或组织的大门。此时的主要任务，一是了解、熟悉组织，接受组织文化，融入工作群体，尽快取得组织成员资格，成为一名有效的成员；二是适应日常的操作程序，应付工作。

4. 早期职业的正式成员资格　此阶段的年龄为 17~30 岁，取得组织新的正式成员资格。主要任务：

◇承担责任，成功的履行第一次工作分配的有关任务。

◇发展和展示自己的技能和专长，为提升或进入其他领域的横向职业成长打基础。

◇根据自身才干和价值观，根据组织中的机会和约束，重估当初追求的职业，决定是否留在这个组织或职业中，或者在自己的需要、组织约束和机会之间寻找一种更好的配合。

5. 职业中期　处于职业中期的正式成员，年龄一般在 25 岁以上。主要任务：

◇选定一项专业或进入管理部门。

◇保持技术竞争力，在自己选择的专业或管理领域内继续学习，力争成为一名专家或职业能手。

◇承担较大责任，确立自己的地位。

◇开发个人的长期职业计划。

6. 职业中期危险阶段　处于这一阶段的是 35~45 岁者。主要任务：

◇现实地估价自己的进步、职业抱负及个人前途。

◇就接受现状或争取看得见的前途做出具体选择。

◇建立与他人的良师关系。

7. 职业后期 从 40 岁以后直到退休，可以说处于职业后期阶段。此时的职业状况或任务：

◇成为一名良师，学会发挥影响，指导、指挥别人，对他人承担责任。

◇扩大、发展、深化技能，或提高才干，以担负更大范围、更重大的责任。

◇如果求安稳，就此停滞，则要接受和正视自己影响力和挑战能力的下降。

8. 衰退和离职阶段 一般在 40 岁之后到退休期间，不同的人在不同的年龄会衰退或离职。

此间主要的职业任务，一是学会接受权力、责任、地位的下降；二是基于竞争力和进取心下降，要学会接受和发展新的角色；三是评估自己的职业生涯，着手退休。

9. 离开组织或职业——退休 在失去工作或组织角色之后，面临两大问题或任务。

◇保持一种认同感，适应角色、生活方式和生活标准的急剧变化。

◇保持一种自我价值观，运用自己积累的经验和智慧，以各种资源角色，对他人进行传帮带。

需要指出的是，施恩虽然基本依照年龄增大顺序划分职业发展阶段，但并未囿于此，其阶段划分更多的是依据职业状态、任务、职业行为的重要性。正如施恩划分职业周期阶段是依据职业状态、职业行为和发展过程的重要性，又因为每人经历某一职业阶段的年龄有别，所以，他只给出了大致的年龄跨度，并表现在职业阶段上所示的年龄有所交叉。

四、彼得森、辛普森和利尔墩的认知信息加工理论

彼得森、辛普森和利尔敦（Peterson，Sampson & Reardon）提出了从信息加工取向看待生涯问题解决的认知信息加工理论。该理论认为，生涯发展就是一个人是如何做出生涯决策，以及生涯问题解决和生涯决策过程中如何使用信息。该理论假设：生涯选择源于认知过程和情感过程的交互作用，它是一种相当复杂的问题解决活动。个人解决生涯问题的能力，即生涯成熟度，取决于个人的知识和认知操作的有效性。

认知信息加工理论（cognitive information processing，CIP）是将当代认知心理学中的信息加工理论应用在生涯发展的理论概念中后，迅速发展起来的一个重要理论范式，金字塔模型和 CASVE（沟通、分析、综合、评估和执行）循环是该理论的核心观点。

早在 20 世纪 80 年代初，美国佛罗里达州立大学以盖瑞·彼得森（Gary Peterson）的一个研究团队结合认知心理学的知识，试图建立一个认知信息加工模型，以应用于生涯辅导。1991 年，这些研究者在他们合著的 Career Development and Services：A Cognitive Approach 一书中阐述了思考生涯发展的新方法。这一方法有以下 8 种基本假设。

◇生涯选择基于我们如何认知信息和感受信息。

◇生涯选择是一种问题解决活动。

◇作为问题解决者，我们的能力既依赖于我们拥有的知识，也依赖于认知的操作。

◇生涯问题的解决需要良好的记忆力。

◇动机在生涯问题解决中起着重要的作用。

◇生涯发展包括我们知识结构的不断改变和发展。

◇生涯认同很大程度上依赖于"自我认识"的发展程度。

◇生涯决策的成熟与否取决于我们解决生涯问题的能力大小。

简单地说，认知信息加工理论探讨了人，确切地说是人的大脑在生涯问题解决和决策制定过程中，如何接收、转换、储存与取用知识信息。

图 11 - 1 是认知信息加工理论的金字塔模型。该模型共分三层，自我知识和职业知识一起构成了塔底；中间一层为决策层面，主要指生涯决策中的 CASVE 循环；顶层为执行层面，即元认知。

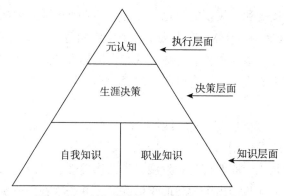

图 11 - 1　认知信息加工理论的金字塔模型

知识层面包括自我知识和职业知识两个部分。自我知识主要指了解自己的价值观、个性、兴趣和技能等；职业知识指理解特定的职业、学校、教育、培训及与职业相关的各种信息。

决策层面说明了我们如何进行生涯决策，CASVE 循环式是其中最关键的内容。

执行层面的内容为元认知。在认知心理学理论中，"认知"指人们的思维方式或者人们的头脑是如何加工信息的。"元认知"指认知的认知，或认知过程的认知，也叫反省认知。在金字塔的顶端，我们要思考决策制定的过程，即决定为实现目标而工作的时间和方式，以及采取何种途径来解决生涯问题。

认知信息加工理论将生涯决策看作生涯发展的关键一环。该理论用 CASVE 循环来表述个体如何做出决策。也就是说，生涯决策是下面五个要素之间的往返循环过程（图 11 - 2）。

CASVE 循环清晰地给出了进行良好生涯决策的五个步骤。

1. 沟通（communication）　即了解来访者之间存在的差距，这是问题解决开始时需要的信号。这些差距可能是外部需求，诸如不良工作行为、自我破坏行为、机体障碍物或抱怨；也可能是内部状态，如抑郁、焦虑或使人不舒服的其他情感等。这些交流形成了两个最基本的问题：此刻我正在思考并感觉到的自己的职业选择是什么？我对职业咨询结果所抱的希望是什么？

2. 分析（analysis）　即澄清或获得关于自我、职业、决策及元认知的知识，包括

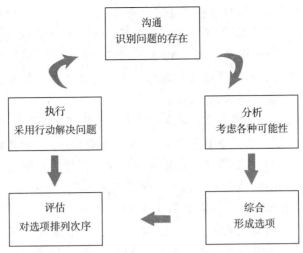

图 11 – 2　信息加工技能的 CASVE 循环

获得我们需要的信息的各个步骤。

3. 综合（synthesis）　即精心搜索和综合选择。精心搜索指查看各种可能性，以发现尽可能多的解决问题的方法；综合或具体化阶段的工作是向那些与自己知识一致的解决方法靠拢。

4. 评价（valuing）　即找出最优选择并做出临时选择，指在研究了什么选择最适合自己、环境情况及哪些人们与自己的生活关系最密切之后，选择可能性最大的情况。

5. 执行（execution）　即设计一项计划来实施某一临时选择，包括培训准备（如正规教育或培训经历）、实践检验（如兼职、志愿工作等）与求职。

CASVE 循环是一个可以反复运行的过程，根据是否需要做出决策及是否容易获得信息资源等情况，个体决定是否重新重复上述五个要素。

认知信息加工理论为我们提供了一种解决生涯问题的有效方法。在进行生涯决策时，借助该方法，我们可以为自己绘制金字塔模型，分析自己在三个层面的优势与不足，弥补自己的短板，从而进行有效的生涯决策，以助于我们在生涯发展各阶段中的成长。

【经典小故事】

开启人生理想之门的钥匙

有两兄弟，他们一起住在一幢公寓楼里。一天，他们一起到郊外爬山。傍晚时分，等他们回到公寓楼的时候，发现大厦停电了。这真是一件令人沮丧的事情。为什么呢？因为很不巧，这两兄弟住在大厦的顶层。那么，顶层是几楼呢？那就更加不巧了，顶层是第 80 层。很恐怖吧。虽然两兄弟都背着大大的登山包，但面对此情况也是别无选择。哥哥对弟弟说："我们爬楼梯上去吧。"于是，他们就背着登山包开始往上爬。

到了 20 层的时候，他们觉得累了。于是弟弟提议说："哥哥，背包太重了，不如这样，先把它们放在 20 层，我们人先上去，等大厦恢复电力，我们再坐电梯下来取。"哥哥一听，觉得这主意不错。回应说："好啊。弟弟，你真聪明。"于是，他们就把背包放在了20层，继续往上爬。卸下了沉重的背包后，两个人感觉轻松了很多。他们一路有说有笑地往上爬。但好景不长，到了40层的时候，两人又觉得累了。想到只爬了一半，往上还有40层要爬，于是开始互相埋怨，指责对方不注意停电公告，才落到如此下场。他们边吵边爬，就这样爬到了60层。

到了60层时，两个人筋疲力尽，累得连吵架的力气也没有了。哥哥对弟弟说："算了，只剩下最后20层了，我们不要再吵了。"他们一路无言，安静地继续往上爬。

终于，到80层了。到了家门口，哥哥长吁一口气，摆了一个很酷的姿势说："弟弟，拿钥匙来!"弟弟说："有没有搞错？钥匙不是在你那里吗……"

大家猜猜发生了什么事？钥匙留在了20层的登山包里。

这个故事其实反映的是我们的人生。20岁之前，我们生活在家人、老师的期望之下，背负着很多压力，不停地做功课、考试、升学，就好像背着一个很重的登山包。加上自己不够成熟，所以走得很辛苦。

20岁以后，从学校毕业，踏上工作岗位，开始自己的职业生涯。自己喜欢做什么就做什么，想怎么做就怎么做，好像是卸下了沉重的包袱。所以说，20～40岁是人的一生中最愉快的20年。到了40岁，人到中年，发现青春逝去，但又有很多遗憾，于是骂领导不识才，怪家人不体恤，埋怨政府，埋怨国家，埋怨社会……就这样在抱怨遗憾中又过了20年。

到了60岁，发现人生所剩不多，于是告诉自己，不要再埋怨了，就珍惜剩下的日子吧。之后，默默走完自己的最后岁月。到了生命的尽头，突然想起：好像有什么忘记了。是什么呢？是你的钥匙、你人生的关键。你把你的理想、抱负都留在了20岁，没有完成。

想一想，是不是也要等到40年之后、60年之后才追悔呢？我们最在意的是什么？希望将来的自己和现在有些什么不同？是不是可以做些不让遗憾发生的事呢？那么，我们要做什么呢？

【教学案例】

职业生涯早规划，扎根基层有发展

小王是某医药高等专科学校护理专业毕业生，现任某民营医院副院长。说起自己当初的选择，她是一脸的灿烂。

我觉得自己的选择是正确的。如果到大城市工作，我肯定有机会，因为自己的专业知识学得非常扎实，当时也有几家单位愿意要我。

但从小我就有个愿望，希望自己成为一名医术高超的大夫，能够通过自己的努力帮助更多需要救治的患者，为他们送去健康和幸福。这个愿望一直在我的脑海中。大学毕业后，在老师和父母的鼓励下，我决定放弃到大城市工作的机会，选择了回到家乡比较偏远的县医院工作。在这里，我努力工作，几年下来，业务能力不断提高，得到了患者和领导的认可，并逐步走上了管理岗位，成为"下得去、用得上、留得住"的基层医疗卫生单位的骨干。我觉得，现在的医院让我拥有更加广阔的舞台。

在家乡，我更加理解老百姓对健康的渴望。如果问我最大的幸福是什么，那就是看着一个个患者经过自己的亲手治疗恢复健康，他们的笑容是对我最大的鼓励。

我工作的单位是一家民营医院，虽然很多时候民营单位不能被太多的人接受，但医院的办院理念和服务宗旨，使我看到了医院的实力和发展前景。我愿意用自己毕生的努力，与医院的同事一起，用最好的服务和先进的办院理念，让医院成为家乡父老健康的守护神！

点评：小王的就业选择和职业发展经历，反映了她对自己职业生涯规划的自觉性，这种自觉性源于从小的愿望。她的就业选择和职业发展的成功之处在于：一是不盲目从众，没有选择到大城市工作，而是寻求错位发展，选择回到比较偏远的家乡县城工作。二是职业定位与社会需要和国家政策吻合，基层医院需要"下得去、用得上、留得住"的医疗卫生人才，国家对民营医院的扶持逐渐加大，一系列有关民营医院的利好政策不断出台，民营医院得到较快发展。三是找到了有利于自己发展的平台，患者对她工作的肯定是她价值的体现，她是自信的，也是幸福的。

【本章知识点】

1. 职业生涯的含义。
2. 职业生涯的特征。
3. 舒伯的生涯发展阶段理论。

【思考与练习】

谈谈你对职业生涯的认识，以及职业生涯理论对你的启示。

第十二章　职业规划与目标策略

千里之行，始于足下。

老子

没有理论的实践是盲目的实践。在了解和掌握了一定职业生涯发展的相关理论以后，怎样运用理论，将理论与实践相结合，是即将走上社会的医学生面临的重要问题。它包括两个方面，即态度问题和操作问题。是否重视职业规划属于态度问题，有无自己的职业规划，是否真正理解职业规划的内涵和意义，有没有近期就业目标和长远职业理想，决定了一个人的人生发展方向和路径。如何进行职业规划属于操作问题，知晓职业规划的重要性，还要懂得如何根据职业规划的原则，按照职业规划的基本步骤科学确定职业目标，制订和实施职业规划方案，从而实现自己的职业理想。

第一节　职业规划概述

一、职业规划的含义

职业规划，也叫职业生涯规划（career planning），是指个人与组织相结合，在对一个人职业生涯的主客观条件进行测定、分析、总结的基础上，对自己的兴趣、爱好、能力、特点进行综合分析与权衡，结合时代特点，根据自己的职业倾向，确定其最佳的职业奋斗目标，并为实现这一目标做出行之有效的安排。

职业规划是对职业生涯乃至人生进行持续的系统的计划的过程。一个完整的职业规划由职业定位、目标设定和通道设计三个要素构成。它是个人发展与组织发展相结合，在对个人和内外环境因素进行分析的基础上，确定一个人的事业发展目标，并选择实现这一事业目标的职业或岗位，编制相应的工作、教育和培训行动计划，对每一步骤的时间、项目和措施做出合理的安排。

二、职业规划的意义

1. **职业规划是明确人生追求目标的需要**　美国的戴维·坎贝尔说："目标之所以有用，仅仅是因为它能帮助我们从现在走向未来。"有分析认为，世界上通常只有3%的人有自己的目标和计划，并且将它明确写出来；还有10%的人有目标和计划，但却将它留在自己的脑子里；剩余的 87% 的人都在随波逐流。可见，及早做好职业规划能让你更具有独特眼光、远见和洞察力，能够发现问题、正视问题，并采取积极和有效的方法解决问题，从而不断改进和改善自己的处境。有效的职业规划有利于明确人生未来的奋斗目标。

2. 职业规划是实现个性化发展的需要 职业生涯规划的主体是学生个人，而不是学校和其他社会组织。每个学生的成长环境、教育背景、个性类型、文化熏陶、世界观、价值观、能力、职业目标等各个方面都不尽相同，每个人的职业规划也不尽相同，但其职业规划都建立在对自身个性、潜能的认识和发掘的基础上。学生对自身的个性特征、能力倾向了解越全面、越深刻，职业规划就越切合自己实际，远大的职业理想也才能越具有现实意义，越具有可行性。

3. 职业规划是实现远期职业理想的需要 要实现职业理想，必须要确定一条职业发展路线，例如，是向专业技术方向还是向行政管理方向发展。发展方向不同，要求就不同。对人生的职业发展路线做出选择，统筹安排今后的学习和工作，也是为实现远大的职业理想铺就前进的道路。

确定职业理想或职业目标后，在进行职业生涯规划时要制订相应的行动方案以落实理想、实现目标。一套完整的行动方案通常包括职业发展路线、教育培训安排、时间措施等。大学或中职阶段处于职业生涯的早期阶段，这一阶段的主要任务是知识能力储备和职业选择规划。因此，这一阶段的行动方案主要围绕这个主题进行，具体包括以何种形式学习、参加什么培训项目、学习哪方面知识、达到什么标准、能力积累提高的具体途径等。行动方案的制订会使促使制订者按照方案进行实施，在实施过程中还应适时进行反馈、修正和调整，以使远大的职业理想不虚幻。

4. 职业规划是实现近期顺利就业的需要 随着高等教育的迅速发展，学生数量急剧增加，学生供给与社会需求之间的关系由"供不应求"转为"供需平衡"，甚至"供大于求"。在今后相当长的一段时间内，我国高校毕业生都将处于"买方市场"，就业竞争十分激烈。因此，必须打好提前仗。只有及早做好职业规划，才能把握时代发展趋势，积极应对就业形势变化，争取职业成功。职业生涯规划就是人生的风向标，它指引着你、引导着你走向正确的方向，能让你少走弯路，在最短的时间内顺利实现目标。

第二节　职业规划的原则、步骤与策略

一、职业规划的原则

进行职业规划时，要量体裁衣，既有挑战性，又要切合实际；既要循序渐进，又要注意适时调整。制订科学的职业规划一般应遵循以下原则。

1. 长期性原则 规划一定要从长远考虑，只有这样，才能为人生设定一个大方向，使你集中力量紧紧围绕这个方向做出努力，最终取得成功。

2. 挑战性原则 规划要在可行性的基础上具有一定的挑战性，这样才能避免陷于平庸。具有挑战性的目标选择能对自己起到激励的作用。如果计划完成，则会产生成就感。

3. 清晰性原则 人生各阶段的线路划分与安排一定要清晰、明确。应考虑目标、措施是否清晰、明确，实现目标的步骤是否具体等。

4. 可行性原则 应注意规划是否从实际出发，是否考虑到个人、社会和用人单位环境的特点与需要，各阶段的路线划分与措施是否具体可行。

5. 适时性原则 规划要有事实依据，要根据个人特点、用人单位的发展需要和社会发展需要来制订。要考虑达到各种目标的行动安排、先后次序，是否有明确的时间限制和标准，时间表是否足以作为日后行动检查的依据。

6. 适应性原则 规划未来的职业生涯涉及多种可变因素，因此应增加适应性，应考虑目标或措施是否具有弹性或缓冲性，是否能随环境的变化而调整。

7. 持续性原则 人生的各个发展阶段应该是持续连贯、衔接发展的，因此在规划职业生涯时应考虑人生发展的整个过程。注意主要目标与分目标是否统一，具体规划与人生总体规划是否一致。

二、职业规划的基本步骤

1. 自我评价

（1）**自我反省法** 内省是自我修炼的重要方法。"吾日三省吾身"。在进行重要决策之前，或遇到迷惑的事情时，找个舒适安静的环境，倾听自己内心深处的声音：你为什么要进行这样的选择，不同的选择会带来怎样不同的结果？将事情的始末像过电影一样慢慢回放。品味细节，特别是那些给自己带来迷惑和震动的情节，总结分析问题的关键点，进而想出 3 种以上的应对方法。同时，闲暇时间养成自我总结的习惯。比如每天临睡之前回顾一下今天的自己，不管是从哪方面，想想今天的收获及遗憾。这样每时每刻你都在重新了解自己，每时每刻你都在成就着自己的未来。

（2）**5W 分析法** 5W 分析法是一种极为简单、有效的生涯规划方法，通过提问，可达到生涯规划的目的。

◇Who are you（你是谁）？

对自己进行一次深刻的反思，对自己有一些比较清醒的认识，并对这些认识按照重要性排序，包括自己的年龄、性别、专业、家庭情况、动手能力、思考能力等。

◇Who do you want（你想要什么）？

这个问题是对自己职业发展的一个心理趋向的检查。每一个人在不同阶段的兴趣和目标并不完全一致，有时甚至是完全对立的，但它会随着年龄和经历的增长而逐渐固定，并最终锁定为自己的终身理想。

◇What can you do（你能做什么）？

可以把自己已有能力做的和通过潜能开发能够做的事写下来。这是对自己能力与潜能的全面总结。一个人的职业定位取决于其能力，其职业发展空间的大小则取决于他的潜力。对潜力的了解可以从自身知识结构、学习能力、兴趣、沟通能力等多个方面进行。

◇What can support you（环境支持或允许你干什么）？

这种环境支持包括客观的各种状态，如经济发展、人事政策、企业制度、职业空间等，也包括主观的各种状态，如同事关系、领导关系、亲戚关系等。规划时应将两方面的因素综合起来。有时人们在做职业选择时常常忽视主观方面的因素，没有将一切有利于自己发展的因素调动起来，从而影响了自己的职业切入点。

◇ What can you be in the end（你最终的职业是什么）？

明晰了前面四个问题，就会从中找到对实现有关职业目标有利和不利的条件，列出不利条件最少的、自己想做又能够做到的职业目标，就有了一个清楚的职业框架。

（3）SWOT 分析法　SWOT 是 strengths（优势）、weaknesses（劣势）、opportunities（机遇）、threats（威胁）4 个英文单词的第一个字母组合。

◇优势（strengths）：学了什么、做过什么、最成功的是什么、忍耐力如何。

◇劣势（weaknesses）：性格弱点、经验或经历中欠缺什么、最失败的事是什么。

◇机遇（opportunities）：现在的就业形势、各种职业的发展空间、社会最急需的职业。

◇威胁（threats）：专业过时、同学竞争、薪酬过低。

2. 职业规划机会的评估　职业规划机会的评估，主要是评估周边各种环境因素对自己职业生涯发展的影响。人是社会的人，任何一个人都是不可能离群索居，都必须生活在一定的环境之中，特别是生活在一个特定的组织环境之中。环境为每个人提供了活动的空间、发展的条件、成功的机遇。特别是近年来，社会的快速变迁、科技的高速发展和市场的竞争加剧，对个人的发展产生了很大的影响。在这种情况下，如果能很好地利用外部环境，则有助于事业的成功。否则，就会处处碰壁，事倍功半。要充分了解所处环境的特点，掌握职业环境的发展变化情况，明确自己在这个环境中的地位，以及环境对自己提出的要求和创造的条件等。只有对环境因素充分了解和把握，才能做到在复杂的环境中趋利避害，使职业生涯规划具有实际意义。

环境因素评估主要包括组织环境、政治因素、社会环境和经济环境。环境分析主要是通过对组织环境特别是组织发展战略、人力资源需求、晋升发展机会的分析，以及社会环境、经济环境等有关问题的分析与探讨，弄清环境对职业发展的作用及影响，以便更好地进行职业目标的规划与职业路线的选择。

3. 确定职业规划目标　职业生涯规划必须有明确的方向与目标。目标的选择是职业生涯发展的关键，是职业生涯设计的核心之一。坚定的目标可以成为追求成功的驱动力。一个人事业的成败很大程度上取决于有无适当的目标，俗话说："志不立，天下无可成之事。"一个未来的成功者，必定是一个目标意识很强的人。职业生涯目标的选择正确与否，直接关系到人生事业的成功与失败。据统计，在选错职业目标的人当中，超过 80% 的人在事业上是失败者。由此可见，职业发展目标选择对人生事业发展是何等重要。

在确定目标时，必须经过以下步骤：第一步，自我分析，找出自己的特点；第二步，对内外环境进行分析，确定自己的位置；第三步，选定职业和职业生涯路线，决定向哪一个方向发展；第四步，确定职业目标，并把该目标具体详细地写出来；第五步，制订相应的行动计划和落实措施，包括长期计划如十年计划，中期计划如五年计划、三年计划，短期计划如年度计划等。

目标分短期目标、中期目标与长期目标。每个人的条件不同，目标也不可能完全相同，但确定目标的方法是相同的。短期目标分为日目标、周目标、月目标、年目标；中期目标一般为 3 ~ 5 年；长期目标为 5 ~ 10 年。分解后的目标要有利于跟踪检查，同时可以根据环境变化制定和调整短期行动计划，并针对具体计划目标采取有效措施。

4. 选择职业规划发展路线 选择好职业生涯路线是职业发展规划是否能成功的重要步骤之一。职业目标确定后，面临的是职业生涯路线的选择。向哪一路线发展，例如：是走技术路线，还是走管理路线；是走技术 + 管理，还是先走技术路线，再走管理路线；此时要做出选择。由于发展路线不同，对人各方面条件的要求也就不同。因为即使同一职业也有不同的岗位，有的人适合从事研究工作，可能在某一领域获得新的突破，成为一名专家学者；有的人则适合从事经营活动，能够在商业大海中建功立业，成为经营人才。如果一个人不具有管理才能，却选择了行政管理路线，那就很难成就事业。因此，在进行职业生涯规划时，必须对发展路线做出抉择，以便及时调整自己的学习、工作及各种行动措施，沿着预定的方向前进。

5. 制订职业规划行动计划 确定了职业生涯的终极目标并选定职业生涯发展的路线后，制订行动计划便成为关键环节。行动计划是指落实目标的具体措施，主要包括学习、工作、培训、教育、轮岗等。

职业生涯规划中的措施主要指为达成既定目标，在提高工作效率、学习知识、掌握技能、开发潜能等方面选用的方法。行动计划要对应相应的措施，要层层分解、具体落实，细致的计划与措施便于进行定时检查和及时调整。

6. 评估与反馈 事物总是处在不断运动变化之中的，由于自身及外部环境条件的变化，职业发展规划也要随着时间的推移而变化。影响职业生涯规划的因素很多，有的变化因素是可以预测的，有的变化因素则难以预测，所谓"计划赶不上变化"。成功的职业发展规划需要时时审视内外环境的变化，并且调整自己的前进步伐。

在制订职业生涯规划时，由于对自身及外界环境不十分了解，最初确定的职业发展目标往往比较模糊或抽象，有时甚至是错误的。要使职业生涯规划行之有效，就必须不断地对职业生涯规划执行情况进行评估与修订。修订的内容包括职业的重新选择、发展路线的调整、人生目标的修正、实施措施和计划的变更等。

职业生涯的规划者是规划者本人，因此他可在不同的实景、不同的环境下对职业发展规划做出调整，使之与理想更加相符。学生在完成学习任务的同时，还必须审视自己的职业发展规划，发现不足，不断进行修正，以使其更加适合自己的职业生涯。评价可通过回答与价值观和兴趣的一致性、与组织需求的一致性、与职业需求的一致性、与环境需求的一致性等问题进行。

在实施职业发展规划中总结经验和教训，评估职业发展规划，可以修正自我认知，纠正最终目标与分阶段目标的偏差，从而确保职业发展规划的行之有效。通过评估与修正，还可增强实现职业目标的信心。必要的时候，可考虑对职业目标和路线进行修正，但一定要慎重。

三、职业规划的策略与方法

职业规划，是一个人未雨绸缪地对未来职业发展的可能性进行设计，并做出种种选择的过程，是尽可能地规划未来职业发展的历程。进行职业规划时要考虑个人的智力水平、技能、学识领域、性格特点、自我价值，以及可能得到的助力、受到的阻力和应对的办法，使自己能适得其所而不是一颗摆错位置的棋子。至于"尽可能地规划未来……"的意义在于"尽人事，听天命"。能做到的应全力以赴并做好，个人无法掌握的因素，要有一个健康乐观的心态，理智冷静地面对。

1. 职业探索阶段的预期和决策　由职业生涯发展的模型理论得知，学生时期正处于职业生涯发展的探索阶段。从人生发展的角度看，在探索时期，周围的人们希望学生能确定一种生活方式并脱离父母而独立。这使得还处在青春期的男孩女孩们感受到了做决定的压力。此时，医学生面临着渴望探索和渴求安稳之间的矛盾。他们似乎很迷惑，不同的人以不同的方式来应对"迷惑"。有些人不去理会那些尚未探索的领域，希望尽快找份工作并安定下来；有的人明白自己的所需并做好了未来职业的准备。

虽然对未来职业的预期不同，但在探索阶段，医学生的主要任务是想象和缩小职业选择的范围，并朝着一定方向发展。在这个阶段，医学生的主要任务是做好三件事情：一是将职业理想转化为职业目标；二是确定职业方向和职业类型；三是应对各种不确定情境。

职业理想类似于我们经常说的梦想，或者说年少时的抱负。它通常是通过职业规划而清晰地展现在我们面前。比如说，你的职业理想是科学家，科学又分为自然科学、社会科学和人文科学。你要当哪个领域的科学家？想当自然科学家，而自然科学又分为数学、物理、化学、天文学、地理、生物六大门派，这些工作要求的专业知识和个人素质又是什么？林林总总的问题一层层推进，归根结底是要解决一个问题：你怎么才能成为一个科学家？这就是职业规划要完成的任务。换句话说，你的职业理想要通过职业规划来实现。

确定职业方向和职业类型，首先要做的是了解职业分类、产业领域和新兴职业的方向。

1999 年，原国家劳动部、原国家技术监督局和国家统计局联合编制了《中华人民共和国职业分类大典》。这是我国第一部具有国家标准性质的职业分类大全，具有一定的权威性，呈现了中国职业结构的现状。其将我国现存职业分为 8 大类、66 中类、413小类、1838 细类（职业）。所有的职业类别均可在互联网上进行查询，以了解自己可选择的职业，以及该职业的职责要求和规范，帮助自己择业和就业。

在以信息决策为重要决策手段的今天，多渠道、多方面的信息无疑对职业规划决策提供了更多成功的机会。但需要注意的是，通常情况下，当人们仅仅是为决定而做决定时，不幸便随之降临。为了应对不确定风险，需要提高择业风险意识。所有的不确定性都会对目标达成造成风险，至少要从与职业相关的客观和主观两方面因素去考虑。

（1）从客观因素分析　客观因素包括社会环境因素、社会经济因素、社会需求因素和家庭环境因素。

①社会环境因素：社会环境对职业本身的发展和选择起着重要作用，决定着个体对社会职业的接受程度和态度倾向，进而决定职业观念和职业行为。社会环境因素主要包括社会文化环境、经济发展水平、政治制度和氛围，以及价值观念。

◇社会文化环境：社会文化是影响人们择业的基本因素，主要包括教育水平、教育条件和社会文化设施等。在良好的社会文化环境中，个人能力受到良好的教育和熏陶，从而为职业发展打下更好的基础。

◇经济发展水平：在经济发展水平高的地区，企业相对集中，个人职业选择的机会就比较多，因而有利于个人职业的发展。反之，在经济较落后的地区，个人职业选择的机会就相对较少，个人职业发展也会受到限制。

◇政治制度和氛围：政治和经济是相互影响的，政治不仅影响到一国的经济体制，而且影响着企业和组织体制，从而直接影响到个人的职业发展。政治制度和氛围还会潜移默化地影响个人的追求，从而对职业生涯产生影响。

◇价值观念：一个人生活在社会环境中，必然会受到社会价值观念的影响，大多数人的价值取向，在很大程度上是由社会主体价值取向所左右的。一个人的思想发展、成熟的过程，其实就是认可、接受社会主体价值观念的过程。社会价值观念正是通过影响个人价值观而影响个人的职业选择。

②社会经济因素：社会经济对人的职业生涯发展有一定的影响，如经济增长率、经济景气度、经济建设的重点转移等。当经济振兴时，百业待举，新的行业不断产生，机构增加，编制扩容，为就业及晋升创造了条件。比如，过去的计划经济转为市场经济，加上知识经济社会的到来，无疑给人的生活方式带来巨大的变化，对人的就业、人的发展、人的素质提出更高的要求。

此外，国际化经营、经营贸易国界的消失，对人的素质提出更高的要求。它要求经营人才不但精通专业技术和经营知识，还要精通外语、熟悉国际贸易法及适应异国他乡的生活等。

③社会需求因素：一般来说，社会的大众需求是促进行业发展的长远动力，是医学生择业时要考虑的重要外在因素。大众的才是长远的，才有发展。所以择业时要多分析一下，某个职业（行业）在社会中的作用怎样，对大众的生活会有什么样的影响。要注意的是，社会需求总是先于政府导向的，因为总是先产生需求，而后才是政府的倡导。如果一个行业（职业）既有政府的支持，又是社会大众的需求所在，那么这个行业（职业）的发展趋势一定是很好的。

④家庭环境因素：家庭在人生大事上会留下深刻痕迹，其中，医学生职业选择就融合了家长意志。职业选择的前奏是专业选择，父母的影响更多的是通过家庭环境的熏陶，逐渐融入医学生的心理结构。对父母劳作生活有着强烈感受的医学生，受父母的言谈举止和谆谆教诲的影响，他们多会拒绝选择父母从事的职业。医学家庭出身的学生，在长期的家庭成员接触中，在职业目标上发生冲突，或者子女想要极力摆脱家长意志的

时候，两者的矛盾就会产生。父母们有一种天然的倾向，即把对子女的爱与对子女的干涉乃至控制简单地等同起来。父母对子女常说的一句话是"我这样做是为你好"。"这样做"是父母对子女的控制，"为你好"是父母对子女爱的表达。通过简单的一句话，父母控制子女就会获得合法形式的情感支持。

大学或中职毕业后，医学生面临着具体职业的选择。这时家庭作用又会凸显出来。不过，此时它的影响力已远不如昔，因为医学生已掌握了较为丰富的专业知识，职业意识更加明晰，心理正在日渐成熟，相应地对家庭的心理依赖大为减弱。心理学家发现，一个人只会为自己的选择负责任。因此，在进行职业选择时，医学生要有勇气为自己的职业发展和人生承担责任，同时参考来自父母等支持系统的建议和帮助，最后做出自己的职业选择。

（2）从主观因素分析 主观因素主要是指职业理想、自我价值观、能力素质、兴趣取向、个性特征等。最重要的是弄清楚自身的优势和弱点，为成功的职业发展打下良好基础。

从心理学的角度讲，人们通常不喜欢很宽泛的选择所带来的不确定感。但在职业选择上缩小选择的范围很可能成为对事业的毁灭性决定。因此，建议学生在工作选择上最好拥有较大空间。可是，我们又总是朝向一个目标才能确保目标实现。那么，如何进行职业选择，评估变得尤为重要。一个很有用的技巧就是通过"矩阵"的方法走出决策的犹疑。

将你主要的五项优势、五项需求和可能的职业选择列成一个矩阵，纵向列出你的主要优势和主要需求，横向列出你可能出现的职业，用 5 分制标准对你列出的"可能职业"进行评估，分别将"可能职业"每列中的数据相加，分数最高分的那一项就是你要选择的职业（表 12 − 1）。

表 12 − 1 职业选择评估表

项目	可能职业 A	可能职业 B	可能职业 C
主要优势			
1. 成就	3	2	4
2. 完美	4	3	4
3. 交往	2	2	5
4. 统率	5	3	3
……			
主要需求			
1. 财务经济	3	3	3
2. 娱乐多样性	3	4	4
3. 工作时间自由	2	4	3
4. 创业积累	2	2	4
……			
总和	24	23	30

2. 医药卫生职业岗位角色 随着医药卫生行业按照专业化、职业化的细分，医药院校毕业生由于在学校所学专业的差异，在未来的职业选择时，往往会进入以下职业岗位角色，开始自己的职业生涯，进而发展成为自己的事业。

◇临床医师。

◇临床中医师。

◇公共卫生医师。

◇康复治疗师。

◇心理咨询师。

◇针灸推拿师。

◇护师。

◇药师。

◇中药师。

◇制药工程师。

◇麻醉师。

◇检验师。

◇医学影像师。

◇药物研究员/实验人员。

◇卫生监督人员。

◇药品、保健品、化妆品稽查人员。

◇医药卫生院校教师/教辅人员。

◇医药学术代表。

◇医药产品销售业务员。

◇医药 IT 技术工程师。

◇医药卫生情报收集、编译人员。

◇医药刊物/媒体编辑。

◇计划生育管理人员。

◇医药健康产品注册报批员。

◇医药卫生管理公务员。

◇医药企业人力资源管理人员。

◇医疗保险核保人员。

◇医疗、制药设备仪器维护工程师。

3. 医药学类专业职业发展路线 职业规划和职业发展必须建立在对国家有关政策有一定了解的基础之上，而医药行业关乎人的生命，国家实行行业准入制度，学生毕业后必须参加相应的执业资格考试，取得任职资格或相关证照才能上岗。同时，也要了解职业发展路线（表 12 - 2），以便做好职业规划。

表 12 - 2　医药学类专业职业发展路线

临床医学类	可考国家执业医师资格、心理咨询师资格。晋升职称路线： 医师→主治医师→副主任医师→主任医师 助教→讲师→副教授→教授 助理检验师→检验师→高级检验师 助理麻醉师→麻醉师→高级麻醉师
中医学类	可考国家执业中医师资格，康复治疗师、中医推拿师、中医针灸师证照。晋升职称路线： 中医师→主治中医师→副主任中医师→主任中医师 助教→讲师→副教授→教授
药学类	可考执业（中）药师资格，药学咨询师证照。晋升职称路线： （中）药师→主管（中）药师→副主任（中）药师→主任（中）药师 助理制药工程师→制药工程师→高级制药工程师→教授级高级制药工程师 实习研究员→助理研究员→副研究员→研究员
预防医学类	可考执业公卫医师。晋升职称路线： 公卫医师→主治公卫医师→副主任公卫医师→主任公卫医师 实习研究员→助理研究员→副研究员→研究员 助理实验师→实验师→高级实验师
护理学类	可考护理执业资格。晋升职称路线： 护士→护师→高级护师
医药IT类	可考国家初级、中级、高级编程员。晋升职称路线： 信息网络助理工程师→工程师→高级工程师→教授级高级工程师
医药卫生管理公务员岗位类	公务员按规定评聘职务级别，不参与评聘职称。晋升职务路线： 科员→副主任科员→主任科员→副处级→处级→副厅级→厅级

【经典小故事】

目标的力量

有一位探险家在撒哈拉大沙漠中发现了一个小村庄。令他奇怪的是，之前从未有人说起这个地方，而这里的村民对沙漠之外的世界居然一无所知。他问村民为什么不走出沙漠看一看。村民的回答是：走不出去！原来自从他们的祖先定居此地之后，每隔几年就会有人试图走出沙漠，但无论朝哪个方向走，结果都是一样的，绕一个大圈子后又回到村里，没有一次例外。

探险家对此感到不解。他走过无数地方，这种情况还头一次遇到。于是他决定做个实验，邀请一位村里的青年做向导。他收起自己的先进仪器，跟在青年身后走进了沙漠。11天之后，他们果然绕了个大圈子后回到了村里。尽管如此，探险家却明白了这是怎么一回事。

几天之后，当探险家准备离开时，他找到上次与他合作的那位青年，对他说：你按照我的办法，一定能走出沙漠！这个办法很简单，白天睡觉，晚上走。但千万记住，一定要对着北方天空最亮的那颗星星走，绝对不能改变方向！

探险家离开了村子，半信半疑的青年决定按照探险家的方法试一试。果然，只用了三个晚上，他就真的走出了沙漠。

原来，村民们之所以走不出沙漠，是因为他们不认识北斗星，他们没有朝着一个目标努力！

【教学案例】

医学专业学生职业生涯规划书

一、自我分析

职业兴趣：喜欢同各种观念、思想、想法打交道，偏爱具有研究性、钻研性的工作，以从事反映和提高智能的活动为乐趣，好独立，好奇心盛。在工作中，以从事研发性工作为志向，强调工作的逻辑性、条理性，凡事主张理性解决，喜欢推敲细节。往往愿意单独工作，喜欢独立思考而寻求问题的解决；对工作执着，但不太喜欢被条条框框捆住手脚；喜欢表达的精确性，偏好以脑力活动为满足感；喜欢满足好奇心和创造力的活动，有自觉的科学意识，比较自信，对人际关系和事物的处理上比较刻板。适宜的工作环境：研发工作，有自主性的独立环境，不过分受外界的干扰和约束，对其智力有充分肯定，不过分涉及人际、事物，有创造性激励。

个人性格：基本描述为具有友善、负责、认真、忠于职守的特点，只要认为应该做的事，不管有多少麻烦都要去做，但厌烦做认为毫无意义的事情。

务实、实事求是，追求具体和明确的事情，喜欢做实际的考虑。善于单独思考、收集和考察丰富的外在信息。不喜欢逻辑的思考和理论的应用，拥有对细节很强的记忆力，诸如声音的音色或面部表情。

与人交往时较为敏感，谦逊而少言、善良、有同情心，喜欢关心他人并提供实际的帮助，对朋友忠实友好，有奉献精神。虽然很多情况下有很强烈的反应，但通常不愿意将个人情感表现出来。

做事有很强的原则性，尊重约定，维护传统。工作时严谨而有条理，愿意承担责任，依据明晰的评估和收集的信息来做决定，充分发挥自己客观的判断和敏锐的洞察力。

可能的盲点：

有高度的责任心，会陷入日常事务的细节中去，以至于没完没了地工作。每件事情都会从头做到尾，这总是让自己过度劳累，压力很大时，会过度紧张，甚至产生消极情绪。

由于现实、细致，有时容易忽略事情的全局和发展变化趋势，难以预见存在的可能性。需要注意全面考虑解决问题的不同方法和可能性，增强对远景的关注。

总是替别人着想，以至于让人感觉"关心过度"，需要学会给别人空间。在工作中，过多的承受和忍耐，不太习惯表达，却将情绪在家庭和生活中发泄出来。

不停地制订计划并保证完成，以至于经常花费更多的时间和投入更多的精力来完成工作，需要给自己安排必要的娱乐和放松的活动，不要总是"低头拉车"，需要考虑"抬头看路"。

职业价值观：最突出的职业价值观是支持满足、赞誉赏识。支持满足表示的是，期望在职业中获得管理层的支持，比如获得充分的培训机会，能够在单位规定范围内获得应有的待遇。

二、职业分析

1. 家庭环境　父母希望自己成为一名优秀的医生。

2. 学校环境　就读学校是一所医学高等学府，专门培养医学方面的人才。本人就读的专业是临床医学。

3. 社会环境

（1）经济　我国国民经济保持了适度快速增长，抑制通货膨胀取得了明显成效。社会总供求基本平衡，金融财政形势基本稳定，人民生活水平继续提高。

（2）人口　劳动力人口出现拐点，人口老龄化不断加速，我国已经步入老龄社会。

（3）科技　计算机广泛使用，新材料不断发现，新技术不断涌现。

（4）政治与法律　新一轮医疗体制改革成效初现。

（5）社会文化　职称评定机制调动了个人学习进修的积极性，有出国学习进修的机会。

4. 行业环境　行业发展迅速，国家颁布了一系列促进医疗改革的政策，人们随着物质生活的提高，对身体健康方面的医疗需求也不断上升，随着人口老龄化的不断加速，医疗需求的缺口更大。

5. SWOT 分析

优势：性格果断，意志坚强，知识丰富，兴趣广泛；友善，负责，认真，忠于职守，好独立，好奇心盛；务实，实事求是，追求具体和明确的事情，喜欢做实际的考虑，善于单独思考、收集和考察丰富的外在信息，不喜欢逻辑的思考和理论的应用，拥有对细节很强的记忆力；谦逊而少言、善良、有同情心，喜欢关心他人并提供实际的帮助，对朋友忠实友好，有奉献精神；做事有很强的原则性，工作时严谨而有条理，愿意承担责任；依据明晰的评估和收集的信息来做决定，充分发挥自己客观的判断和敏锐的洞察力。

劣势：工作经验不足、人际关系不擅长，会陷入日常事务的细节中去，以至于没完没了地工作；每件事情都会从头做到尾，这总是让自己过度劳累，压力很大时，会过度紧张，甚至产生消极情绪；由于现实、细致，有时容易忽略事情的全局和发展变化趋势；在工作中，过多的承受和忍耐，不太习惯表达，需要学会给别人空间。

机会：人们对医疗需求增多，就业机会有所增加。

威胁：毕业生就业形势严峻，竞争激烈。

三、职业规划

根据以上各方面的分析，特制订以下职业目标。

1. 职业生涯目标

近期职业目标：毕业以后在医院找到一份与专业对口的工作。

中期职业目标：晋升成为医院的住院医生。

远期职业目标：成为能够独当一面的主治医生、专家。在某一领域有所建树，能够发表一些论文、学术专著。

2. 学习期间具体计划

◇大学一年级

能力目标：适应大学的新生活，巩固知识金字塔的基础，展现自我魅力。

实施计划：

(1) 平时认真学习，学好医学基础课程。

(2) 积极加入社团、学生会等组织。

(3) 积极参加各种活动。

◇大学二年级

能力目标：考过英语四级，争取参加英语口语考试；通过计算机二级考试。

实施计划：

(1) 认真学习英语，每天背诵英语四级词汇，每周看两至三篇英语文章。

(2) 不放松对大学其他课程的重视与学习。

(3) 学习计算机基础知识，理论与实际操作两手都要抓，两手都要硬。

(4) 扩大自己的生活圈子，结交更多更好的朋友。

(5) 认真学好专业知识，培养学习、工作、生活能力，全面提高个人综合素质。

◇大学三年级

能力目标：考过英语六级；认真学习心理专业知识；尝试计算机三级考试。

实施计划：

(1) 在英语通过四级的基础上，争取通过英语六级，拿到奖学金。

(2) 如果通过了计算机三级考试，我将继续参加计算机考试。

(3) 认真学好专业知识，培养学习、工作、生活能力，全面提高个人综合素质。

◇大学四年级

能力目标：如果情况允许将参加英语八级考试；做好见习期间的工作；其余视情况待定。

实施计划：

(1) 如果六级能通过，利用业余时间继续深造英语，参加八级考试。

(2) 认真参加见习，在实践中检验自己的知识掌握情况。

(3) 为考研做一些准备。

◇大学五年级

能力目标：考上研究生。

实施计划：

(1) 实习期间在实践中寻找自己的不足。

(2) 在业余时间抓紧复习，为参加研究生考试做好准备（注：具体安排根据学习的进度及其他因素再进行调整）。

3. 职业生涯规划

（1）职业生涯规划的早期规划

时间：工作以后的一两年内。

职位：普通医生，经济月收入　　元。

能力：能做到医患沟通无障碍，与领导、同事沟通无障碍。

（2）职业生涯规划的中期规划

时间：开始工作 5 年之内。

职位：住院医生。

经济：月收入　　元。

能力：能够独当一面，处理大小事务。

成果：写 1～2 篇学术论文。

（3）职业生涯规划的中长期规划

时间：开始工作 10 年之内。

职位：主治医师。

经济：月收入　　元。

能力：在一个领域里有所作为，成为这一领域的好手。

成果：写出多篇学术论文。

四、评估调整

由于社会环境、家庭环境、个人因素等发生变化以及各种不可预见因素的影响，计划始终赶不上变化，实际情况不会完全按照设想发展。为了能够更好地把握人生，有必要对规划方案做出及时的调整。一般情况下，我将每半年做一次评估，对既定规划方案做出调整。当有什么特殊或者突发事件出现，我将立即进行相应的调整。

五、结束语

计划定好固然好，但更重要的在于其具体实施并取得成效，这一点时刻都不能忘记。任何目标，只说不做到头来都只会是一场空。然而，现实是未知多变的。定出的目标计划随时都可能受到各方面因素的影响。这一点，每个人都应该有充分的心理准备。当然，包括我自己。因此，在遇到突发因素的不良影响时，要注意保持清醒冷静的头脑，不仅要及时面对、分析所遇到的问题，更应快速果断地拿出应对方案，对所发生的事情，能挽救的尽量挽救，不能挽救的要积极采取措施，争取做出最好的矫正。我相信，即使将来的作为与目标相比有所偏差，也不至于相距太远。

点评：每个人心中都有一座山峰，雕刻着理想、信念、追求、抱负。每个人心中都有一片森林，承载着收获、芬芳、失意、磨砺。但是无论眼底闪过多少刀光剑影，只要没有付诸行动，那么，一切都只是镜中花，水中月，可望而不可即。一个人若要获得成功，必须得拿出勇气，付出努力，拼搏，奋斗。成功，不相信眼泪；成功，不相信颓废；成功，不相信幻影。成功，只垂青有充分磨砺充分付出的人。未来，掌握在自己手中；未来，只能掌握在自己手中。人生好比是海上的波浪，有时起，有时落，三分天注定，七分靠打拼。爱拼才会赢！

【本章知识点】

1. 职业规划的含义。
2. 职业规划的意义。
3. 职业规划的基本步骤。
4. 职业规划的策略与方法。

【思考与练习】

结合自己的实际情况，制订一份职业生涯规划书。

第十三章 职业发展与生涯管理

在追求成功的道路上，成长是你唯一的把握。

杨澜

职业发展与生涯管理是指在对个人和内部环境因素进行分析的基础上，通过对个人兴趣、能力和个人发展目标的有效规划，以实现个人发展成就的最大化为目的而做出的行之有效的安排。每个人在人生的每个重要阶段都应该有生涯发展规划，以此来管理自己的人生，这是一种积极的生活态度。从职业发展的角度看，为今后职业生涯发展做准备是大学或中职阶段的重要任务，而且对于绝大多数医学生来说，这一阶段也是职业准备的最后阶段。它关系到每一位医学生将来进入什么行业、选择什么职业、如何发展等。每个医药院校新生面对新的生活都应该认真审视自我，明确这一期间的任务、奋斗目标，规划好大学或中职的宝贵时光。

第一节 职业发展

人的一生短暂而漫长，职业占据着人生最宝贵的时间，是人生发展历程中不可或缺的重要部分。成功的人生，多由成功的事业来支撑；成功的职业，也是与人生的规划分不开的。刚入校的医学院校学生，对职业发展和生涯规划的概念及其相关理念基本为零，如果能够建立生涯与职业意识，完全可以凭借个人的努力，获得良好的职业发展能力，把握发展机会，为职业成功、生涯成功奠定良好的基础。

一、职业发展的含义

根据中国职业规划师协会的定义：职业发展就是在自己选定的领域里，在自己能力所及的范围内，成为最好的专家。所谓专家并不一定是研究开发人员或技术顾问。专家是在某一领域有深入和广泛的经验，对该领域有深刻而独到认知的人。至于行政管理能力、员工培养能力、团队建设能力、规划和沟通能力等，是个体在职业发展过程中必须培养的能力要素，它们是实现职业发展的重要工具，但不是职业发展的目标。

职业发展通道是进行职业生涯管理的基础条件之一，是通过整合单位内部各个岗位，设置多条职业发展系列并搭建职业发展阶梯。然后，通过岗位能级映射，探测岗位间的关联，为员工提供广阔的职业发展平台，如行政序列、技术序列、销售序列、管理发展序列等。

一种是自然顺势的发展：就是当职业符合自己的个人意愿时，在完成职业的要求中熟能生巧，自然而然地也就达到一个更高的境界。比如，一个爱好写作的人应聘到一家报社做记者，时间一长，写得越多，顺理成章地就成了一名作家，甚至是较有影响的作家。

另一种是人为努力的发展：就是当职业并不符合自己的个人意愿但却无法改行时，在履职过程中渐渐培养起对现行职业的热爱，由此积累经验，竟然获得了意外的成功。比如，一个爱好写作的人被录用到一家企业搞营销，一开始很不适应，但却无法改行，只好慢慢地去适应、习惯，最终渐渐地对营销产生了浓厚兴趣，终于成为营销大师。所谓"歪打正着"是也。

二、影响职业发展决策的因素

1. 个人条件的影响

（1）健康　健康是最具影响力的一项，几乎所有的职业都需要健康的身体。陈果是位舞蹈的学生，痴迷法轮功造成身残后，就不可能走她所喜爱的舞蹈这条职业道路。当然，也有人因克服残疾而变得更加坚强，如霍金、张海迪等。

（2）个性特征　不同气质、性格、能力的人适合不同类别的工作。如多血质的人较适合做管理、记者、外交等，不适合做过细的、单调的机械工作。如果做与自己个性特征不相吻合的工作，就容易觉得自己的活力被束缚，思想被禁锢。

（3）兴趣爱好　与职业选择有关的兴趣称之为职业兴趣。不同职业兴趣要求对应的职业不同。如喜欢具体工作的，相应的职业有室内装饰、园林、美容、机械维修等；而喜欢抽象和创造性工作的，相应的职业有经济分析师、新产品开发、社会调查、各类科研工作等。

（4）负担　负担是指对别人（多为家人和朋友）、对社会及对财务状况所承担的义务。成人必定会受各种义务的束缚，选择职业也绝不可能毫不考虑个人的生活状态。大多数专家也承认，最初选职业主要考虑工资，而现在钱已不是他职业选择的影响因素。

（5）性别　"性别因素"在职业发展中扮演着重要角色。职业性别隔离仍严重存在，很少有人能漠视性别问题。如果你坚信男女两性在智慧和能力上基本相同，那么你的性别就不会影响你的事业选择和事业成功。

（6）年龄　对工作的看法和态度、对机会尝试的勇气、对胜任任务的能力和经验，不同的年龄表现有所不同。

（7）所受的教育　一个人所受到的教育程度和水平，直接影响他的职业选择方向和获取他喜欢的职业的概率。

2. 家庭的影响　每个人的生长环境，对其就业指导机会都会有所影响。首先，教育方式不同，其认知世界的方法不同。其次，父母职业是孩子最早观察模仿的角色，孩子会得到父母职业技能的熏陶。再次，父母的价值观、态度、行为和人际关系等对职业的选择起到直接或间接的影响。因而我们常常看到艺术世家、教育世家、商贾世家等。

3. 朋友、同龄群体的影响 朋友、同龄群体的工作价值观、工作态度和行为特点等不可避免地会影响个人对职业的偏好、选择从事某一类职业的机会和变换职业的可能性等。张璨，美国一位拥有亿万资产的年轻女总裁，当年找工作时，就是同学引领她走向商界、走向电脑业的。

4. 社会环境的影响 社会环境中流行的工作价值观、政治经济形势、产业结构的变动等因素，无疑都会在职业选择上留下深深的烙印。如"50 年代的兵，70 年代的工人，90 年代的个体户，21 世纪的 IT 界商人"。每年的职业地位排序也会对高考志愿的选择和就业选择产生很大影响。不同的社会环境给予人的职业信息是不同的。

职业生涯决策的决定因素中也有机遇的随机性成分，但完全让命运摆布者是少数，多数人对自己未来发展能够通过对内外因素进行理性分析，从而有效地进行职业生涯的选择。

三、职业发展与实现人生价值

职业是人生发展历程中不可或缺的重要组成部分。在现实生活中，一个人选择一种职业后也许会终生从事，也许会一生中变换几种职业。人生价值是通过职业生涯来实现的。

1. 实现人生价值是医学生的人生需求 人生需求是有规律的，实现人生价值是人的高层次需求。美国著名心理学家马斯洛指出，"人是永远不能满足的动物"，并提出了著名的人生需求层次理论。指出人的需求由低级层次依次向高级层次推进，即生理需求→安全需求→社会需求→尊重的需求→自我实现的需求。马斯洛认为，人类价值体系存在两类不同的需要，一类是沿生物谱系上升方向逐渐变弱的本能或冲动，称为低级需要或生理需要；一类是随生物进化而逐渐显现的潜能或需要，称为高级需要。

人都潜藏着这 5 种不同层次的需要，但在不同时期表现出来的各种需要的迫切程度是不同的。人的最迫切需要才是激励人行动的主要原因和动力。人的需要是从外部得到的满足逐渐向内在得到的满足转化。

（1）**生理需求** 生理需求是人类维持自身生存的最基本要求，包括饥、渴、衣、住和性等方面的要求。如果这些需求得不到满足，人类的生存就成了问题。从这个意义上说，生理需求是推动人们行动的最强大的动力。马斯洛认为，只有这些最基本的需求满足到维持生存所必需的程度后，其他的需求才能成为新的激励因素，而到了此时，这些已相对满足的需求就不再成为激励因素了。

（2）**安全需求** 安全需求是人类要求保障自身安全、摆脱事业和丧失财产威胁、避免职业病的侵袭、接触严酷的监督等方面的需求。马斯洛认为，整个有机体是一个追求安全的机制，人的感受器官、效应器官、智能和其他能量主要是寻求安全的工具，甚至可以把科学和人生观都看成是满足安全需求的一部分。当这种需求一旦相对满足后，也就不再成为激励因素了。

（3）**社会需求** 这一层次的需求包括两个方面。一是友爱的需求，即人人都需求伙伴之间、同事之间的关系融洽或保持友谊和忠诚；人人都希望得到爱情，希望爱别人，也渴望接受别人的爱。二是归属的需求，即人都有一种归属于一个群体的感情，希望成为群体中的一员，并相互关心和照顾。感情上的需求比生理上的需求来得细致，它与一个人的生理特性、经历、教育、宗教信仰都有关系。

（4）*尊重的需求* 人人都希望自己有稳定的社会地位，希望个人的能力和成就得到社会的承认。尊重的需求又可分为内部尊重和外部尊重。内部尊重是指一个人希望在各种不同环境中有实力、能胜任、充满信心、能独立自主。内部尊重就是人的自尊。外部尊重是指一个人希望有地位、有威信，受到别人的尊重、信赖和高度评价。马斯洛认为，尊重需求得到满足，能使人对自己充满信心，对社会满腔热情，体验到自己活着的用处和价值。

（5）*自我实现的需求* 自我实现的需求是最高层次的需求，是指实现个人理想、抱负，发挥个人的能力到最大程度，完成与自己的能力相称的一切事情的需求。也就是说，人必须干称职的工作，这样才会使其感到最大的快乐。马斯洛提出，为满足自我实现需求所采取的途径是因人而异的。自我实现的需求是在努力实现自己的潜力，使自己越来越成为自己所期望的人物。

马斯洛的研究成果对职业生涯理论和方法的探索有重大指导作用，但也存在不足。马斯洛需求理论强调人的创造性潜能的发挥和人的自我实现，着眼点在于将个人的能力发挥出来、表现出来，但却未能将自我实现与社会需求有机地联系起来，这有可能会导致一种无视社会需求的个人奋斗。我们所提倡的不是单纯的个人自我实现，而是将个人的自我实现与社会需求结合起来，这才是真正有意义的自我实现，才能得到最大的心理满足。

一个人要想实现自己的梦想，得到单位和社会的承认，实现人生价值，就一定要为单位、为社会做出贡献。

2. 人生价值的实现 人的价值由人的社会价值、自我价值和人格价值三部分组成。人的社会价值是个人对社会需求的满足。一个人对社会的贡献越大，他的人生价值就越高，即人生价值大小是由人对社会的贡献多少所决定的。一个人的人生有价值，是指人作为价值客体能满足他人、集体和社会的需要，对他人、集体和社会有一定的积极作用。

在强调人生价值在于社会贡献时，绝不能忽视人的自我价值和人的人格价值。自我价值是个人对自身需求的满足。个人通过努力，满足自身的生理、物质和精神方面的需求，即自我贡献和自我尊重。人格价值是指社会对个人需求的满足，特指作为人的权利、地位和尊严等。

实现人生价值就是实现自我价值、人格价值和社会价值的统一，缺少任何一环都不是完整的人生价值。在市场经济的现实生活中，一个人对社会的贡献越大，提高自我价值、获得人格价值的机会就越多。一个人的物质生活需求是有限的，而精神生活享受是无限的。只有立足于高层次需求，将自我实现与社会需要结合起来，才能创造出人生的最大价值。

第二节 职业生涯管理

一、职业生涯管理的含义

职业生涯管理的目的在于改善组织的人力资源计划和人力资源开发；改进个人职业计划，帮助陷入工作困境的人更有效地应付这种情境；改善所有职业阶段上的匹配过程，使处于职业危机的组织和个人双方能更有效地解决这些危机；解决职业生涯中、晚期出现的落伍退化、激力消失和求安稳的问题；在不同的生命阶段使家务和工作取得均衡；使所有那些有贡献的个人和或无意沿着组织阶梯爬升的人保持生存率和动力的问题。

职业生涯管理包括两层含义：一是组织针对个人和组织发展需要所实施的管理，称为组织职业生涯管理。二是个人为自己的职业生涯发展而实施的管理，称为自我职业生涯管理。本章讲的医学生职业生涯管理，是指医学生在自我认知和了解社会的基础上，确立职业发展目标和人生发展的方向，选择能实现既定目标的职业，制订学习和发展的总体目标及阶段人生目标，并进行执行、评估、反馈和调整的动态过程。

二、职业生涯管理的特征

1. **职业管理是用人单位为医学生设计的职业发展、援助计划，有别于医学生个人制定的职业计划** 职业计划是以个体的价值实现和增值为目的，个人价值的实现和增值并不局限特定组织内部。职业管理则是从用人单位角度出发，将医学生视为可开发增值而非固定不变的资本。医学生通过职业目标的实现，谋求组织的持续发展。职业管理带有一定的引导性和功利性。它帮助医学生完成自我定位，克服工作目标中遇到的困难和挫折，鼓励医学生将职业目标与组织发展目标紧密相连，尽可能多地给予其机会。由于职业管理是由组织发起的，通常由人力资源部门负责，所以具有较强的专业性、系统性。与之相比，职业计划没有那么正规和系统。或者说，只有在科学的职业管理之下，才可能形成规范的、系统的职业计划。

2. **职业管理必须满足医药院校学生和用人单位的双重需要** 与用人单位内部一般的奖惩制度不同，职业管理着眼于帮助医学生实现职业计划，即力求满足医学生的职业发展需要。因此，要实行有效的职业管理，必须了解医学生在实现职业目标过程中会在哪些方面碰到问题？如何解决这些问题？医学生的漫长职业生涯是否可以分为有明显特征的若干阶段？每个阶段的典型矛盾和困难是什么？如何加以解决和克服？组织在掌握这些情况后，才可能制订相应的政策和措施帮助医学生找到内部增值的需要。一方面医学生的职业技能的提高带动用人单位整体人力资源水平的提升；另一方面用人单位的有意引导可使同组织目标方向一致的医学生个人脱颖而出，为培养高层经营、管理或技术人员提供人才储备。提高人员整体竞争和储备人才是组织的需要。对职业管理的精力、财力投入和政策注入可以看成是用人单位为达到上述目的而进行的较长期投资。用人单位需要的是职业管理的动力源泉，无法满足用人单位需要将导致职业管理失去动力源而中止，最终职业管理活动失败。

3. 职业管理形式多样、涉及面广　凡是用人单位对医学生职业活动的帮助，均可纳入职业管理。其中既包括针对医学生个人的，如各类培训、咨询、讲座及为医学生自发地提高技能，提高学历的学习给予便利等；也包括对用人单位的诸多人事政策和措施，如规范职业评议制度、建立和执行有效的内部升迁制度等。职业管理自招聘新成员进入单位开始，直至医学生流向其他组织或退休而离开组织的全过程中一直存在。职业管理涉及职业活动的各个方面。因此，建立一套系统的、有效的职业管理是有相当难度的。

三、医学生职业生涯管理与人生需求

医学生从事职业的时期大多从精力充沛的 20 多岁开始，到精力衰退的 60 多岁结束。1 天 24 小时，用于吃饭、睡觉、洗澡、上厕所、买菜、做饭的时间称为生理活动时间，每天占 10～11 小时，其余的 13～14 小时称为社会活动时间。其每天用于工作、上下班路途所占的时间，加上业余时间里与工作相关的思考、应酬等时间，为 10～12 小时。也就是说，医学生平时与职业相关的时间占可利用社会活动时间的 79%～92%，有的人甚至更多。即使在周末或节假日，其用在与职业相关的时间也常常超过 50%。

由于职业生涯所用时间平均占到 20～60 多岁可利用社会活动时间的 70% 以上，且由于早出晚归的劳动传统，职业生涯所用的时间通常是一天中精力最充沛的时间段。为此，应科学、有效地规划和利用好如此宝贵的时间。

每个医学生的职业生涯都要经历几个阶段。职业周期之所以重要，是因为它会影响你的知识水平及你对各种职业的偏好程度。一个人可能经历的主要职业生涯阶段如图 13-1 所示。

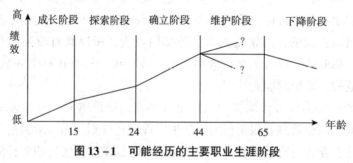

图 13-1　可能经历的主要职业生涯阶段

1. 成长阶段　成长阶段大体上可以界定在从出生到 14 岁这一年龄段。在这一阶段，个人通过对家庭成员、朋友和老师的认同，以及与他们之间的相互作用，逐渐建立起自我的概念。在这一阶段的开始，角色扮演极为重要。这一时期，儿童将尝试各种不同的行为方式，形成对不同行为做出反应的印象，并且逐步建立起独特的自我概念或个性。到这一阶段结束的时候，进入青春期的青少年（这些人在这个时候已经形成了对其的兴趣和能力的某些基本看法）便开始对各种可选择的职业进行带有某种现实性的思考。

2. 探索阶段 探索阶段发生在 15~24 岁这一年龄段上。这一时期，个人将认真地探索各种可能的职业选择，试图将自己的职业选择与对职业的了解，以及通过学校教育、休闲活动和工作等途径中所获得的个人兴趣和能力匹配起来。在这一阶段的开始时期，人们往往做出一些带有试验性质的和较为宽泛的职业选择。随着个人对所选择职业及对自我的进一步了解，这种最初选择往往会被重新界定。到了这一阶段结束的时候，一个看上去比较恰当的职业已经被选定，人们已做好了开始工作的准备。

这一阶段及以后的职业阶段需要完成的最重要的任务是对自己的能力和天资形成一种现实性的评价。处于这一阶段的人还必须根据来自各种职业选择的可靠信息做出相应的教育决策。

3. 确立阶段 确立阶段发生在 24~44 岁这一年龄段上，它是大多数人工作生命周期的核心部分。有些时候，个人在这个阶段（通常是希望在这一阶段的早期）能够找到合适的职业并全力以赴地投入到有助于自己在此职业中取得永久发展的各种活动之中。人们通常愿意（尤其是在专业领域）早早地将自己锁定在某一已选定的职业上。然而，在大多数情况下，这一阶段的人们仍然在不断地尝试与自己最初的职业选择所不同的各种能力和理想。确立阶段本身又由三个子阶段构成。

（1）尝试阶段 大约发生在 25~30 岁这一年龄段。这一阶段，个人确定当前所选择的职业是否适合自己。如果不适合，则会准备进行一些变化。到了 30~40 岁的时候，人们通常进入稳定阶段。

（2）稳定阶段 这一阶段，人们往往定下了较为坚定的职业目标，并制订了更为明确的职业计划，以确定自己晋升的潜力、工作调换的必要性及为实现这些目标需要开展的教育活动等。在 30~40 多岁的某个时段上，人们可能会进入一个职业中期危机阶段。

（3）中期危机阶段 这一阶段，人们往往会根据自己最初的理想和目标对自己的职业进步情况做一次重要的重新评价。人们往往会发现，自己并没有朝着自己所梦想的目标（比如成为公司总裁）靠近，或者已经完成了所预定的任务之后才发现，自己的梦想并不是自己所想要的全部东西。这一时期，人们还有可能会思考，工作和职业在自己的全部生活中到底占有多大的重要性。通常情况下，这一阶段的人们第一次不得不面对一个艰难的抉择，即判定自己到底需要什么，什么目标是可以达到的，以及为了达到这一目标自己需要做出多大的牺牲。

4. 维持阶段 到 45~65 岁这一年龄段，许多人会自然而然地进入维持阶段。在这一阶段的后期，人们一般已在所工作的领域创下一片天地，故大多数精力是维持现状。

5. 下降阶段 当退休临近的时候，人们不得不面临职业生涯中的下降阶段。这一阶段，许多人不得不面临这样一种前景：接受权力和责任减少的现实，学会接受一种新角色，学会成为年轻人的良师益友。再接下去，就是几乎每个人都不可避免地要面对的退休，这时，所面临的选择就是如何打发原来用在工作上的时间。

四、医学生职业生涯管理的意义

职业生涯管理对职业生涯发展具有重要的推动作用。美国的成功学大师曾经提出过一个成功的万能公式：成功＝明确目标＋详细计划＋马上行动＋检查修正＋坚持到底。

从这个公式可以看出，要想成功，先要确定目标和制订详细的计划。职业生涯管理也是如此。职业生涯管理帮助医学生选择一个最适合其发展工作，然后确定目标，对整个职业生涯进行初步规划，最后付诸行动，积极开发与管理自己的职业生涯，并且经常对自己的目标和计划进行检查、修正，最后坚持到底，获得职业生涯的成功。

1. 职业生涯管理有助于确定职业发展目标　通过分析，认识自己，了解自己，估计自己的能力、智慧及性格；找出自己的特点，明确自己的优势，正确设定自己的职业发展目标，并制订行动计划，使自己的才能得到充分发挥，以实现职业发展目标。

2. 职业生涯管理可以增强医学生职业生涯规划过程的执行力，促进医药院校人才培养目标的顺利实现　医学生正处在生涯探索期和生涯建立期的转换阶段，主要任务是通过生涯探索，明确发展方向，完成具体的职业计划和知识储备。自觉实施职业生涯管理有利于医学生准确定位，并合理安排学习生活；有利于医学生构建合理的知识结构和提高综合素质；有利于提升医学生的职业品质，并树立正确的择业观；有利于引导医学生勇于参与社会竞争，实现顺利就业。

3. 职业生涯管理可以增强医学生对职业环境的把握能力和对职业困难、挫折的控制能力　职业生涯规划管理既能使医学生了解自身的长处和短处，养成对未来职业环境和职业目标进行分析的习惯，又可以使医学生合理计划、分配时间和精力，完成阶段生涯目标，并逐步提高自身技能，有助于医学生在上学期间和工作之后强化环境把握能力和对困难、挫折的控制能力。

4. 职业生涯管理有助于医学生抓住重点、鞭策自己努力工作　对许多人来说，制订和实现规划就像一场比赛，随着时间的推移和规划一步步地实施，人的思维方式和工作方式也会渐渐改变。有一点很重要，就是规划必须是具体的，可以实现的。职业生涯管理的最大好处是有助于安排日常工作的轻重缓急。通过管理，抓住工作重点，提高成功的可能性。

5. 职业生涯管理有利于医学生入职后过好职业生活，处理好职业生活与生活其他部分的关系　良好的职业生涯规划管理可以帮助医学生从更高的角度看待工作中的各种问题和选择，使职业生活更加充实和富有成效。它能协调职业生活与个人追求、家庭目标等其他生活目标的平衡，避免陷入顾此失彼、两面为难的困境。

6. 职业生涯管理可以实现个体自我价值的不断提升和超越　合格医学生的培养目标不仅是使其具有较强的就业能力，还要在工作之后有较大的发展潜力。人们工作的最初目的可能仅仅是找一份养家糊口的差事，进而追求的可能是财富、地位和名望。而职业生涯规划管理对职业目标的多次提炼，可以使工作目的超越财富和地位，以追求更高层次的自我潜能开发和自我价值实现。

五、医学生职业生涯管理的实施

1. 引导医学生树立正确的职业价值观 职业价值观在职业生涯规划中起着指导作用。选择什么样的职业，以及为什么选择某种职业，都以其职业价值观为基础。凡是符合社会发展需要和人民利益的职业价值观才是高尚的、正确的，并具有现实的可行性。在日常管理与教育中，医学生应自觉建立正确的职业价值观，主动将自己的职业理想与国家利益和社会需要有机地结合起来。

2. 进行科学评估

（1）**自我评估** 自我评估是指通过科学认知的方法和手段，对自己的个性、兴趣、气质、性格、能力、价值观、智商、情商等进行全面认识，明确自己的优势和不足，挖掘自身与某一职业类型或某些职业领域具有内在联系的资源与优势，沿着职业生涯规划的思路不断探索自我、塑造自我。自我评估要客观、冷静，既要看到自己的优点，又要面对自己的缺点。科学的自我评估是医学生探索其职业倾向的基础，关系到医学生能否培养健康的自我意识。

（2）**环境的评估** 主要是分析外部环境因素对职业生涯发展的影响，包括社会政治、经济大环境和职业环境三大因素。评估组织环境特别是组织发展战略、人力资源需求、晋升机会、社会政治环境、经济环境等对职业发展的作用及影响，修改或调整职业目标的规划与职业路线，以使职业发展得更好。

3. 制订并执行职业生涯战略 确定职业理想和职业价值观后，就要选择和设计合理的职业生涯路线，制订职业生涯战略。制订职业生涯战略要善于根据总体目标，将职业理想分解为有时间限定的长期、中期和短期分目标。采取链条分解法逐层分解，再将中、长期目标分解成一个个具体目标，使自己在每一学年、每一学期，甚至每一个月都有小的目标。然后根据具体的小目标，采取相应的具体措施步步落实，并辅以考核措施，以确保中期目标和长期目标的实现。目标分解的过程就是职业生涯不断清晰化和具体化的过程。要处理好不同目标之间的因果关系和互补关系，对不同目标进行有效组合。

执行职业生涯战略，做好生涯管理，要注意以下几个结合。

（1）**职业生涯管理与社会需求相结合** 医药院校毕业生在选择职业作为一种社会活动时必定会受一定的社会制约，选择职业的自由都是相对的、有条件的。如果择业太过理想化而脱离社会需要，则将很难被社会接纳。医学生求职时应坚持社会利益与个人利益的统一，坚持社会需要与个人愿望的有机结合。在进行职业生涯管理时，应把握社会对人才需求的动向，把社会需要作为出发点和归宿，以社会对个人的要求为准绳，既要看到眼前的利益，又要考虑长远的发展；既要考虑个人的因素，也要自觉服从社会需要。

（2）**职业生涯管理与所学专业相结合** 医学生在校期间都会经过一定的专业训练，具有某一专业的知识和技能，这是其优势所在。医学生所学的专业都有一定的培养目标和就业方向，这是医学生职业生涯规划的基本依据。用人单位在选择毕业生时，首先选择的是医学生的专业特长，看其是否能用所学知识为组织和社会服务。但需要强调的是，医学生对所学的专业知识要精深广博，除要掌握宽厚的基础知识和精深的专业知识外，还要拓宽专业知识面，掌握或了解与本专业相关、相近的若干专业知识和技术。

（3）职业生涯管理与自我认知及潜能开发并重　职业环境和生涯进程不是一成不变的，职业生涯管理的目的是让医学生对职业和生涯环境有足够的适应能力和应对能力。医学生既要进行必要的生涯认知，又要在不断体验自我潜能开发的过程中领悟生涯发展的积极意义，适应社会的变迁，了解社会职业变化的方向，规划和决定个体生涯发展的目标。

【经典小故事】

沙砾与黄金

一队商人骑着骆驼在沙漠里行走，突然空中传来一个神秘的声音："抓一把沙砾放在口袋里吧，它会成为金子。"有人听了不屑一顾，根本不信；有人将信将疑，抓了一把放在袋里；有人全信，尽可能地抓了一把又一把沙砾放在大袋里。他们继续上路。没带沙砾的走得很轻松，带了沙砾的则走得很沉重。

很多天过去了，他们当中的一部分人走出了沙漠，抓了适量沙砾的人打开口袋欣喜地发现，那些沙砾都变成了黄灿灿的金子。

我曾想了很多次，一直未想出这故事寓意所在。

慢慢明白，在漫长的人生中，时间、责任就像是地上的沙砾，唯有确定了个人发展目标、紧紧抓住机遇、勇于承担责任、做出了行之有效生涯管理的人，才能将这些普通粗糙的沙砾变成可贵的金子。未确定个人发展目标、不紧紧抓住机遇的人、不按照个人能力量体裁衣的人固然轻松潇洒，但他们生命长河会黯淡粗糙，他们始终发不出金子般的灿烂光辉。

问问自己，今天我们抓了多少沙砾？

【教学案例】

电信公司小张的职业生涯管理案例分析

某省级电信企业分公司网络运营部小张工作积极肯干，勤于思考，深得省公司企业发展部赵总的赏识，1 年前赵总将小张从其所在市公司借调到省公司，支撑省公司新职能战略管理的工作。小张工作十分努力用心，仅在 1 年中，就深入参与省公司年度战略规划的制订工作，并向省公司提交了多篇电信企业竞争环境的分析报告，工作获得了不小的成绩。

小张的直接主管刘经理是一位精通业务的技术骨干，但却对下级工作挑剔，经常不分场合的批评员工，对于本是借调并且内向寡言的小张更是多加指责。刘经理苛刻的工作作风虽受到小张等多名下属的抱怨，但是大家对这位顶头上司也只能沉默屈从，小张本人更是兢兢业业、如履薄冰。

　　小张借调时值1年，省公司进行中层领导的竞聘上岗。在省公司职能部门任职多年的赵总要到分公司去竞聘老总，刘经理也要重新参加部门主管的公开竞聘。小张现在很矛盾，究竟是回市公司网络部去发展，还是坚持留在省公司呢？小张处于职业发展何去何从选择中。自己原定两年的借调期目前时已过半，虽然工作业绩与个人能力受到赵总的赏识，但是赵总如果到地市分公司竞聘成功，小张将直接面对苛刻严厉的直接领导——刘经理，小张很难预料自己留在省公司的发展前途。如果此时小张以两地分居为由，向赵总申请缩短借调期，回到原单位继续本职工作，工作轻车熟路，既受老领导器重，又可以与家人团圆。经过多种比较权衡和征求大家的意见，小张最终决定留在省公司工作。

　　点评：小张留在省公司工作，虽然有压力，但他深知职业环境和生涯进程不是一成不变的，人生总会经历多次选择。留在省公司工作也许会失败，但会给自己更多的机会，会让自己充分利用在省公司企业发展部的工作成绩，利用掌握的关于企业发展战略方面的知识与技能，会有更多机会参与公司战略规划项目，能够站在企业最前沿关注公司环境的变化，了解最新的技术动向、市场动向，这些是自己在网络部技术岗位所接触不到的。年轻人要敢于挑战自己。

【本章知识点】

1. 职业发展、职业生涯管理的含义。
2. 职业发展的规律。
3. 影响医学生职业生涯的因素。
4. 职业生涯管理的内容。

【思考与练习】

1. 结合职业发展的规律，谈谈职业发展与个人成长的关系？
2. 结合个人实际，如何实施自己人生的职业生涯管理？

第五篇　培养职业能力

开篇的话

随着我国经济社会的发展，职场对人才的要求也日益发生着变化，从重学历到重能力、重职业道德和价值观，人才的规格、内涵不断变化，日益丰富，"自我学习、信息处理、数字应用、与人交流、与人合作、解决问题、创新和外语应用"等职业核心能力，和"职业忠诚、责任感、专业进取与创新、团队协作和职业规范"等职业道德、态度及其作为内核的价值观，成为现代企业、用人单位选人、用人的重要标准。对职业人才来说，健康正确的价值观和以职业核心能力为主体的综合素质是在职业生涯中求职竞争、入职发展和晋职成功的重要因素。本篇旨在帮助即将进入职场的医学生们了解进入职场前应具备的职业能力和素养，熟悉现代社会职业核心能力的培养和提升方法。

第十四章　职业能力概述

唯一持久的竞争优势，也许就是比你的竞争对手学习得更快的能力。

美国壳牌石油公司企划总监阿瑞斯·德格

每一个人都拥有自己的梦想，然而并非每一个人都会梦想成真、获得成功，这就是梦想与现实的差距，二者之间仿佛存在着一道无法逾越的鸿沟，无形之中将人们阻隔，使无数人只能对着可望而不可即的成功光环望洋兴叹。难道就没有通向成功的阶梯让我们攀登吗？有！职业能力的培养就是我们制胜的法宝。

职场故事："集市上有卖土豆的吗？"

甲、乙均被招聘到某公司同一个销售职位。开始拿同样薪水，后来过了半年之后，甲被升职，乙则岿然不动。乙不服。找老板理论。

于是老板说："你去看下集市上今天有卖土豆的吗?"

不一会,乙回来了,说:"有一个人在卖。"

老板问:"土豆有多少?"

乙跑出屋,回来告诉老板:"40袋。"

老板问:"土豆多少钱一斤?"

乙说:"您没让我问价格呀。"接着又跑出去了。很不情愿。

接下来的故事就可知了。

同样的问题,老板给甲。"你去看看集市上有卖土豆的吗?"

甲去了回来说:"集市上有一个人在卖土豆,一共40袋,每斤两毛五。我看了下,土豆质量不错,就给您拿了个回来,您看看。"接着拿出那个土豆说:"我问了下,要是这些土豆卖出去大概一周就能卖完了。要是全要的话,价格还能优惠不少呢,这样咱们能赚到不少钱。对了,我把那个卖土豆的人叫来了,他正在屋外边等着听您回话呢……"

老板叫来乙,轻描淡写地跟乙说:"知道为什么了吧?"

能力往往是我们评价一个人的重要标准,大学阶段是大学生学习知识、培养能力、发展智力、丰富阅历、积累经验、准备承担成人责任的过渡期,也是大学生步入社会的准备期,对每一个大学生来说,大学阶段都是培养职业能力的最重要的时期。

第一节　职业能力的内涵

一、职业能力的概念

关于职业能力的概念,国内外学术界有不同的表述。

表述1　职业能力是直接影响职业活动的效率和使职业活动顺利进行的职业心理特征。

表述2　职业能力是指个体将所学的知识、技能和态度在特定的职业活动中进行类化、迁移与整合所形成的,能完成一定职业任务的能力。

表述3　职业能力是指顺利完成某种职业活动所必需的并影响活动效率的个性心理特征。

表述4　职业能力是指人在顺利地完成某一工作所表现出来的身心统一、协调配合的能力。

表述5　职业能力是以操作技能为中心的各种能力的综合,是一种综合的、适应社会需要的职业能力,包括知识、技能、经验、态度等为完成职业任务所需的全部内容。

表述6　职业能力是指从事某一社会职业所具备的综合能力,其核心是以创新能力为主体的工作能力。

表述7　职业能力是指从事某种或几种职业的能力,包括一定的专业理论、专业技术、从事实际岗位工作的操作能力,以及运用所学知识处理和解决岗位工作上出现的问题的能力。

表述 8　职业能力是指从事某种职业必须具备的，并在职业活动中表现出来的多种能力的综合。

表述 9　职业能力是指与岗位各项任务和各种岗位、各种职业有关的共同能力，诸如自学能力、语言文字表达能力、社交与活动能力、外语和微机应用能力等。

表述 10　职业能力是指个体履行岗位职责，承担本职工作，完成各项任务的能力。

表述 11　职业能力是指从事所有职业必备的共同基础能力。包括语言、数理统计、经济经营、解决问题等能力。

表述 12　职业能力是指能否顺利完成某种职业活动的实际本领，是职业知识与职业技能综合化的体现。

表述 13　职业能力是指从事任何工作的任何人要取得成功都必须掌握的技能，也称为通用职业能力。具有在不同职业之间普遍的适用性和可迁移性的特点。

表述 14　职业能力是指以操作技能为中心的各种能力的综合。

表述 15　澳大利亚把职业能力定义为：在工作及其配合中有效的参与能力，集中体现为工作时综合运用知识与技术的能力。

表述 16　英国的继续教育处（FEU）将职业能力定义为：职业能力是个人能力的一个有机组成部分，包括知识、理解力、技能、态度、专长、角色和任务的胜任。

综上所述，职业能力就是指人们从事某一职业所需的多种能力的综合，是个体当前就业和终身发展所需的能力。专业能力因专业而异，非专业能力因职业略有差异。一般来讲，职业能力主要包含三方面基本要素。

1. 胜任一种具体职业而必须要具备的能力，表现为任职资格。

2. 在步入职场之后表现的职业素质。

3. 职业能力是职业生涯开始之后具备的职业生涯管理能力。

职业能力对职业有着非常重要的影响，首先，任何一个职业岗位都有相应的岗位职责要求，一定的职业能力是胜任某种职业岗位的必要条件。因此，求职者在进行择业时，首先要明确自己的能力优势以及胜任某种工作的可能性。其次，职业能力是人的发展和创造的基础，一个人长期从事某一专业劳动，能促使人的能力向高度专业化发展。个体的职业能力越强，各种能力越是综合发展，就越能促进人在职业活动中的创造和发展，就越能取得较好的工作绩效和业绩，越能给个人带来职业成就感。

二、职业能力的特点

职业来自产业现场，职业能力也一定是与特定的产业现场相联系的。职业能力在工作过程中的表现形式为按照工作要求执行规范、解决问题、完成任务。它有以下五个方面的普遍特征。

1. 应用性（职业性）　以满足社会需求和市场需求为目标。

2. 层次性（复合性）　人才素质日益通用型、复合型靠拢，多层次、多领域的能力要求。

3. 专门性（方向性）　针对职业而言，既包括适合职业社会的通用能力，又包括针对某具体职业的专门能力。

4. 个体性（差异性） 职业能力具有个体属性，不同的个体既有能力性向上的差异，也有能力水平高低的差异。

5. 可变性（动态性） 一方面，社会发展对同一职业的职业能力要求会不断发展；另一方面一个人所经历的同一职业的不同岗位对职业能力的要求也是不同的。

第二节 职业能力的构成

一、一般职业能力

一般职业能力主要是指一般的学习能力、文字和语言运用能力、数学运用能力、空间判断能力、形体知觉能力、颜色分辨能力、手的灵巧度、手眼协调能力等。此外，任何职业岗位的工作都需要与人打交道，因此，人际交往能力、团队协作能力、对环境的适应能力，以及遇到挫折时良好的心理承受能力都是职业活动中不可缺少的能力。

二、专业能力

专业能力主要是指从事某一职业的专业能力，是所学专业相关的能信任的工作能力。比如，英语专业毕业的，能做翻译、英语教育、外贸等。在求职过程中，招聘方最关注的就是求职者是否具备胜任岗位工作的专业能力。

三、职业综合能力

职业综合能力主要包括四个方面。

1. 跨职业的专业能力 从三个方面可以体现：①运用数学和测量方法的能力。②计算机应用能力。③运用外语解决技术问题和进行交流的能力。

2. 方法能力 ①信息收集和筛选能力。②掌握制订工作计划、独立决策和实施的能力。③具备准确的自我评价能力和接受他人评价的承受力，并能够从成败经历中有效地吸取经验教训。

3. 社会能力 社会能力主要是指一个人的团队协作能力、人际交往和善于沟通的能力。在工作中能够协同他人共同完成工作，对他人公正宽容，具有准确裁定事物的判断力和自律能力等，这是岗位胜任和在工作中开拓进取的重要条件。

4. 个人能力 随着我国经济体制改革的深入和法制的不断健全，人的社会责任心和诚信将越来越被重视，一个人的职业道德会越来越受到全社会的尊重和赞赏，爱岗敬业、工作负责、注重细节的职业人格会得到全社会的肯定和推崇。

第三节　自我职业能力分析与培养

一、自我职业能力分析

人的智力、能力是多元的，不同的人的智力、能力结构是不同的，"天生我才必有用"。美国哈佛大学心理学教授霍华德·加德纳及其助手经过多年研究和观察提出了多元智能理论（图 14-1）。他认为，人的智能不仅有高低，而且智能有不同的类型。经过训练，每个人的弱势智能可以提升和优化。

霍华德·加德纳认为，每个人至少具备语文智能、逻辑-数理智能、音乐智能、空间智能、肢体-动觉智能、人际智能、内省智能、自然观察智能。

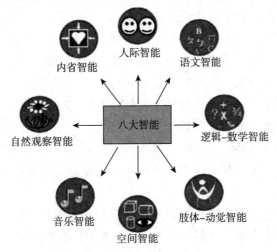

图 14-1　多元智能模型

【测一测——了解我自己】

多元智能测试

同学们可以根据个人情况在以下选项打勾：非常不符合、不符合、有点不符合、有点符合、符合、非常符合。

一、逻辑-数学智能

1. 我能够思考或阅读与数理有关的问题。

2. 我的心理能力很强。

3. 我对必须运用计算能力的游戏通常有不错的表现。

4. 我可以根据某种特性，将事物分成不同类别或不同表现。

5. 上数学课或自然课时，我总感觉很容易。

6. 做数学应用题时，我能用不同的方式解答。

7. 我可以找出事物的规则性，并根据规律排列出合理的程序。

8. 我能够分析事物之间的因果关系。

二、语文智能

1. 我阅读课内或课外书时，能够较快地理解其主要内容。

2. 讲故事、讲笑话对我来说很容易。

3. 我的写作能力或编故事能力很强。

4. 我对记忆人名、地点、日期等有不错的表现。

5. 我可以轻易辨认每个字的读音。

6. 我善用比喻或成语典故。

7. 我说话或写作文的时候能够掌握重点。

8. 我在文字游戏（例如猜谜游戏）中有不错的表现。

三、肢体－动觉知能

1. 跑、跳、摔跤等活动对我来说很容易。

2. 我能够轻易完成劳作课中的作品（如剪纸、纸黏土）。

3. 我能够变换不同的动作来表达同一件事或同一个想法。

4. 我可以轻易模仿他人的动作和言谈举止。

5. 我可以很快地学会一项新的技能，如骑脚踏车、游泳等。

6. 听到音乐，我能跟着节拍起舞。

7. 我精通各种体育活动，如跳高或篮球。

8. 当作一些有美感的动作（如跳舞或做体操）时，我动作协调，姿势优雅。

四、空间智能

1. 阅读地图或图表对我来说比阅读文字容易。

2. 学习时，我常常会在心里形成一些图像来帮助记忆或思考。

3. 在陌生的地方，我能够很快找到正确的方向。

4. 我常常会用画图的方式记忆东西或思考事情。

5. 我常常会注意到周围比较美或比较特别的事物。

6. 我可以说出我看到的立体空间，例如 3D 图画。

7. 我能够很快地完成拼图或做迷宫方面的游戏。

8. 我对于色彩与图形的辨别能力很强。

五、内省智能

1. 我清楚地知道自己的优点或缺点。

2. 我可以独自玩耍或学习。

3. 我朝自己的目标努力，不需要他人的督促。

4. 我可以接受别人的批评，并反省自己。

5. 我可以准确地表达自己的感觉。

6. 当遇到挫折时，我可以很快地恢复平静。

7. 我能够修正自己的做事方式。

8. 我会把生活中的重要事情的感想写在日记本或空间日志上。

六、人际智能

1. 我有很多好朋友。

2. 我经常参加团体性的活动。

3. 我会主动地关心别人。

4. 我常常会被同学推荐为班级干部。

5. 我经常会参与团体讨论。

6. 班上同学常常会主动找我帮忙。

7. 我清楚地知道别人对我的看法。

8. 在陌生的团体中，我能够很快地与大家打成一片。

七、音乐智能

1. 我常常会唱歌、吹口哨或哼曲子。

2. 我擅长某种乐器的演奏，例如弹钢琴或吹笛子。

3. 当听到音乐时，我可以指出错误或走调的地方。

4. 我可以很快地辨别不同乐器的声音。

5. 音乐很容易让我回想起某种情景并影响我的心情。

6. 我的节奏感很好。

7. 当听完一首曲子时，我可以记得其中大部分的旋律。

8. 我会主动接触音乐，或注意音乐活动的信息。

八、自然观察智能

1. 我有采集动植物标本的经验。

2. 我会主动关心各种小动物。

3. 我收藏了许多具有特色的石头与文物。

4. 对于自然环境中的景物或动植物，我能很快熟悉它们的名称及相关信息。

5. 我经常注意和收集与人类遗址有关的信息。

6. 我会阅读有关天文学的书，以了解宇宙的奥秘。

7. 我会主动响应环保运动，例如参加垃圾分类、低碳生活、植树造林等活动。

8. 我每天都会花一些时间看报纸和电视新闻或收听广播，了解每天发生的重要事件。

评分标准：非常不符合1分，不符合2分，有点不符合3分，有点符合4分，符合5分，非常符合6分。分值越高，表示该方面的智能越高。

附：各种智能解读

1. 语文智能　是指对词及其含义的理解和使用能力，对词、句子、段落、篇章的理解能力，以及善于清楚而正确地表达自己的观念和向别人介绍信息的能力。

2. 数理智能　是指快速、准确进行计算的同时，能进行推理、解决应用问题的能力。

3. 空间判断智能　是指对立体图形，以及平面图形与立体图形之间关系的理解能力，包括能看懂几何图形，对立体图形的三个面的理解力，识别物体在空间运动中的联系，解决几何问题。

4. 察觉细节智能　是指对物体或图形的有关细节具有正确的知觉能力，对于图形的明暗、线的宽度和长度能够做出视觉的区别和比较，看出其细微的差异。

5. 书写智能　对词、印刷物、账目、表格等材料的细微部分具有正确知觉的能力，具有善于发现错字和正确校对数字的能力。

6. 运动协调智能　是指眼、手、脚、身体能够迅速、准确和协调地做出精确的动作和运动反应，手能随着眼所看到的东西行动，进行正确控制。

7. 动手智能　是指手、手指、手腕能迅速而准确地活动和操作小的物体，在拿取、放置、调换、翻转物体时，手能做出精巧运动，腕具有自由运动能力。

8. 社会交往智能　是指善于进行人与人之间的交往、相互联系、相互帮助、相互作用，从而协同工作或建立良好的人际关系。

9. 组织管理智能　是指擅长组织和安排各种活动，协调参加活动中人的人际关系的能力。

不同智能类型决定了对工作方式、工作习惯及工作任务敏感性的不同。根据你的智能测试情况，填写下列智能测试表（表14－1），看看你的智能类型，以及对你未来工作有何积极或消极影响。

表14－1　智能测试表

你的智能类型	水平	对今后工作的促进	对今后工作的消极影响

对有消极影响的智能类型，你该如何进行调整。

二、职业能力培养的方法与步骤

作为一个大学生要树立科学、理性的职业发展观，提高职业素质，增强求职就业的竞争力，为顺利就业，融入社会，实现人生职业理想奠定基础。在现阶段要培养自己各方面的能力，尤其培养自己的核心职业能力，因为它是今后职业活动得以顺利开展的必要保证。

1. **重视专业理论知识的学习和专业实践活动**　专业知识的学习和专业实践活动对职业能力的培养起到了很关键的作用。通过专业知识的学习获得专业技能，这是以后从事工作的重要因素。专业实践是培养人才的基本途径和有机组成部分，通过专业实践，能够较好地将所学专业理论知识与实践相结合，检阅、修正和巩固已有的专业知识和理论体系，训练和提高专业技能，并强化专业思维和职业伦理修养。专业实践活动除了有助于培养自己的专业基本能力之外，对职业能力的培养集中表现为自我学习和发展、独立分析和解决问题、组织和协调，以及判断与决策能力的培养这样的实践活动，很好地训练自我学习能力，独立分析和解决问题的能力，以及判断和决策能力。所以在日常生活中，我们必须加强对专业知识的学习，自觉参加实践活动。

2. **积极参加其他校园或者社会实践活动**　参加社会志愿者等公益性实践活动，除了致力培养提高自己的专业基本技能、具体的职业岗位能力和通用职业能力外，还有助于深刻剖析自己是否具有高度的社会责任感和高尚的品德修养，是否具有较强的社会竞争力，人格发展是否健康和完善，甚至可以说，这些基本素养同样构成通用职业能力的重要组成部分。作为未来社会的建设者和中坚力量，高度的社会责任感和良好的人格品德等个人素养决定着劳动者职业生涯的成败，更关乎国家和民族的文明、进步、和谐与繁荣。以志愿者活动为主的公益性实践活动，对于帮助我们树立社会责任感，培养爱心和奉献意识尤为重要。

社会实践是通用职业能力培养的有效途径，是高等教育的重要组成部分。形式多样的社会实践活动，有助于培养和提高医学生独立分析与解决问题的能力，以及获取与利用信息和应对挫折等的职业能力，使其在未来的职业活动中更具有竞争力。社会实践对大学生职业能力培养并不是孤立的，而是与课程教学、专业教学等理论教学紧密相连。同时，各种形式的社会实践对能力的培养也不是割裂的，某一特定的实践活动可以培养医学生多方面的职业能力。社会实践能够促进医学生认真思考和总结，收获多方面的经验，在实践中获得"历"与"炼"。

大学是医学生学习知识、培养能力、发展智力、丰富阅历、积累经验和准备承担成人责任的过渡期，也是步入社会的准备期。对每一个医学生来说，大学阶段都是人生中最重要的时期之一。医学生既要适应前所未有的生活，又要对未来做出展望。

【经典小故事】

未来医生的七大能力

"老拉"是个美国老头，他的美国名字叫 Gerald. S. Lazarus，他是美国中华医学基金会的顾问，北京协和医院的客座教授。近 3 年，他常来中国，曾与国内 72 家医院的领导交流过医院管理经验，还经常到医学院校探讨现代中国医学教育的发展方向，是很多中国医生的朋友，大家给他起了个中国名字———"老拉"。不久前，他给北京的医生们做了一次演讲，为大家分析了未来中国医生的发展方向。

目前，中国培养医生的模式与 20 年前的美国相似。"老拉"说，一直以来，中国医学生花很多时间记忆知识，并以记忆准确而受到称赞。20 年前美国也很强调核心知识的重要性，但随着信息技术的发展，人们很容易就能从互联网上学到新知识，因而不必再把那么多东西记在脑子里，所以美国医生开始重视培养解决问题的能力，以及学会利用新技术找到所需知识的能力。在"老拉"看来，目前中国医生也要在信息时代尝试转变自己。中国现在要培养 20 年后的医生。

"老拉"分析了美国医院近年来发生的变化：到医院就诊的多为慢性病患者，且老人越来越多，70 岁以上的老年患者多患有抑郁症。很多患者因为难以长期住院治疗，故只能在门诊就诊。但医院一直都重视住院治疗，而不太重视门诊服务。面对这种情况，医院应改变门诊服务模式，使医生不仅要重视疾病发作时的处理，更要有指导患者长期保持健康的意识。

"老拉"预测了20年后的中国：那时中国是个经济大国，患者也更有钱，会有更快获得信息的渠道，疾病谱也会像美国一样发生变化。所以中国医生应具备使用新手段获取信息和新技术的能力。

20年后医生要具备七大基本能力。

1. 接受和表达的能力　作为医生，要知道怎样与患者交流，能清楚描述病史，用准确、恰当的语言将诊断结果告知患者。尊敬和理解患者，能让患者理解你想让他做的事，同事理解你的想法，能够清楚表达自己的想法，掌握医患沟通技巧，只问几个简单问题就能抓住要点。

2. 将基础科学运用于医学实践的能力　教师教学时往往选择自己感兴趣或认为重点的知识进行教授，而这些信息或许并没有传达出医学的普遍原则。一名医生只有掌握普遍原则，才能有的放矢，尽职尽责。只能回答疾病染色体位置在哪里的学生，不应该获得高分，因为这种学生花了大量时间在细枝末节上，没把时间用在掌握疾病产生过程的基本原则上。

3. 善于考虑社区及周边环境的能力　"老拉"经过调查发现，中国医生对患者所处的社会环境、心理和经济环境不够重视。他举了个例子，有位70岁的老年妇女骨盆骨折，经治疗后回到家里。她家住在三楼，没有电梯，回家后很难外出活动，如同被囚禁一样。未来的医生不能仅仅治疗患者眼前的疾病，还要考虑治疗后患者的生活质量与回归社会的问题。

4. 专业技能与人文思想相结合的能力　2015年中国有上百位医生被打，其中有人受到重伤。"老拉"说完这些数字后很感慨：看来你们的医患关系很紧张。面对这种形势，医护人员不能只是抱怨患者态度蛮横，医学院校应在教育过程中着重告诉医学生对患者负有什么责任，如何对待患者，了解疾病的伦理学后果，了解医生的情感对治疗的影响。

5. 循证医学的能力　过去医生往往重视借鉴先人的经验，然而每年世界上发表的医学文献很多是无用的，医生要通过循证医学辨析和寻找最佳的证据。

6. 自我感知的能力　每个医生的能力是有限的。医生的压力很大，国外很多医生滥用药物成瘾。"老拉"告诉大家，医生也要学会排解自己的烦恼。如果刚跟太太吵架后就去医院上班，自我感觉恐怕会很糟糕，大夫要认识到自己也会出问题。

7. 终生学习的能力　一个医生的职业生涯往往超过30年甚至更长，他从学校学习的知识5年后就会过时，所以毕业仅仅是医学教育的开端，只有一生都在学习的医生才是好医生。

【教学案例】

拓展训练活动：非专业能力的成因机制分析

拓展内容：一座墙，4米高；墙后有个平台，可以站人；15人一个团队，互相竞争，安全、时间最短的团队获胜。

任务分析：靠一个人的力量很难过墙，但通过集体力量一定能够翻越过墙；可以采取下推上拉的方法，这里的关键是第一个人和最后一个人。第一个人上面无人帮助，最后一个人下面无人帮助；要在尽可能短的时间里完成任务，对手也是虎视眈眈，也想获得第一。

难点分析：第一个人上不去，需要胖哥充分发挥作用；最后一个人上不去，需要选择弹跳好一些的人；女士上不去，需要的是信心，需要鼓励；胖哥上不去，需要合理地安排体力；时间上领先了，需要继续稳扎稳打；时间上落后，需要不气馁、不松劲。

自身分析：15 个人，10 位男士，5 位女士；男士中有位胖哥，需要得到更多的帮助；男士理所当然应该站出来勇挑重担。

对手分析：这次参与比赛的共两支队伍，来自不同的班级，好在都是初次参战，因此方案设计要做到万无一失，完成过程中强调稳中求快。

方案设计：先推举一个负责人，在负责人的组织下，共同设计完成任务的方案；鼓励每个成员畅所欲言，充分发表自己的观点；设计三个方案，分别对其优点和缺点进行分析；最后由负责人做出决策，首先使用哪一个方案。

活动实施：注意安全，又快又好地完成任务，齐心协力，勇争第一。

以上各项除了拓展内容由老师布置，其余各项，任务分析、难点分析、自身分析、对手分析、方案设计、活动实施均由团队自行决定。赛场如战场，参加拓展训练的同学都有身临其境的感受，都有勇争第一的决心。

点评：拓展训练活动不是一个简单的体能比拼活动，从活动中可以看出一个人的综合素质和能力。拓展训练活动需要有正确的方案，方案是路线图，方案是指南针。预则立，不预则废；拓展训练活动需要有果断的决策，决策是正常人的必然行为，每个人都必须学会做决策，做成功的决策；拓展训练活动需要有一个坚强的核心，这就是团队的负责人，他要在团队意见分歧时统一大家，遇到挫折时鼓励大家，碰到紧急情况时指挥大家，取得胜利时告诫大家。不想当元帅的士兵不是好士兵，但元帅的地位并不是一蹴而就、一步到位的。千里之行，始于足下。拓展训练活动需要有坚决的执行力，作为一项集体活动，需要彼此间齐心协力，不能各管各的车，各走各的路。拓展训练活动也需要有一定的体能储备，任何一项任务的完成需要用"心"，也要用"力"，需要"心""力"的有机结合。

机遇总是垂青于有准备的人。一个人综合素质的高低，将决定他求职择业的层次与发展的空间。而综合素质的提高不是一朝一夕的事，也不是靠毕业前的突击能解决的。它要求大学生转变观念，增强竞争意识，在整个大学期间，高要求、有针对性、分阶段地不断充实自己、完善自己，逐步提高自身的综合素质，以成为择业竞争中的强手。

【本章知识点】

1. 职业能力的内涵。
2. 职业能力的特点。

3. 职业能力的构成。

4. 医药行业从业人员的基本能力。

5. 自我职业能力分析与培养。

【思考与练习】

1. 情景故事讨论

孙悟空求职

孙悟空取经回来成了无业游民，现正到处求职。

俗话说，身有一技之长，走遍天下都不慌。自从取经成佛归来，唐僧成了公务员，而其他的人则面临着失业的风险。这不，猪八戒找到一份饭店厨师的工作，沙和尚找到一份家政服务的工作，就连白龙马也进了动物园。孙悟空除了会降妖除魔，其他的啥也不会，投到人才市场的简历也石沉大海，杳无音讯。

一天夜里，一条短信忽然间令孙悟空醍醐灌顶：发挥自己的特长，你将不可限量，师弟八戒。

说干就干，次日孙悟空来到纪检部门，并道明来意。岂料主管人事的领导却小心翼翼地说："大圣，我们这里庙小，难容您这尊大佛，还请另谋高就吧。"后来，孙悟空跑了很多地方的纪检部门，得到的答案均如出一辙。正当孙悟空心灰意冷时，沙和尚出现了。一番久未叙旧的长谈过后，孙悟空倒出了苦水。沙和尚听罢，频频摇摇："猴哥，记得当年取经时，你是何等威猛啊。如今，时过境迁，今非昔比了。别看我取经时只知道干活，其实我是看在眼里，记在心里。"

孙悟空眉头一皱，苦笑道："沙师弟，别拿我开玩笑了。你评评理，取经时谁的功劳最大？要是没我，唐僧那老家伙能成仙？能走到今天的位置？"言罢，从床底翻出一大堆证书，"你看看，这是除魔证书，这是降妖勋章……有证书也找不到工作。我烦啦，你说我到底该怎么办啊？"说罢，眼泪止不住地往外冒。

见孙悟空如此伤心，沙和尚语重心长地说："猴哥，看在你我师兄的情分上，我就实话实说了，劝你还是回花果山吧。""什么？"孙悟空瞪大双眼。"猴哥，少安毋躁，容我慢慢道来。你知道那些部门为何不敢要你吗？""快快道来！"孙悟空激动得直挠猴腮。"首先，你有火眼金睛，能看穿人的本质，什么样的人在你面前都将原形毕露。其次，你有犯罪前科，你打翻桃园，大闹天宫，敢得罪玉帝如来等天庭领导。第三，你有七十二变，上能入天，下可钻地，本事太大了，有哪个领导敢用？！我看与其在这里吃苦，不如回去当你的山大王，吃香的，喝辣的，岂不快哉！猴哥，你再想想吧。"

孙悟空若有所思地说道："沙师弟说得太对了，我看还是回老家吧。"说罢，踏上筋斗云，嗖的一声，消失在沙和尚面前。

讨论：如何看待孙悟空重回花果山？有人说能力是天生的，你赞同吗？

2. 进行自我调查，了解所学专业所需要的职业能力，找出自身与所学专业要求的职业能力之间的差距，制订自我能力提高计划。

自我调查表

我的专业	对应职业所需要的职业能力	我目前的能力情况	我的调整措施

第十五章 学习能力培养

"未来的文盲，不再是不识字的人，而是没有学会怎样学习的人。"

美国未来学家阿尔文·托夫斯

早在20世纪70年代，国际上就提出了终身学习、终身教育的理论，特别是在西方发达国家的实践之下，汇积成了势不可当的创建学习型组织的新潮流。现代人才学中有一个理论叫作"蓄电池理论"，认为没有一次性充电即可受用终身的电池，一块电池的蓄电量是有限的，只有成为一块高效蓄电池，不断地进行周期性充电，才能够不间断地、可持续地获取和释放能量。实践告诉我们，学习力能赋予人类社会强大的创造力和生命力，是人类社会竞争和发展最本质的竞争力。有人提出，当代大学生应该具备三种核心能力，即学习力、人际力和解决问题力，其中学习力是第一位的。什么是学习力，正确理解和准确把握学习力的本质，掌握提高学习力的方法，有助于将思想认识与学习能力提高到一个新的层次，从而自觉坚持不懈地提高学习力，为人的自我实现和组织跨越发展提供强有力的动力支撑。

第一节 学习与学习力概述

一、学习概述

学习（learning）是一种既古老而又永恒的现象。学习与人类生存同步，与社会发展同步。从某种意义上讲，人类发展史就是人类学习史。

在不同的历史时期，从不同的研究角度，人们对学习这一概念的认识各不相同。我国古代，学与习总是分开讲的。《辞源》指出，"学"乃"仿效"也，即是获得知识；"习"乃"复习""练习"也，即是复习巩固。最早将"学"与"习"联系起来的是孔子。《论语》曰："学而时习之，不亦说乎！"在西方，不同学派对学习的理解各不一样。行为主义认为，"学习是一个行为变化的过程"。经验获得行为变化说认为，"学习是指人和动物在生活过程中获得个体行为经验的过程"。信息论学者认为，"学习是学习者吸取信息并输出信息，通过反馈与评价得知正确与否的整体过程"。学习功能说认为，学习是"从阅读、听讲、研究中获得知识或技能"。人本主义心理学派认为，"学习是人和动物在生活过程中通过实践或训练而获得由经验引起的相对持久的适应性的心理变化"。建构主义认为，"学习是学习者主动建构内部心理表征的过程"，强调学习过程中学习主动性的发挥。从心理学上来说，学习是一种十分复杂的心理现象。它不仅与感知、注意、记忆、思维等认知过程直接联系，而且涉及人的情绪、动机、个性和社会化等问题；不仅包括动物的学习行为，还包括人类日常生活经验获得的学习，以及对科学知识技能的学习。

学习是人类在认识与实践过程中获取知识和经验、掌握客观规律、使身心获得发展的一种社会活动。学习的概念强调了四个方面：一是人是学习的主体。二是学习具有个体性、社会性双重属性。三是学习的内容，总体而言是指知识、经验和客观规律，涉及人类与自然一切领域，学习无止境。四是学习的目的是使人类身心获得发展，不断超越自我。这不仅是人类学习活动的本质特征，也是人类创造力的根本源泉。

学习对于人类有目的地塑造自己和改造环境有着巨大的作用。

1. 维持个体生存　学习是人的生活中必不可少的组成部分。学习是人适应环境的重要手段，可以使人与环境保持平衡、维持生存和促进发展。1972年，联合国教科文组织国际教育委员会发表了著名的研究报告《学会生存》，将学习与生存直接联系起来。联合国教科文组织21世纪教育委员会发表的《教育——财富蕴藏其中》的研究报告，阐述了"学会学习"的意义，指出："学习，更多的是为了掌握认识的手段，而不是获得经过分类的系统化知识。既可将其视为一种人生手段，也可将其视为人生目标。作为手段，它应使每个人学会了解他周围的世界，至少是使他有尊严的生活，能够发现自己的专业能力和进行交往。作为目的，其基础是乐于理解、认识和发现。"由此可见，学习在人类生存中的地位和作用非常重要。同时，由于科学技术日新月异的变化，学习已不是一朝一夕之事，终身学习的理念已成为必然。管理大师德鲁克说，一个不善于学习的人就等于自我放弃了成长的机会。

2. 提高人的素质　学习能提高人的文化修养。在社会发展的进程中，人类通过学习创造了大量的物质文化与精神文化，并使之不断进行历史延续和传承，这为人类的进步做出了巨大贡献；学习可以健全人的心理素质。现代社会对人才心理素质的基本要求是多方面的，需要具备高尚的道德、超凡的气质、敬业的精神、目标转移的性格和坚韧不拔的意志等。这些心理素质都可以通过学习达到；学习可以塑造人的职业素养。大学阶段的学习专业性强，需要深入挖掘和理解，才能不断创新和应用，大学生只有采用即时学习、持续学习和终身学习，才能适应社会的快速进步和岗位的技能升级，避免被日新月异的新理论、新技术、新方法所淘汰。

3. 促进社会文明进步　人类为了生存和发展，不断进行着大量的劳动和生活，从而积累了宝贵的维持生存和发展的经验和方法，通过总结、积累和创新，形成了系统化的知识和技能并传给后人；后人则通过对前人知识和技能的学习，维持了个体和群体的延续，并随着时代与环境的变化进一步丰富和提高。从宏观角度看，如此代代传递的过程，形成了人类社会文明延续发展的历史。

二、学习力概述

学习力是学习动力、学习毅力、学习能力和学习创新力的总和，是人们获取知识、分享知识、使用知识和创造知识的能力，是动态衡量其综合素质和竞争力强弱的真正尺度。它是反映人类有关学习方面的职业素养指标。人类的学习力可分为组织学习力和个人学习力。本章主要介绍大学生的个人学习力。

学习动力表现为一个人的学习兴趣、学习目标和学习动机等，是学习的原动力。目标越大、兴趣越浓、动机越强，动力就越大。学习动力分为内在动力和外在压力。内在动力由学习主体对社会的认知程度和主体要实现的目标所决定，与其呈正比。外在压力与一个时代的生产力水平和这个时代的政治、经济、社会体制密切相关。社会竞争越激烈，学习压力就越大。内在动力与外在压力又密切相关，相辅相成，互相转化。

学习毅力是指学习主体的持久力。学习是否能持之以恒，与主体的心理素质、意志品质和价值观等有关，它是实现学习目标的前提条件和获得学习效果的关键。因为学习是一个终身进行的过程，这种持久力在学习力中是一个不可或缺的要素。正如古人云："勤学如春起之苗，不见其长，日有所增；辍学如磨刀之石，不见其损，日有所亏。"

学习能力主要受智力、学习方法、学习技巧与学习策略的影响，是开展学习的主客观条件的总和，主要包括阅读力、记忆力、理解力、判断力、学习效率等，是学习是否具有成效的关键。学习能力取决于对学习内容的接受、消化和理解能力，也取决于物质基础，包括资金、时间和精力的投入。

学习创新力来源于系统思考，包括观察力、分析力、评价力、应用力，是学习成果的转化能力，主要体现在知识应用、更新自我、推进创新和变革社会的效果上。

在四个要素中，前三者是接受性学习的三大元素，属于"适应性学习力"，是获得学习成果的基础；学习的动力体现了学习的目标；学习的毅力反映了学习者的意志；学习的能力则来源于学习者掌握的知识及其在实践中的应用。三者之间的关系见图 15 –1。

$$学习力 \begin{cases} 动力 —— 目标 \\ 毅力 —— 意志 \\ 能力 —— 知识 + 实践 \end{cases}$$

图 15 –1　学习力关系图

一个人、一个组织是否有很强的学习力，完全取决于这个人、这个组织是否有明确的奋斗目标、坚强的意志和丰富的理论知识，以及大量的实践经验（图 15 –2）。

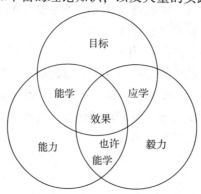

图 15 –2　学习力要素模型

该模型告诉我们，学习力是三个要素的交集，只有同时具备三要素，才能成为真正的学习力。当你有了努力的目标，你只是具备了"应学"的动力；当你具备了丰富的理论和实践经验，你仅仅具有了"能学"的力量；而当你学习的意志很坚定的时候，你不过是有了"能学"的可能性。只有将三者合而为一，将三者集于一身，才真正地拥有学习力。

创新能力是知识再创造所需要的能力因素，属于"发展性学习力"，是产生新知识、创造应用价值的关键。

一直以来，我们都认为市场竞争实质上是产品的竞争，产品的竞争其实就是技术的竞争，而技术的竞争一定要归结到人才的竞争上，所以我们从前总是将国家、社会、企业之间的竞争最终归结到人才的竞争上。但是最新的学习型组织理论告诉我们，国家、社会、企业竞争最终一定是学习力的竞争。因为人才是有时间性的，也是一个动态的概念，它不是一成不变的，不是永恒的，它需要不断地晋级，不断地发展，只有人才的学习力不断地加强，不断地提高，才能保证人才的新鲜。这样的人才才是信息时代的人才，才是真正意义上的人才。有人将学习力的公式表述为：$L < C = D$，L 代表学习速度，C 代表变化速度，D 代表的是死亡。意思就是如果学习的速度跟不上环境的变化速度，就等于死亡。当今世界，知识老化的速度与世界变化的速度一样越来越快，知识更新的速度前所未有，知识总量的翻番周期越来越短，从过去的 100 年、50 年、20 年缩短到了 5 年、3 年，甚至更短。复旦大学原校长杨福家教授提出，今天的大学生从走出校门的那一天起，他四年来所学的知识已经有 50% 老化了。因此，一次性学习的时代已经结束，终身学习成为必然。你只能保证自己今天是人才，却无法保证明天的你依然是个人才。"未来的文盲不是那些没有知识的人，而是那些没有学会怎样学习和持续学习的人"。国外教育领域的研究结果提示，学历代表过去，能力代表现在，学习力代表未来。为了使你在明天依然是一个货真价实的人才，一定要有学习力作为后盾，人才竞争的背后隐藏着学习力的竞争。失去学习力，也就失去了持续发展的能力。作为一名医学生，应该清楚地知道，目前国内外医学界已经达成共识，将医学教育分为院校教育、毕业后教育和继续教育，因此作为医学生更应树立终身学习的理念，不断提升个人学习力，以适应社会发展、学科发展和人们对医学技术发展的更高要求。

第二节　学习力培养提升的途径与方法

学习力受智力因素和非智力因素的影响，但对在校大学生来讲，影响学习力的主要是非智力因素，如学习目标缺失、对专业缺少兴趣等。因此，培养和提高学习力应主要从非智力因素着手。

一、增强学习动力

一些大学生进入大学校门后，从中学时期紧张的学习氛围中解脱出来，思想上产生了松懈，不知自己该做什么，人云亦云，在大好时光中蹉跎岁月，学习缺乏动力，没有明确的方向，甚至厌倦学习。因此，学会增强学习动力的方法十分必要，而增强学习动力最重要也最关键的方法是制定切实的学习目标。

1. 确立恰当的目标 一个好的学习目标应包括以下几个要素。

（1）了解自己的现状 通过老师、朋友、同学、家人，还有自我反省，对自己在兴趣、爱好、能力、学识、特长、智商、情商，以及思维习惯、从业倾向等方面做一个全面、透彻的了解和分析，对自己合理、正确定位，以明确"想干什么""能干什么""环境允许干什么"，为自己制定合理的学习规划。

（2）设定一个切实可行的目标 这是整个目标规划中最难把握的一步，直接关系到大学生活的整体规划，关系到在大学期间取得成绩的大小。在确立目标的过程中一定要慎重，目标的设定不可过大或过小，应该量力而行。目标过大显得空洞，容易使人失去信心，而且没有可操作性；目标过小会显得琐碎、太简单，完成后没有成就感。怎样设置才能使目标切实可行呢？马里兰大学管理学兼心理学教授洛克在其目标设置理论中指出，任何一个目标的设置都要从三个纬度进行分析，一是目标的具体程度，即目标能够精确观察和测量的程度；二是目标的难度，即目标的难易程度；三是目标的可接受性，即人们接受、承诺目标和任务指标的程度。研究表明，从激励的效果出发，有目标比没有目标好，有具体目标比空泛目标好，能被执行者接受而又有较高难度的目标比唾手可得的目标更好。

（3）拟订方案 拟订方案时要将大目标分成几个小的目标，分阶段完成，这样便于实施。

（4）执行方案 方案制定了就要认真实施，一丝不苟。人都是有惰性的，执行目标最大的阻碍就来源于惰性。切记：不要给自己任何松懈的理由，要在任务完成之后才可以休息。当然，合理的休息也是为了更好地学习。

（5）目标的修订与调整 要学会调整，一味地只是低头前进而不检查前进方向是否正确是很危险的。随着时间的推移，你的目标应根据具体情况及时修订，要不断地进行阶段性的反省，查看阶段目标是否达成，是否出现过什么问题，能从中得到什么教训，将做出什么调整等。

（6）目标的检查 目标检查的过程也是反省、思考的过程。在计划的执行过程中要对制定的目标进行核对，看其是否完成，完成情况如何，是否完全符合你的设想。

"人生犹如大海行船，对于没有目的地的航船来讲，任何方向的风都是逆风"。目标对人生有巨大的导向性作用。学习目标是学习活动的出发点和归宿，明确学习目标是大学生学习的战略前提，是提高学习积极性、自觉性和效率的关键。大学新生在入学的最初几个月里，在熟悉新的生活、老师和同学的同时，就应该及早对自己的大学生活做个规划，及早确立自己的学习目标，明确自己的专业学习目标，规划自己的专业发展方向。

2. 培养真正的兴趣 兴趣是学习力中最充沛、最快乐、最轻松、最美好、最活泼的品质。在兴趣的引导下，人会精神振奋、思维活跃、目标专一、不知疲倦地执著追求。孔子说："知之者不如好之者，好之者不如乐之者。""兴趣是最好的老师"。大学生要积极开拓视野，立定志向，培养真正的兴趣，为成功的人生与成功的职业生涯打下坚实的基础。

（1）客观地评估和寻找自己的兴趣所在 一些大学生要么不清楚自己的兴趣是什么，要么简单地将读书、唱歌、旅游等业余爱好当成自己的兴趣所在。殊不知，不管是学校老师还是用人单位，关注的都是那些与所学专业或职业相关的兴趣，即你到底喜欢干什么，而不是询问你的业余爱好。

（2）寻找专业和兴趣的最佳结合点 不要以为有兴趣的事情就可以成为自己的职业，在我国目前的高校中，不是每个大学生都对自己的专业感兴趣或满意。而转专业又不是一件容易的事情，绝大多数学生没有第二次选择自己喜欢专业的机会。遇到这种情况，就必须做出调整和改变：要么有足够的勇气放弃自己目前所学的专业去选择符合自己兴趣的，要么调整自己，尽量去喜欢或去爱自己所学的专业，正确处理好"选我所爱"和"爱我所选"之间的关系。尽量培养自己对所学专业的兴趣，在很多时候不失为一种比较理智的选择。尽量寻找所学专业与兴趣之间的最佳结合点，培养真正的与专业相关的兴趣，最好能将自己的兴趣与所学专业结合起来。

3. 激发适当的学习动机 动机是人们从事某件事情的真正原因和动力。学习动机是在学习需要的基础上形成和发展起来的，根据形成的原因，学习动机可分为内源性学习动机和外源性学习动机。

内源性学习动机是由学习者对学习的需要、兴趣、愿望、好奇心、求知欲、理想、信念、人生观、价值观，以及其自尊心、自信心、责任感、义务感、成就感和荣誉感等内在因素转化来的，具有更大的积极性、自觉性和主动性，对学习活动有着更大、更为持久的影响。

外源性学习动机是由外在诱因，诸如社会的要求、考试的压力、父母的奖励、教师的赞许、伙伴的认可、评优秀学生、获得荣誉称号和奖学金、报考理想的学校、求得理想的职业、追求令人向往和称羡的社会地位等激发起来的，表现为心理上的压力和吸引力，外源性学习动机也是学习动机总体结构中的主要组成部分。

大学生要树立正确的价值取向和自我概念，充满自信，正确面对生活和学习中的挫折与失败，结合自己的目标和兴趣，为自己设定适合自己的远大的生活与职业目标，自发地去激发自己的学习动机，尤其是内源性的学习动机，增强学习动力，更好地安排好自己在大学阶段的各项学习，主动提升自己的综合素质。

过弱或过强的学习动机对学习效果都有不利的影响，适当强度的学习动机对学习力的培养有着积极作用。大学生要学会对自己学习动机状况的评估与监控，适时调整自己的动机状态在适度的水平上，以促进学习效果与学习力的提升。

二、培养学习毅力

毅力也叫意志力，是人们为达到预定的目标而自觉克服困难、努力实现预定目标的心理过程。它是人的一种"心理忍耐力"，是一个人完成学习、工作、事业的"持久力"。在心理学角度上，与毅力相关的传统概念包括坚持不懈、勇敢、（抗打击）恢复力、雄心壮志、成就感需求、责任心。英国小说家狄更斯说："顽强的毅力可以征服世界上任何一座高峰。"毛泽东曾在自己的书房里自创一副对联：贵有恒，何须三更起五更眠；最无益，只怕一日曝十日寒。在一定程度上，人与人之间的竞争，很大程度上在于意志力的竞争，在同样的情况下，谁有更强的意志力，谁就是最后的胜利者。毅力是一个心理因素，毅力的培养可以从以下几个方面进行。

一是动机。培养毅力的第一步，也许是最重要的一步，是知道自己想要什么。强烈的动机会驱使人克服困难；二是兴趣。一个人一旦对某种事物、某项工作发生内在的稳定的兴趣，就会激发其毅力。三是自信。相信自己有能力实施一项计划会激励人坚持不懈地遵循计划；四是明确的计划。调理清晰的计划，哪怕计划不周全或并不完全可行，也会激励人的毅力；五是合作。对他人的同情、理解，以及密切的合作往往使人产生毅力；六是习惯。毅力是习惯的产物。

三、优化学习策略

学习策略是学习者为了提高学习的效果和效率，有目的、有意识地制定有关学习过程的复杂方案。作为大学生，有必要对有关的学习策略进行了解，并结合自己的情况有目的地制定有关学习过程的方案，以提高学习的效果与效率，从而提升学习的能力。

学习策略根据其所起的作用，可分为基本策略和支持策略两类。基本策略是指直接操作材料的各种学习策略，主要包括信息的获得、贮存、信息的检索和应用的策略。支持策略主要指帮助学习者维持适当的学习心理状态，以保证基础策略有效操作的策略，如集中注意策略。学习策略根据其覆盖的成分，可概括为认知策略、元认知策略、资源管理策略。本节重点介绍一种常用的学习策略——复述策略。

复述策略（rehearsal strategy）是指对目标信息不断进行重复，以便能准确、牢固地记住这些信息。复述策略主要包括以下内容。

1. 及时复述 从开始复述的时间上安排，对刚识记的信息及时进行复述，效果更好。这是因为人们的遗忘从识记一结束就开始了，并且遗忘的速度呈先快后慢的趋势。这对意义性不强的学习材料，效果尤为明显。

2. 限时复述 从结束复述的时间上安排，限定复述任务完成的时间，使个体产生一定的紧迫感，以利于大脑机能的充分调动，增强复述的效果。

3. 试图回忆式复述 从尝试背诵的时间上安排，不是等复述到纯熟时才开始背诵，而是稍加复述便尝试背诵，背不出再复述，复述了再尝试背诵，如此交替，直到成诵。此举能提高注意力的集中程度，使之有效地指向自己未掌握的部分，并有助于更好地发挥复述过程中的自我监控作用，大大优化效果。

4. 分散复述 从复述时间的集中度上安排，对要复述的信息应注意分散复述。分散复述是相对集中复述而言的，所谓集中复述就是集中一段时间一下子复述许多次；所谓分散复述就是将集中的这段时间分散开来，分为若干小段时间，每隔一段时间复述几次，其效果比集中复述更好。

5. 整体与部分相结合的复述 从复述对象的整体性上安排，应注意整体与部分相结合，即将复述的内容先分散为几部分，分别复述，然后再联系起来，整体复述。当复述材料较长时，此举效果尤佳。

6. 过度复述　从复述的程度上安排，复述的次数以刚能背诵所需要的复述量为基础的150%左右最为适宜。也就是说，如果一篇材料需复述10遍刚能背出，那么最好再复述5遍为宜。复述少了不易巩固，复述多了则消耗精力过甚，于效果无多大增益，反而降低了效率。

7. 多种形式复述　从复述的形式上安排，要避免单一形式所导致的单调、厌烦感，宜采取多种多样的形式相结合的复述，以利于调动个体复述的积极性，也利于多角度理解复述内容。

8. 多种感官协同复述　从复述的感官通道上安排，要尽可能采用多种感官通道同时启用的方式复述，有助于提高复述效果。一般来说，视听结合的复述效果优于仅运用视觉通道或听觉通道的复述效果。

9. 实践　我们每个人都知道在做中学，科学研究也证明了这一认识。在学习完各种任务时，让个体亲自完成这些任务，要比个体只是看说明书或者看老师完成这一任务学得多。

四、塑造创新能力

创新能力是运用知识和理论，在科学、艺术、技术和各种实践活动中不断提供具有经济价值、社会价值、生态价值的新思想、新理论、新方法和新发明的能力。

创新是国家经济社会发展的核心驱动力。早在2005年，我国就做出了"加快建设国家创新体系"和"建设创新型国家"的重大战略抉择，科技创新受到前所未有的重视。党的十八大更是明确提出实施"创新驱动发展战略"，要求把科技创新"摆在国家发展全局的核心地位"。建设创新型国家，关键是人才，基础在教育。大学通过培养具有创新精神与创新创业能力的人才服务国家经济建设，通过科学发现、知识创新、技术创新，在国家创新体系中发挥重要作用。塑造创新能力既是建设创新型国家的需要，也是现代大学自身发展的内在要求，更是我们每个人在激烈竞争中立于不败之地和有效发展的制胜法宝。因此，大学生从入校开始就应树立一个在实践中学习创新的理念，确立具体的行动目标，在课余寻找各种实习实践机会，把理论知识转化为实践技能，在实践中创造新的知识，既是培养学习力的重要方法，也是良好学习力的重要体现。

五、不断改善心智模式

所谓心智模式是人们在成长的过程中受环境、教育、经历的影响，而逐渐形成的一套思维行为的模式，反映出人们的思想方法、思维习惯、思维风格和心理素质等。心智模式一旦形成，将使人自觉或不自觉地从某个固定的角度去认识和思考所发生的问题，并用习惯的方式予以解决。任何一个人都有自己特殊的心智模式，这既是教育的结果，也是此人在特定生活工作环境中逐步形成的。

改善心智模式就是要把那些束缚我们的思想和行为，让我们产生很多错误、苦恼和迷惑的思维定式统统抛掉，更深入地学习；然后，虚怀若谷，敞开胸怀，以开放的心灵容纳别人的想法；一旦换一种思维，转变观念，多视角地看世界，你将发现一个崭新的世界。

【经典小故事】

学习力是核心竞争力

当今世界是一个充满竞争的时代，在20世纪60年代，被《财富》杂志列为世界500强的大公司，堪称全球竞争力最强的企业。然而，1970年的500强到80年代三分之一销声匿迹，到20世纪末更是所剩无几了。这一方面反映了风起云涌的新科技革命和新经济的产生迅速切换或淘汰传统产业的大趋势，但同时也反映出这些大企业不善于与时俱进，跟不上时代的节拍而被时代抛弃的必然。实践证明，企业凡通过自我超越、心智模式、团体学习等提高学习的修炼，都能在原有基础上重焕活力，再铸辉煌。美国的微软、日本的松下是这样，我国山东的莱钢、青岛的海尔也是这样。全球华人首富、全球华人最成功的企业家之一李嘉诚也是深谙学习力就是竞争力的最佳典型。不到15岁的他父亲去世，被迫辍学，开始了学徒、工人、塑胶厂推销员的生活，工作虽然繁忙，他还利用工作之余到夜校进修。由于勤奋好学，精明能干，不到20岁，他便升任塑料玩具厂的总经理，也开始了他创办世人瞩目的商业王国之旅。总结李嘉诚成功的经验不少，但最重要的一条，莫过于他从创业之初开始，就坚持不断学习，把学习力转化为竞争力。他表示："我从不间断读新科技、新知识的书籍，不想因为不了解新信息而和时代潮流脱节。"李嘉诚指的知识不仅是指课本的内容，还包括社会经验、文明文化、时代精神等整体要素。他认为，知识是新时代的资本，五六十年代人靠勤劳可以成事，今天的香港要抢知识，要以知识取胜。

无独有偶，红豆集团总裁周海江也不止一次地表示，一个企业发展的后劲如何，取决于这个企业学习力有多强，一个人发展的后劲如何，取决于这个人的学习力，而不是他现在具有的文凭。这也是红豆集团的用人观，在红豆，可能最初加入企业时，每个人的学历起点会有所不同，但是在企业如果要有更好更大的发展，则取决于个人的学习力。用红豆集团董事局主席周耀庭的话来说，最聪明的人是善于学习周围人文明精华的人，其实说的也是一个人要有学习力。红豆的目标是建成"大学校、大部队、大家庭、大研究所"，其中大学校指的就是要有学习力，也正是这种超强的学习力，造就了红豆集团相对多元化、充满活力的产业格局。1997年，周耀庭发现有"活化石"之称红豆杉的发展前景广阔，于是十年如一日，开始研究、开发红豆杉，功夫不负有心人，后来，红豆不仅掌握了红豆杉快繁技术，解决了红豆杉种子难发芽的世界难题，通过提炼紫杉醇，制成针剂，成功进军了生物医药产业，还使红豆杉走进了中南海、世博会，走进千万百姓家庭，给他们带去健康。2002年，红豆初涉房地产，有的经验只是集团内部基建的经验，善于学习的红豆人，在周海江的带领下，他们先后到万科等知名地产企业去学习、考察，在实践中学习，在学习中超越。目前，红豆地产为社会奉献了世界一流品质的无锡地标建筑——红豆国际广场，成为集团的四大产业之一，成长为长三角地产的一匹黑马。

上述企业和个人成功奥秘在于：一是能以最快速度，最短时间学到新知识，获得新信息；二是组织的员工尤其是领导层能不断提高学习能力；三是加强"组织学习"，形成具有特色的组织文化，集思广益，获得最大成效；四是以最快速度、最短时间把学习到的新知识、新信息用于企业变革与创新，最大限度地适应市场和客户的需要。

【教学案例】

确定适当的学习目标的重要性

一个行为问题调查组曾经对 100 名学生进行了一次抽样调查，向每个人提出了同一个问题："10 年以后，你希望在什么地方，从事什么工作？"这些学生都回答说，他们想得到财富、荣誉，希望去经营大公司，或者从事能影响和主宰我们所生存的世界的重要工作。但是，在这 100 个接受调查的年轻人中，有 10 个人不仅决心征服世界，而且将目标清清楚楚写了出来，并说明他们什么时候即将取得何等成就，取得这些成就的理由是什么；而其他人则没有像他们一样写出各自的目标和理由。

10 年过去了，我们的调查人员发现，原来写过目标和计划的那 10 名学生，所拥有的财产竟占那 100 名学生总财产的 96%。这意味着那 10 名学生的成功率超过他们的同学整整 10 倍。

点评：这个案例充分说明适当的学习目标是成功的基础。正如格莱恩·布兰德所说："有了明确的学习目标和计划，并把它们写下来付诸行动的人，他们将来的成就，是有目标和计划但仅停留在脑子里或纸上的人的 10 至 50 倍。"

【本章知识点】

1. 学习的定义。
2. 学习力的定义。
3. 学习力培养的策略与方法。

【思考与练习】

1. 从学习力的角度审视和评估自己，看看你离"人才"还有多远？
2. 结合实际，谈谈你应该从哪些方面着手培养自己的学习力？

第十六章 人际沟通能力培养

好言难得，恶语易施。一言既出，驷马难追。

《增广贤文》

沟通是人与人之间思想和感情的传递和反馈的过程，想要获得别人的好评是很难的，话语一旦脱口而出有时结果却很难挽回，因此必须借助于一定的表达方式和技巧才能说出暖人心的"良言"。

第一节 人际沟通能力概述

一、人际沟通的概念

"人际"，指的是人与人之间。"沟通"，本指挖沟使两水相通，出自《左传·哀公九年》："秋，吴城邗，沟通江淮"，后来泛指彼此相连，相通。"人际沟通"就是指人们在共同活动中，通过言语、表情、手势、体态等彼此交流观点、思想和情感等信息的过程。人际沟通能力是一个人生存与发展必备的能力，是决定一个人成功与否的必要条件。

二、人际沟通的基本内容

人际沟通的核心内容是信息，因此人际沟通就是信息的发出和接收的过程。对于单向沟通而言，一方对另一方进行信息的传递和接收就构成了一次沟通。对于双向沟通而言，信息被接收后，还包括接收者主动的反馈和理解阶段。

人际沟通的过程主要包括发出者（信息源）、接收者、信息、媒介（沟通渠道）、噪声（干扰）、反馈及环境7个主要因素（图16-1）。发出者通过一定的媒介（即沟通渠道），将信息传递给接收者，接收者再将其收到的信息进行消化理解，必要时将接收者的想法和感受以信息的形式反馈给发出者。在每一次信息的传递过程中，都会受到某些客观因素的影响或沟通本身存在问题导致出现失真或误传，这种现象称之为噪声（或干扰）。然而每一次沟通的发生，都离不开沟通发生的场所及周围的各种条件即环境。因此，要想完成一次完美的沟通，就要注重沟通的每一个细节。选择合适的沟通环境，全面结合接收者的特点，运用良好的沟通渠道，克服掉各种沟通干扰，悉心整合传递的信息，及时并有效处理接受者的信息反馈等。

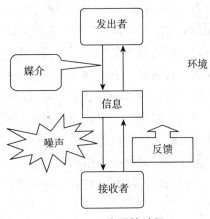

图 16 – 1　沟通的过程

人际沟通有三个层次，随着相互信任程度的增加，层次逐渐增高，分别是：信息层次，包括一般性交谈和陈述事实，具体指社交应酬的开场语及客观陈述事实的沟通；情感层次，包括交换意见和交流感情，具体指交换彼此对问题或事实的意见或看法，说出彼此内心的真实想法或对各种事件的反应；行为层次，是沟通的最高境界，通过沟通达到思想上的共鸣，接收者（聆听者）会感到一种短暂的、完全一致的感觉，从而引起接收者行为方面的调整，是一种偶尔自发的沟通高峰状态。在人际沟通中，可以出现沟通的各种层次，重要的是沟通双方结合沟通的信息内容、环境等选择最舒适的层次进行沟通，不要强求进入较高层次，避免由于自己的言语不当而使双方的沟通关系停留在低层次上。

根据不同的划分标准，可以将人际沟通分为多种形式。根据信息载体的不同，人际沟通可分为语言沟通和非语言沟通（图 16 – 2）。据有关资料显示，在面对面的沟通过程中，那些具有社交意义的信息仅有不到 35% 来自语言文字，而 65% 来自非语言方式

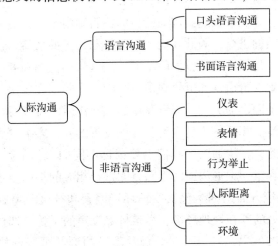

图 16 – 2　人际沟通的分类

传达。按照沟通渠道有无组织系统，将沟通分为正式沟通和非正式沟通；根据沟通媒介的有无，将沟通分为直接沟通和间接沟通；根据沟通的目的是否明确，将沟通分为有意沟通和无意沟通；根据沟通的目的，将沟通分为征询型沟通、告知型沟通及说服型沟通；根据沟通中信息的流向，将沟通分为单向沟通与双向沟通；根据沟通中输出者和接收者之间的关系，将沟通分为上行沟通、下行沟通和平行沟通。

虽然人际沟通的种类有很多种，科技的进步也为沟通提供了更多媒介与便捷，但是选择最有效的沟通方式已成为重中之重。其中，面对面这种最原始的沟通方式，在某些情况下也是无可取代的。此外，跨文化沟通也随之应运而生。跨文化沟通能力是指两个或两个以上来自不同文化的人在任何时候相互作用而产生的沟通，沟通者因文化的差异而存在人生观、价值观等方面的差异，从而影响彼此间沟通的进行。

第二节 人际沟通能力培养的技巧与方法

人际沟通是一种动态的系统，沟通双方都处于不断的相互作用中，双方都有各自的立场和动机，它并不是简单的信息运动，而是信息的交流和理解，思想的传播或是共鸣。然而由于人际沟通过程的复杂性、种类的多样性以及新型沟通形式的产生，随之而来的是使沟通面临着一些新的问题和困惑。如何积极有效地应对这些问题，称为现代沟通能力培养的重点与难点。

一、人际沟通能力的影响因素

人与人的沟通常会受到各种因素的影响和干扰，这些因素对沟通的质量和效果有着重大的影响，直接关系到人际沟通的成败。

1. 个人因素 个人方面的因素包括身体因素、情绪因素、认知因素、知识水平因素等。身体因素是基础，如果信息的发出者或是接收者倦怠乏力、少气懒言或者伴有其他严重的身体不适，都将会影响到信息的传递和接收；情绪因素是基石，只有沟通双方在愉悦的情绪下沟通，才能有效达到沟通的目的，否则由于一方的紧张、焦虑、生气或是悲伤，都会阻碍沟通的进行，因此我们要学会控制自己的情绪。认知因素为靶向，由于每个人的人生阅历、生活环境等方面的不同，使其认知范围和领域的广度、深度各有差异，从而使其人生观、价值观和世界观多有不同，如若双方各执所持观点，交流则不易达到统一。知识水平因素为关键，知识渊博的人在沟通时可以旁征博引，传递给人更多的信息，易与人交流。相反，语言匮乏、知识贫瘠的人，寒暄过后就不知所云了，沟通也就无法持续。因此，在沟通时，我们需要根据不同的人，了解其认知的大致领域，网罗尽可能多的知识含量，根据沟通的不同目的选择相应的沟通技巧。

2. 环境因素 环境方面的因素包括物理环境因素和社会环境因素两个方面。物理环境指的是沟通时所处的外在地理环境。尽量排除噪声的干扰，选择安静适宜的环境进行沟通可以增加交流的效果，对于可能会触及隐私的沟通可以选择一些隐秘地点。此外，还要采取合适的距离，既让对方感到亲切，又不会对其造成心理压力。美国人类学家爱德华·霍尔博士将这种距离分为四种，分别是：亲密距离、个人距离、社交距离、公众距离，如表 16-1 所示，相互交流时空间距离的远近，是沟通双方之间是否亲近、是否喜欢、是否友好的标志。因此，在交流时选择合适的距离是至关重要的。

表 16-1 人际交往中的空间距离

距离名称	物理距离	适用范围
亲密距离	其近范围在 15cm 以内	彼此间可以肌肤相触
	其远范围在 15~45cm	彼此间可以挽臂执手或促膝谈心
个人距离	其近范围内在 45~76cm	可以亲切握手、友好交谈
	其远范围在 76~122cm	朋友和熟人可以自由进入的空间
社交距离	其近范围在 1~2m	工作环境和社交聚会上保持的距离
	其远范围在 2~3.5m	更为正式的交往关系，如工作招聘时的面试
公众距离	其近范围在 3.5~7.5m	几乎容纳一切人的"开放"空间，如上课等
	其远范围在 7.5m 以外	演讲、报告等群体交往

社会环境因素指的是沟通双方的地域、文化、职业、社会地位、宗教信仰等社会背景因素，其对沟通的影响很大。不同国家、不同民族、不同文化背景，其交往距离也不同。例如交往时，法国人喜欢保持近距离，乃至呼吸也能喷到对方脸上，而英国人会感到很不习惯，步步退让，维持适合于自己的空间范围。因此我们应了解对方的文化背景、民族习惯、宗教信仰等，做到"入乡随俗"，从而更好地进行有效沟通。

3. 信息因素 信息因素指的是我们在沟通过程中想要表达的具体信息的内容及其表达方式，即要明确"说什么"和"怎么说"的问题，需要我们兼顾个人及环境等诸多因素，有效地组织好想要表达的信息内容。当信息量较大时，需要分清主次，条理分明的组织、编排并阐述。

4. 媒介因素 媒介因素指的是信息形成后需要对其进行传递的渠道。常见的渠道包括有"口头传递""书面传递"及"非语言"等能够被对方感知的途径。例如语言（听觉）、动作（视觉）、香气（嗅觉）、抚摸（触觉）等都是信息传递的渠道。随着科技的进步，QQ、邮箱、微博、微信等软件的广泛应用，都使沟通变得更加便捷。选择合适的传播媒介，将助力于人际沟通的目的和效果。

二、人际沟通能力的技巧

沟通技巧是指沟通双方具有接收和发送信息的能力，能够通过文字、声音、表情、手势等有效地、明确地表达（或了解）自己（或对方）的想法、感受与态度。掌握沟通技巧并非要求我们做到巧舌如簧、能言善辩，而是要求我们树立自信、释放真情、以人为本，运用一些沟通的技巧，提高人际交往能力，赢得好口才与好前程。沟通技巧涉及诸多方面，如积极有效地倾听、重视笑容的力量、讲究因人而异的说话方式、掌握批评与赞美的艺术以及拒绝与劝慰的细节等。

1. 积极有效地倾听 戴尔·卡耐基曾经说过："成功的交谈，并没有什么神秘的。

专心地注意那个对你说话的人，是非常重要的。再也没有比这么做更具恭维的效果了。"可见，倾听是一门艺术，是一种礼貌和诚挚的表现，也是沟通中最基本、最常用的技巧之一。倾听是指全神贯注地接收和感受对方在交谈时所发出的全部信息（包含语言和非语言的），并做出全面理解。即便不同意对方的观点，也要让其把话说完，客观地替对方着想。我国的周恩来总理就是一位善于倾听的人，美国的一位外交官曾评价他说："凡是被他亲切会见过的人都不会忘记他。……你会感激他全神贯注于你，他会记住你和你所说的话。这是一种使人一见之下顿感亲切的罕有天赋。"人都会有一种倾诉的欲望，如果有人对你喋喋不休，那么耐心地倾听就是对人最大的尊重。如果想让周围的人喜欢你，那么就必须要学会倾听。

积极有效地倾听，是倾听的最有力的方式。具体体现在：①全神贯注地倾听——与讲话者保持稳定的目光接触，表现出诚恳的面部表情。②具备足够的耐心——不打断对方的谈话或不恰当的转变话题，观点有争议时，切忌带有敌对情绪的反驳。③适时地做出反馈——做出适当的反应，如简单的口头信息（哦、嗯、是）或点头，适时的提出问题来延伸信息；④切莫妄下断语——在他人说话结束之前，不要根据对方话语中的某个片段或用词就妄下结论。⑤创造良好的交谈环境——避免手机呼叫、环境嘈杂、事务较多、较急而使谈话中断等干扰因素，从而利于注意力的集中。

有关专家将倾听能力分为五个层次，内容见表 16 - 2，根据不同情况，选择最适宜的倾听层次，是处世中必不可少的内容。人的精力有限，唯有通过倾听，方可获取更多的信息，吸收更多的知识，积累更多的经验，从而成为一个富于思想的人。

表 16 - 2   倾听能力的层次

层次	倾听的名称	含义
第一层次	听而不闻	倾听者心不在焉，会导致人际关系的破裂
第二层次	假装聆听	被动消极地聆听，会导致误解、错误的举动
第三层次	选择性聆听	倾向于聆听所期望或想听到的内容
第四层次	主动性倾听	专注于对方，能激起对方的注意和诉说的激情
第五层次	同理心倾听	设身处地、注入感情的倾听，是优秀倾听者的特征

2. 笑容的力量   英国发明家斯提德认为："微笑无需成本，却能创造许多价值。"白居易在《长恨歌》中写道："回眸一笑百媚生，六宫粉黛无颜色。"自古以来，笑容就是最具魅力的表情，可以缩短彼此间的心理距离，创造和谐的谈话氛围。此外笑容还能够放松脸部肌肉，消除紧张情绪，有益身心健康。微笑是一种"世界语言"，可以应付一切表情。

笑容的种类有很多，根据笑的程度，可分为含笑、微笑、轻笑、浅笑、大笑、狂笑（表 16 - 3）。根据笑的性质，可分为苦笑、嘲笑、冷笑、会意地笑、赞赏地笑、开怀地笑等。其中微笑和轻笑的范围最广泛，在许多场景都是比较适合的。苦笑是在困境无奈的逆境中被现实所逼才会出现。会意地笑、赞赏地笑、开怀地笑是善意的笑，平时可以多表露一些。

表 16 – 3　笑容的种类、特点及含义

笑容种类	笑容的特点	笑容的含义
含笑	不出声、不露齿，面含笑意	程度最浅的笑，表示接受对方，待人友善
微笑	程度较含笑深	范围最广的笑，表示友好，充实满足，知心会意
轻笑	嘴巴微张，上齿外露，不出声响	多用于会见亲友、打招呼，表示欢喜、愉快
浅笑	笑时抿嘴，下唇大多被含于牙齿之中	是轻笑的特殊情况，俗称"抿嘴而笑"，多见于年轻女性害羞时
大笑	大张嘴，露牙齿，出声响，但无肢体动作	多见于开心时刻，尽情欢乐，高兴万分
狂笑	上下齿分开且外露，笑声不断，肢体动作大	程度上最高、最深的笑，多见于极度快乐、纵情大笑之时，一般不多见

笑的时机要恰当，要选择好笑的场合、周围的人群及谈话的主题等。该笑的时候笑，不该笑的时候就不要笑。轻松愉悦的氛围，适合平添笑容；喜庆的场面，尽量笑容满面；亲朋好友相聚，尽情开怀地笑；与领导或下属交流时，结合话题等，适时微笑，避免不拘于细节。笑对他人，笑对生活，笑对人生，方可活得幸福、洒脱、自在。

3. 因人而异的说话方式　戴尔·卡耐基曾经说过："钓鱼的时候，你会选择什么当鱼饵？尽管你自己喜欢吃起司，但将起司放在鱼竿前端也钓不起半条鱼。所以，即使你很不情愿，也不得不用鱼喜欢的东西来做鱼饵。"说话亦是如此，见什么人说什么话，尽量使用对方认同的语言，谈论对方熟悉和关心的话题，从而赢得对方的好感。否则，无论你有多高的见解，对方就是不想听，说了也是无济于事。

因人而异的说话方式不仅体现了你的气质修养，更让对方在与你的谈话中得到尊重与信任。谈话时，要注意对方的年龄、身份、情绪及文化背景等。从交谈的内容来看，不同年龄的人有不同的喜好：少年儿童求知欲强、好奇心重，喜欢故事性、趣味性、知识性的交谈；青年人热衷于前途理想、婚姻恋爱、文娱体育等领域；中年人多专注于专业学术、时事新闻、人际关系等方面；老年人则对保健饮食、社会新闻、书法诗画等颇感兴趣。人们总是因你看重自己才愿意尊重你，尤其是年纪小于你的人。同时，尽量选用对方能够认同的语言，灵活应变，因人而异，从而达到心灵相通的共鸣。

4. 批评与赞美的艺术　古语有云："人非圣贤，孰能无过。"但是"良药苦口，忠言逆耳"，批评对于谁来说，都不是一件令人舒服的事情，但是如果能够掌握批评的技巧和方法，就能使良药不苦口，忠言不逆耳。首先，批评者必须要尊重被批评者的人格，并让对方意识到双方站在同一战线上；其次，批评的话语尽量简短，一两句话就能让对方明白，然后自然转入下一话题；再次，对事不对人，错的是行为本身，同时给予解决的办法；最后，也是最重要的，尽可能在和谐的氛围下，充满善意地把批评的话语说得"好听"一些，方可收到理想的效果。此外，如果遇到被人批评的时候，应该诚恳而虚心的倾听，即使蒙受委屈也要坦然处之，在适当的时候采用合适的方式积极地辩护。

美国心理学家威廉·詹姆士说过："人类本性上最深的企图之一是期望被赞美、钦佩、尊重。"赞美是个人行为的反馈，是获取对方信任和好感的钥匙，可以充当人际交

往的润滑剂。赞美的方式除了采用语言之外，还可以采用微笑、点头、手势、给予他人热情的行动等非语言形式。赞美的方法有很多，可以采用以下方法。

①先表扬后赞美　如"您炒的菜真好吃，如果再加点色彩，就更完美了。"

②间接赞美　如"您的学生真不错，正所谓名师出高徒啊。"

③比较中赞美　如"得了糖尿病还不忌口的患者，血糖控制的肯定不是您。"

④第三方赞美　如"您真是厉害，难怪其他患者都说您的手法最好。"

⑤激励赞美　如"如果您再坚持一个星期，一定可以更瘦。"

总之，赞美要在真诚的基础上，以客观事实作为依据，努力发现别人还没发现并且真正值得赞美的优点。

5. 拒绝和劝慰的细节　拒绝别人，同时又不得罪于人，有时是一种奢求。但是掌握好语言的分寸，巧妙委婉地拒绝，不仅可以使对方内心的不悦和失望降到最低，甚至有时还可以得到对方的理解和认可。拒绝时要注意以下几点。

①委婉拒绝　说出自己不得已的苦衷，如"多谢您的美意，可是我今天身体实在不舒服，还是免了吧。"

②托词拒绝　态度诚恳，争取得到对方的同情，如"谢谢。你们的服务很周到，可是我刚买了一件这种款式的衣服。"

③赞美中拒绝　同时面带微笑且态度庄重。如"我觉得像您这种高素质的人肯定能理解医院的探视制度。"

④代替式拒绝　虽然对方要求的事情无法满足，但是可以从另一件事情上来帮助他。如"这个时间家属是不允许进入探视的，但我可以帮您把东西送进去。"

⑤敷衍式拒绝　通常在不便明言回绝的情况下使用。如庄子有一次向监河侯借贷，对方敷衍道："好！过一段时间，去收房租，收齐了，就借你三百两金子。"人都是有自尊心的，拒绝别人时一定要考虑对方的感受，采用合理的方式让其理解自己的苦衷。

古语有言："良言一句三冬暖，恶语伤人六月寒。"当别人遭遇不幸、挫折时，适时地安慰，给人温暖，伴其渡过难关；雪中送炭，助其勇往直前。尤其是遭受病痛折磨的患者，医护人员适时地安慰，足以减轻其心中的疑虑，从而积极配合治疗。安慰时，首先要尽量采用积极的语言，鼓励对方，让其看到希望和方向；其次要结合对方的性格特点、生活环境、心理素质等，选择不同的安慰的方法；再次要考虑对方的自尊心，不要妄加批评，可以交流想法，从而得到对方的理解；最后劝慰别人要有耐心，并投入真情实感，让对方感觉自己感同身受。

第三节　人际沟通的禁忌

与人沟通时，首先要有端正交流的态度。其次，技巧和方法也不容小觑。与此同时，还要注意细节，力戒一些不良的坏习惯，方可掌控全场。具体包括以下几个方面：

(一) 不良的口头禅

口头禅本是佛教语，指不能领会禅宗哲理，只袭用它的某些常用话语作为谈话的点缀。如今泛指人们言谈间所爱用的习惯语，又叫口头语。口头禅不同于别的语言，它根深蒂固于我们的潜意识，埋藏于我们的心中。心理学家认为："口头禅的形成，大致跟使用者的性格、生活遭遇或是精神状态有关，可以算是个人标志，同时也影响着他人对这个人的感觉。"所以只要留心，就可以从一个人口头禅中窥见一个人的内心世界。如果能够彻底消除不良的口头禅，会给我们的语言带来更多的色彩，协调谈话的内容与环境氛围，缩短与人交流的距离。例如有人的口头禅是"去死、你不懂、废话"等，如若不分时间和场合，就会引起不必要的争端和误解。即使我们已经开始注意控制不良的口头禅，但偶尔还会脱口而出，这时就要用一两句俏皮话或者相关的典故等弥补口头禅带来的困扰。

（二）不给别人说话的机会

说话不是说给自己听，而是说给别人听，因此不能只顾自己说话而忽略别人的感受，不要为逞一时之快而付出更大的代价。只顾自己侃侃而谈，一方面会忽略了别人的感受，剥夺别人的倾诉欲望，是一种不尊重他们的表现；另外一方面"言多必失"，说话越多，越显得平庸，说出不合时宜的话语的概率就会增加。"倾听是一种无言的赞美和恭维"，与人沟通时，应注意倾听对方的话语，并尽量做到"少说话"。美国的艺术家安迪·沃霍尔曾经告诉他的朋友："宁可把嘴巴闭起来，使人怀疑你很浅薄，也不要一开口就让人证实你的浅薄。"因为大智若愚的人一般不乱讲话，只有那些胸无点墨且爱慕虚荣的人才会信口开河。

（三）语意模糊不清（含用过多的专业术语）

在日常交流过程中，很多词语在不同的语境下会有不同的含义，有的甚至是完全相反，由于没有文字的提示会让人产生误解，带来不小的麻烦。这就需要我们在组织语言的时候，尽量选择一些不会引起歧义的词句，少用或慎用"同语异义"的言辞。沟通的目的是要让对方明确你的观点和看法，因此，有些问题在进行阐述时如果涉及专业术语，而此时又无法确定对方能否理解的同时，尽量少用专业术语，多用些通俗易懂的语言。

（四）玩笑开过头

在人际沟通中，尤其是熟悉的亲朋好友间开开玩笑，互取欢娱，可以活跃气氛、松弛神经，同时也是人与人之间关系密切、相处至深的表现。然而，开玩笑也要适度，要结合沟通的对象和场所等，否则就会导致亲朋好友间因一个不合时宜的玩笑而面红耳赤甚至不欢而散。开玩笑主要有以下三个原则。

（1）不是每个人都适合被开玩笑　开玩笑前要了解对方的脾气秉性等，弄清楚其能否接受该玩笑才更妥当。

（2）开玩笑不等于恶作剧　有些人开玩笑是采用行为动作等方式，通过让对方出洋相而制造笑点，这样做也是不道德的，严重时会造成意外事故。

（3）开玩笑不要伤人自尊心 这就要求玩笑的内容尽量高雅一些，避免过于庸俗甚至是过头，开玩笑要以尊重别人、适可而止为先决条件。

（五）用命令或威胁的语句

有人说："口下留情，脚下才有路。"每个人都渴望得到他人的尊重，都不希望对方用命令的口吻跟自己说话。因此，在尊重的基础上，多用请求的语言，而不是命令或是威胁的话语，才能使交流的大门敞开，从而达成合作或是双赢的结果。表达时可尽量选择第一人称"我"来表达自己要求对方如何做时的观点，例如："我希望您能够按照医生的建议来调整饮食。"或"我认为如果这样做可以使我们的损失降到最低。"同样，我们在给别人提意见时，也应当尽量选用商量的语气，缓和彼此间谈话时凝重的氛围，否则极有可能遭到对方的拒绝。

（六）特殊场合的忌语

随着物质生活和精神生活的日益丰富，我们每天都在与他人发生千丝万缕的联系，出入于各种场合也是在所难免。如果说话内容与周围的环境氛围不协调，就会使别人对你的印象大打折扣。而我国自古以来就有一些在不同场合的说话忌语，他们虽没有太多的科学依据，但是千百年来已成为老百姓约定俗成的说话规则。例如：在婚礼场合，交谈中忌讳使用"断""散""离""死""分手""变心"等，尽量避免说一些傲慢的话来夸大自己，小道消息等缺乏事实根据的话尤其与二位新人有关也要不说；在丧礼场合，说话不宜太多，严禁幽默、风趣的交流，亡者家属不可对前来吊唁的人说"多谢"，可用"有心"来代替，离开时也不要送客，礼貌性地告别即可；参加同学聚会时，要坦诚、自然，多提及一些往事以引起大家的共鸣；参加生日聚会时，如果对象是朋友，尽量以轻松的口吻，谈论生活中的插曲，如果对象是老年人，说话时不要强调年纪，少论及生死问题。此外，由于我国幅员辽阔，各地的风俗习惯也是不尽相同，说话上的忌讳也有所不同，这就需要我们做一个生活中的有心人，注意留心对方生活习惯方面的忌语，稍不留心，就会"祸从口出"。

第四节 医患沟通

医患沟通贯穿于整个医疗活动的过程中，其沟通的水平和效果不仅直接影响到医患关系，而且间接影响到医疗质量和医院声誉等。因此，有人说："技术能救人命，而沟通能救人心。"医患沟通不仅是一种技巧，更是涉及临床医学、心理学、伦理学、社会学、人类学、行为学等多学科的一门科学，将抽象说教式的医德教育转变为具体的言行训练，具有更深远的临床意义和科学价值。良好的医患沟通，是临床诊断和治疗的需要，是提高医务工作者职业道德水平的保证，也是减少医疗纠纷的重要手段。

一、医患双方

医患双方有狭义和广义两种内涵。狭义的医患双方指的是医生与患者之间。广义的医患双方中的"医"不仅指医生，还包括护理、医学技术人员、管理和后勤人员等医疗群体；"患"亦不仅指患者，还包括与患者有关的亲属、监护人等。医患双方之间在医疗活动中的关系由技术性关系和非技术性关系两大部分组成。其中，非技术性关系是指医务人员与病人及其家属的社会、心理等方面的关系，在医疗过程中对医疗效果有着无形的作用。

医患双方关系的实质是"利益共同体"，是围绕人类健康建立起来的一种特殊的人际关系。要想实现"战胜疾病，早日康复"这一共同目标，一方面需要有医务人员精湛的医术，另一方面需要病人积极的配合和战胜疾病的信心。只有医患双方共同努力、积极配合，才能得到良好的治疗效果。然而近年来，日趋紧张的医患关系正在严重冲击着医疗市场，医疗纠纷屡见不鲜，严重威胁着社会的和谐和稳定。因此，和谐的医患关系越来越受到重视。

二、医患沟通的作用

医患沟通是对医学理解的一种信息传递过程，它是为患者的健康需要而进行的，从而使医患双方能够充分有效地表达对医疗活动的理解、意愿和需求。医患沟通既是医学诊断和治疗的需要，又是医学人文精神的需要，同时更是减少医疗纠纷的需要。医患沟通的作用体现在以下几个方面：

1. 有利于建立和谐的医患关系 国外统计表明，77%的患者希望每天和医生交谈1次，86.9%的患者希望与医生沟通的内容与疾病有关。医患关系的质量直接影响着医疗的效果和环境，而医患之间的沟通是建立和谐医患关系的必然途径和重要基础。唯有如此，才能增进医生对患者的了解，满足患者的需求，促进患者的康复，从而提升医疗服务质量。

2. 有利于促进良好的工作环境 建立长期有效的沟通机制，创造温馨、舒适的就医环境和融洽的治疗氛围，才能为患者提供技术含量高的综合服务，同时促进医患双方的身心健康，激发医务工作者的工作热情，使患者树立战胜疾病的信心，从而提高患者满意度。

3. 有利于适应现代医学的发展 现代医学模式已由传统的生物医学模式转变为生物－心理－社会的医学模式。因此，医务人员在工作中必须将服务对象定位于具有心理、社会、文化和精神等特征的整体的人，而不仅仅是一个简单的生物体。通过加强医患沟通，解决由大量高精尖的仪器设备而带来的交流阻隔等医患关系"物化"的趋势。医患沟通就是医学实践中最基本的思维模式和行医准则，它比医学知识本身要重要得多。

三、医患沟通的技巧与艺术

医患之间良好的沟通不仅需要有效的交流技巧、语言技术、认知基础、心理共鸣，还需要高尚的道德修养。因此，医患沟通的技巧与艺术包括语言沟通技巧和非语言沟通技巧。

语言是交流的工具，是建立良好医患关系的重要载体。临床实践中，医护人员应当善于应用语言艺术，达到有效沟通，使患者积极配合治疗。提高医患语言沟通的技巧包括以下几种。

1. 使用得体的称呼语　根据患者的身份、职业、年龄等，恰当得体的称呼患者，给患者留下良好的第一印象，为日后的交往打下互相尊重的基础。

2. 充分利用语言的幽默　一句使人笑逐颜开的幽默语言有时可以让人心情为之一振，从而增强其战胜病魔的信心；有时可以化解矛盾、解除疑虑，尤其当患者抱怨时，但切记要分清场合，内容高雅，态度友善，行为适度。

3. 语言表达简洁明确　要充分考虑患者的接受和理解能力，采用通俗易懂的语言表述，避免使用专业术语、措辞不当、思绪混乱等。

4. 善于使用美好的语言　如安慰性语言、鼓励性语言、劝说性语言、积极的暗示性语言、指令性语言等。

5. 双向交流，注意倾听　首次谈话应有 2/3 的时间让给患者，有助于全面掌握患者的病情，并使医生的询问更具针对性。

6. 模糊语言的应用　所谓模糊语言并不是说话含混其词，表达不清，而是医务人员根据实际需要，在符合特定要求的前提下，主动运用的一种表达方式。例如患者询问手术有无风险时，医生可以采取这种于情于理的模糊表达："一般来说手术都是有风险的，但是这种手术我们医院经常做，并且具有丰富的临床经验。如果不出意外的话，绝大多数患者手术都是顺利的。"此外，在进行医患沟通时，还要注意说话的语速、语调等。为避免医疗纠纷，不要随便批评他人的治疗。

非语言性沟通所表达的信息是通过身体运动、面部表情、目光，利用空间、声音和触觉等方式产生的，可伴随着语言性沟通而发生。非语言性沟通常用技巧有以下几种。

（1）重视第一印象　医务人员注意服饰整洁、态度和蔼、面目慈祥、举止稳重等会使患者倍感亲切。

（2）目光接触　眼神既可以表达与传递用语言难以表达的情感，也可以显示个性特征并影响他人的行为。医生通过目光感受到患者传递的反馈信息，并使其得到鼓励和支持。

（3）合理地接触　接触是指身体的接触，是一种身体语言。例如为呕吐患者轻轻拍背，为动作不便的患者翻身转换体位等。

（4）举止端庄　美好的行为举止可以让患者产生尊敬、信任的情感，从而增强其战胜疾病的信心。此外，医护人员要首先做出良好沟通的姿态，如主动向患者表示友好等；在批评病人的时候要讲求方式方法，掌握好批评的时机，例如："三明治"式批评方法。它是指在批评别人时，先找出对方的长处赞美一番，然后提出批评，而且力图谈话在友好的氛围中结束，最后再使用一些赞美或希冀的词语。

第五节 跨文化能力概述

一、跨文化的概念

跨文化是指对于与本民族文化有差异或冲突的文化现象、风俗、习惯等有充分正确的认识，并在此基础上以包容的态度予以接受与适应，是具有两种及以上不同文化背景的群体之间的交互作用。它是一种在全球化中由于社会流动性增加和种族混杂造成的社会现象，该现象的本质是改变传统和现存的文化，从而创造新文化。它的适用范围主要是外语学习或是与外国文化接触密切的行业或领域。

由于文化等方面存在的差异，使跨文化之间的沟通变得更为复杂和重要。跨文化沟通是指跨文化组织中拥有不同文化背景的人们之间的信息、知识和情感的互相传递、交流和理解的过程。在跨文化沟通的过程中，沟通双方的共同点较少，差异较多，沟通的难度较大。因此，影响有效沟通的因素包括语言差异、文化差异、世界观、价值观等。有学者认为跨文化沟通能力是个体所具有的内在能力，能够处理跨文化交际中的关键性问题，如文化差异、文化陌生感，本文化群体内部的态度以及随之而来的心理压力等，强调沟通的重点是处理文化差异的能力。

二、跨文化能力因素的构成

跨文化能力的构成因素是培养跨文化沟通能力的重中之重，许多跨文化交际学界的专家都对这个问题进行过研究（表16-4）。跨文化沟通能力大致由认知、情感和行为三方面构成，三者之间相互联系，相互影响，不可分割。

表16-4 跨文化能力构成要素及其研究特点

研究者	构成要素	研究特点
Yong Yun Kim	认知能力、情感能力、行为能力	认知层面，熟练掌握目的语及其文化；情感层面，与目的语交流动机强烈，态度积极；行为层面，具有良好的沟通或交际技巧
Brian Spitzberg	知识、动机、技巧	需要足够的跨文化知识、积极的动机和有效的交际技巧
Judith Marti 与 Thomas Nakayama	知识因素、情感因素、心智活动特征、情境特征	其中心智活动因素是知识和情感因素的体现，内容包含语言和非语言表达及角色扮演；情境特征包括环境语境、预先接触、地位差别和第三方的干扰等，是跨文化沟通的真实语境
Scheitza	个人态度、知识、交际、自信、社会关系	研究了跨文化能力的不同评价模式
Michael Byram	态度、知识、技能、教育	培养学习者强烈的文化批评意识，使其能够以开放、灵活、有效的方式进行跨文化交流，并且能够在跨文化领域建构自我认同

续表

研究者	构成要素	研究特点
贾玉新	基本交际能力、情感与关系能力、情节能力、策略能力	情节能力是针对语言多义现象和语境之间的关系提出来的；策略能力是指交际者因语言能力问题或语用能力问题没有达到交际目的而采取的补救措施或策略

三、医药行业跨文化能力的作用

随着经济全球化的影响，不同国家、不同民族的人们沟通交流日益增多，"多元文化"逐渐被社会各个领域广泛关注。了解并尊重来自不同国度和民族的文化成为新时代文明的象征。医务工作者如何从容应对由于文化差异而带来的沟通问题值得研究。

美国著名的跨文化护理理论家雷宁格提出了多元文化护理，即护士按照不同护理对象的世界观、价值观、宗教信仰、生活习惯等采用不同的护理方式，为不同文化背景的人提供共性和差异性的护理，满足人们对健康的需求。在临床工作乃至生活中，应关注、发现、理解并掌握解决临床工作或生活中的跨文化问题，从而为个体或群体提供符合其文化需要的医疗服务，促进疾病的康复。

医务人员在进行跨文化沟通时，更要注重沟通双方的文化差异，克服由语言、价值观等差异造成的沟通障碍，运用对方能够接受并理解的语言方式或行为操作等，及时并准确地表达给予对方的诊疗服务，尽可能地消除对方的疑虑与误解，以促进医疗活动的顺利进行。

第六节　跨文化能力的培养

要培养跨文化沟通能力，应当提高全球意识，拓宽文化视野，理性处理各种文化间的差异，掌握更多的沟通技巧，丰富跨文化交流的经验，从而有效提高跨文化沟通的有效性。

一、知己知彼，提高对文化差异的认知

知己知彼要求跨文化沟通的双方，不仅要了解对方的文化特点、价值观等，还要充分了解自身的文化特征、情感态度、交际风格，这样才能更好地掌握沟通双方不同的信息系统和文化（含观念和习俗等）差别，从而提高对文化差异的认知。通常人容易忽略自己在沟通中的表现和特点，而一味地迎合或注意对方，这样未尝不可，但久而久之会丧失自己的个性魅力。因此可以通过对方的反应来间接判断、总结自己的沟通风格，取其精华，去其糟粕。在沟通中，充分认识自我，重新塑造自我，逐渐完善自我。语言是交流的工具，是文化的载体，熟练使用对方文化的语言是提高跨文化沟通能力的重要方面，包括俗语和谚语等。同时还要掌握对方文化中非语言交际符号的含义，如目光、体态、距离等在双方不同文化中的意义，避免引起不必要的误会和矛盾。

二、将心比心，努力实现文化认同

在跨文化沟通过程中，无论沟通的障碍有多大，都要真诚平等地对待对方，保持积极沟通的心态，充分理解彼此的文化，理性对待文化中的各类差异，求同存异，努力实现文化认同，积极解决跨文化沟通中的困难。要把了解其他文化放在优先地位，不随意拒绝或否定其他文化，包容地认识、尊重、理解不同的文化，防止消极抵制的情绪和文化冲突的发生。

三、灵活运用沟通技巧，营造温馨的沟通环境

沟通技巧包括善于倾听、巧用微笑、因人而异的说话方式等，此外还需结合对方的异国（族）文化，在沟通时进行更为细致的考虑，拉近与对方的距离，营造良好的沟通氛围，消除对方身心不适感和焦虑紧张感。

四、合理化解矛盾，促进不同文化的融合

无论是跨文化沟通还是本土文化沟通，都容易发生冲突。由于语言和文化的差异，前者更容易见到。不同文化对待冲突和矛盾持不同的态度。美国人一般采用 5 种方法处理冲突。①避让：沉默不语。②和解：满足对方要求。③竞争：坚持立场。④折中：双方都有牺牲。⑤合作：满足双方的目标和需要。其中，合作是最理想也是最值得提倡的解决方式，但是需要双方充分发挥主观能动性，想出富有建设性的策略和方法，并且采用婉转、间接的方式将解决办法合理地予以表达。

【经典小故事】

一条腿的鸭子

某城市有个著名的厨师，他做的烤鸭堪称一绝，深受顾客的喜爱。老板对他也是格外赞赏，但却从未给过他任何鼓励。因此，厨师整天闷闷不乐。

有一天，老板在饭店招待一位远道而来的贵客，头一道菜就是老板最爱吃的烤鸭。不一会儿，香喷喷的烤鸭就上桌了。

可是，当老板夹了一条鸭腿给客人后，却找不到另一条鸭腿了，于是便问身后的厨师："另一条鸭腿哪去了？"

厨师说："老板，咱这儿的鸭子都只有一条腿！"

老板感到很诧异，但碍于客人在场，也没有深问。

饭后，老板跟着厨师去鸭笼一探究竟。当时正好是夜晚，鸭子们正在睡觉，每只鸭子都只露出一条腿。

厨师指着鸭子说："老板，你看，咱这儿的鸭子不都是一条腿吗？"

老板听后，便拍手鼓掌，睡梦中的鸭子被惊醒了，都站了起来。于是说："你看，鸭子不都是两条腿吗？"

厨师说："对！对！不过，只有鼓掌拍手，才会有两条腿呀！"

聪明的厨师奇妙地点化了老板。

这个故事告诉我们，要想赢得朋友，影响他人，就一定要表示出"真诚的赞赏"。它能为人们创造良好的工作情绪，调动大家的积极性，拉近彼此间心与心的距离。

【教学案例】

技术能救命，沟通能救心
——最好的沟通就是将心比心

刘希光老先生在某医院急诊室因心梗抢救无效去世，他的妻子刘老太太和他的儿子刘进大哭。刘老太太上来就说老头儿是三点送进医院，七点死在医院，四个小时医院居然眼睁睁看着病人死，太过分了！大家一听刘老太太的话都愣住了。主管医生王博站出来说，这件事家属有责任，如果不是家属迟迟不做决定，老先生很有可能就救回来了。刘进听到这话，揪住王博说他居然把责任推给家属！后来刘进带着律师、公证员来到医院，要求封存父亲的所有病历和抢救记录，并且要提起诉讼。

急诊科曾主任针对此事召开会议，让王博叙述事情经过。王博认为自己没有任何过失，责任都在家属。曾主任十分恼火，问王博为什么跟家属沟通不利，连个 PCI（冠状动脉介入）检查都沟通不好，难道仅仅是因为家属不好沟通，王博就没有责任吗？为什么其他医生跟另一个患者家属就沟通得很好呢？曾主任让王博好好反思，更让大家好好想想怎样做才是一个好医生。

有的医生认为家属确实有问题，但不得不承认王博在沟通上存在问题。医生和家属都犯了一个根本性错误，就是忽略了疾病本身，都想把责任推给对方，医患之间的不信任造成了最坏的结果。有的医生则认为，医生作为医疗行为的主体，不能被患者带进沟里，王博没有跟患者将心比心。

后来，裘院长给王博等急诊科医生开会谈论此事，重提沟通技巧和医德问题，希望大家不要只会背书，连基本的沟通技巧都不会，要有对患者发自内心的同情，这是职业素养的一部分。技术可以救人命，沟通却能救人心！为了保护王博，裘院长表示这件事不会让当事医生负责，由医院出面。

刘进带着律师找裘院长谈话，裘院长和曾主任都表示对刘希光老人的去世非常遗憾，希望医院和家属都能坐下来慢慢聊，解开心结。刘进认为自己过不去这个坎儿，希望王博向自己的母亲道个歉，这事儿就算过去了。曾主任为了保护王博坚决不同意。刘进非常懊恼，认为医生太冷漠。

最终，裘院长让人通知刘进，自己亲自给刘进母亲道歉，并表示医院将拿出五万元做慰问金。刘进表示这件事自己确实有问题，只是心里一直过不去，裘院长的态度还有那天其他医生的行为让自己感到温暖。自己并不是一定要个谁对谁错，仅仅是需要医生的一个安慰，让病人感受到关心。刘进说这件事到此为止，自己绝不会再来纠缠。后来，曾主任将这件事转告给王博。王博表示通过这件事他也认识到了自身的问题，以后一定好好干。

点评：这是电视剧《青年医生》讲述的一个发生在急诊室里的故事，虽然情节是杜撰的，但是案例却源自于生活。通过这个案例告诉我们，医患关系是一个非常简单又非常复杂的关系，医患沟通是一门看似简单实则高深的学问。说它简单是因为，医患关系无非就是人与人之间的关系，只要双方以诚相待，沟通就不是问题；说它复杂是因为，沟通双方的主体是复杂多变的人，而每个人都有属于自己的成长印记，及其在心中自动生成的一种规矩，当对方的特征与自己有太多不匹配的因素时，沟通自然就会产生分歧。这就需要作为医疗关系的主体——医生主动站在患者的角度，采用对方能够理解的语言及最简单最形象的方式，表述深奥的医学原理和治疗方案，从而实现在运用医术挽救患者生命的同时，还能通过沟通做到医患之间心灵与情感的交融。因此，将心比心就是最好的沟通方式。

【本章知识点】

1. 人际沟通的概念与技巧。
2. 医患沟通的技巧。
3. 跨文化的概念。
4. 跨文化能力的培养。

【思考与练习】

1. 结合本章内容，谈谈你在沟通方面存在哪些问题，并将采取怎样的改进措施？
2. 阐述目前造成医患关系紧张的根本原因和提高医患沟通的有效途径。

第十七章　问题解决与创造力培养

富有之谓大业，日新之谓盛德。

《易传·系辞》

人类社会的历史就是一部充满了创造和发明的历史。没有创新，就没有人类的进步和社会的发展，更没有文明的兴起。因此我国学者历来提倡创新。《礼记·大学》主张："苟日新，日日新，又日新。"医学上的每一次创新，都给人类健康带来了福音。人的健康依靠医学进步，医学进步又依赖于医学创新。免疫疫苗和抗生素的发明使传染病对人类的威胁快速降低，X光机、CT核磁共振的发明使疾病的诊断符合率大幅提高。随着社会的进步和生活水平的提高，人们对医疗卫生的需求越来越高，作为医学院校，培养学生具有较高的创造性和问题解决能力是教育的重要目标，作为医学生，在校期间有意识地培养解决问题与创新能力，敢为人先，在临床诊断和治疗技术、制药技术等方面积极创新，才能为我国的医药事业做出贡献。本章主要通过对影响问题解决与创造力的因素分析，帮助学生找到培养问题解决与创造力的方法。

第一节　问题解决与创造力概述

问题解决能力是一种面对问题的习惯和处理问题的能力。这种能力体现在一个人在遇到问题时，能自主地、主动地谋求解决，能有规划、有方法、有步骤地处理问题，并能适宜地、合理地、有效地解决问题。创造力的内涵十分丰富，不同的研究者通常从心理、思维、知识、能力、素质或环境等各个方面对创造力做出不同的概括，如美国心理学家华莱士等人认为，创造力是一种特殊的解题能力，在提出问题和界定问题上、在解题的方法和思路上、在解题成果等方面均有独到之处。按《辞海》（1999年版）的解释，创造力是："对已积累的知识和经验进行科学的加工和创造，产生新概念、新知识、新思想的能力。"即创造力就是指每个正常人或群体在支持的环境下，运用已知的信息，发现新问题，并对问题寻找答案，以及产生某种新颖而独特、有社会价值或个人价值的物质或精神产品的能力。

1994年5月10日，《科技日报》头版头条刊登了题为《一个中国农民的梦》的报道，记述了四川省汶川县农民发明家姚若松发明了"屎壳郎耕作机"，提前几十年实现了美国教授的预言，是耕作机设计的一次革命。姚若松生活在丘陵山区，那里无法使用大型机械耕作，只能靠人力或畜力，劳动强度大，且效率极低。姚若松迫切希望尽快改变这种状况，他苦苦地思索着，认真地观察着。一天，他受昆虫屎壳郎推动大团泥土的启发，并用屎壳郎做实验，发现"一个拉不动的东西，却能推动"。于是，决心设计制造采用"用推不用拉"原理的小型山区拖拉机。对于只有初中文化程度的一位农民来说，要实现制作出新型耕作机械的梦想，除了最大限度地开发自身的潜能之外，别无他途。18 年来，他经历了成百上千次的失败，改进、试验、再改进，几乎倾家荡产，濒临绝境，耗去了平生积蓄及给女儿的学费、嫁妆，还借了几万元的债，历经千难万苦，终于创造了一种适合丘陵山区使用的体积小、质量轻（64 千克）、可爬 45°坡地、十分轻便灵活（一个人就能背起来上山）、能耕尽田边地角的推式耕作机。该机一小时可耕地 0.8 亩，耗油仅 0.5 千克，价格仅 2000 多元（相当于 1 头牛的价格），两小时工作量相当于 1 头牛 1 天的耕地量，极受山区农民的欢迎。1994 年 3 月 12 日在四川省农业局的鉴定会上，该创造成果得到肯定，正式向全国推广。

这个例子，包含了英国心理学家华莱士提出的创造性问题解决模式的一般过程，即准备、孕育、明朗、验证四个步骤。从中我们不难看出，创造力总是伴随着问题的解决而出现的，创造力越强，问题解决的能力也会越强。从本质上讲，创造也是一种问题解决的过程，是最终产生新颖的产品的活动过程，因此，可以将创造力看作是问题解决的最高形式。我们经常提到的培养大学生的创新实践能力就是指问题解决与创造力。

第二节　影响问题解决与创造力的因素

问题解决和创造力受很多因素的影响，主要有以下六个方面。

一、知识和经验

知识是人类在社会实践活动中所获得的认识和经验的总结，是构成问题解决和创造力的重要因素。问题解决和创造需要一定的知识、经验。很难想象，一个对医学一无所知的人能够解决该领域的问题并有所发现和创造。美国心理学家海斯（Hayes，1989）等研究认为知识和创造力之间呈正比例关系，知识越丰富，创造力越强，而且认为一个人只有学习了大量的知识才会有所创造。知识如同地基一样，地基越扎实，建起的高楼大厦越牢固。牛顿说："如果我能看得比别人远的话，那是因为我站在巨人肩上的缘故。"这句话非常形象地说明了知识继承与知识发展的关系。科学发现大都来自于对某领域知识的深刻学习，都是建立在已有知识经验基础上的，DNA 结构的发现事例就能够充分说明这一点。

二、心智技能发展水平

心智技能（又称智力技能）主要是指认识活动，是在人的大脑内部借助于语言对事物的映象进行加工改造的过程，是指观察、分析、判断、决策能力。心智技能以思维为核心，是影响问题解决的极重要因素，因为解决问题主要是通过思维进行的，心智技能正是思维能力在解决问题中所表现的技能。领会与某种心智技能有关的知识，是该心智技能形成的条件，如掌握运算知识是形成运算技能的条件；而心智技能的形成又是人们顺利地进行学习、掌握知识的一个不可缺少的条件。

三、动机情绪智力

任何意志行动总是由一定的动机引起的。所谓动机，是指激起一个人去行动或者抑制这个行动的一种意图、打算或心理上的冲动。动机分为外在动机和内在动机两种。外在动机是指个体在外部刺激、外力的作用下所产生的动机，例如获得奖励、奖赏、升迁、社会上的名誉地位以及其他受到他人认同的形态等；内在动机包括信仰、理想、贪婪与虚荣心、兴趣、爱好等；外在动机是由内在动机所决定的，如虚荣心越强的人，越想得到别人的赞赏、名誉、地位，因而愈发努力。信仰和理想是为了自我实现的需要所产生的动机，这种动机往往会引导人们为人类做出伟大的贡献。情绪智力包括准确地觉察、评价和表达情绪的能力；接近并/或产生感情以促进思维的能力；理解情绪及情绪知识的能力；调节情绪以助情绪和智力发展的能力。如果一个人能很好地理解自己和他人的情绪，并妥善表达、处理，那么他就具有良好的解决问题的能力。人的情绪状态对问题解决的思维过程有着直接的影响。一般来说，欢乐、愉快、自信、乐观等积极的情绪状态能激励人们勤于思考，思路畅通，有助于问题的解决；而苦闷、失望、悲观、烦躁等消极的情绪状态往往会妨碍人的智力活动，降低解决问题的效率。

四、思维定式与功能固着

思维定式指连续解决一系列同类型课题所产生的定型化思路。这种思路对同类的后继课题的解决是有利的，如果后继课题虽可用前法解决，但也可以采用更合理更简易的步骤时，思维定式就成为障碍，影响问题解决的速度与合理化，使问题解决的思维和创造活动刻板化。影响问题解决和创造活动的思维定式主要有习惯性思维定式、权威性思维定式、从众性思维定式和经验性思维定式。

功能固着是指个体在解决问题时往往只看到某种事物的通常功能，而看不到它其他方面可能有的功能。这是人们长期以来形成的对某些事物的功能或用途的固定看法。例如，对于电吹风，一般人认为它是吹头发用的，其实它还有多种功能，如衣服、墨迹等的烘干器；砖的主要功能是用来建筑，但它还可以用来当武器、板凳等。功能固着影响人的思维，不利于新假设的提出和问题的解决。

五、人格特征

独立性、自信心、坚韧性、精密性、敏捷性、灵活性以及兴趣等个人特点，均对问题解决和创造力产生一定的影响。1999 年，著名物理学家丁肇中在北京大学的一次演讲中说："我所经历的 20 世纪的物理学可凝练成四个小故事，每个故事都有各自的结论：'永远对自己充满信心''不要盲从专家的结论''对意外现象要有准备''要有好奇心，对你所做的事情感兴趣，并为之努力奋斗'。"爱因斯坦说："一个人智力上的成就，很大程度上决定于人格的伟大。"大量事实证明，问题解决和创造力的开发与个体的人格因素关系极为密切，从某种意义上讲，特别是在一些关键性时刻，有些人格因素的重要性并不低于知识因素和能力因素。

六、环境情境

问题解决和创造力的开发离不开必要的环境因素。环境可以激发一个人的创造力，也可以抑制创造力的发挥。很多人相信，一个有创造力的人不管在什么样的环境下都会成功，其实并不都是这样，时间和地点的有利结合为那些具有恰当的资质，又恰好在合适的时间处于合适的地点的人开启了机会之门。创造性想法或创意是一个人跟环境互动的产物。一个可以刺激创意的环境，在创意被提出时能够及时给予鼓励、奖励的环境，才可能造就出一流的有原创性的科学家和发明家。如果迈克尔．乔丹生活在一个不打篮球的国家，他就不可能提高自己的球艺，他在篮球方面的卓越能力也就无法得到体现和承认。一个有利于问题解决和创造力开发的环境，会随时支持和鼓励而不是棒杀或抑制成员的创造活动，进而有可能激励社会成员大胆尝试和探索，获得更多原创的创造发明成果。环境对创造力的影响主要来自以下几个方面：

1. 社会环境　纵观人类社会发展史，我们发现天才、高创造力的人物的出现并不是平均地分布于各个历史时期和各个地方，在某个特定时期在某个具体的地方出现了一个或几个，甚至是一大群具有很高创造力的人。以诺贝尔自然科学奖获得者为例，美国已有两百余人获奖，接近总获奖人数的一半；在英国，单是牛津、剑桥两所大学就培养了 50 名诺贝尔奖获得者，而我国至今只有屠呦呦一人。但是，有六位在美国工作的华人却获得了诺贝尔自然科学奖。这是为什么呢？很重要的原因之一是社会环境因素。

关于社会环境，概括起来就是三点：自由创造、提倡和鼓励创造的社会风气、榜样的作用。自由创造的社会风气为创造者提供了一个安全、稳定的社会环境，解决了创造者担心由于创造可能带来的社会压力。提倡和鼓励创造能增强创造动力，激发创造热情，提高创造效率。现在，世界各国都很重视国民创造力的培养、训练和开发，例如日本把开发创造才能作为一项国策写入科技白皮书，兴办各种各样的发明创造俱乐部、学校，设立各种政策和奖励制度，鼓励和促进国民进行创造活动。我国政府提出"大众创业、万众创新"，也正是在营造一种鼓励创新、创造的社会环境。

2. 职业环境　职业环境，又称单位环境，是指有利于创造活动开展、创造力潜能开发的工作单位环境。一个宽松和谐、交流互补、鼓励创造力开发的职业环境对人的创造力的发挥具有重要作用。杰出物理学家波尔所领导的丹麦哥本哈根物理研究所倡导交流互补、友爱合作、扶持青年学者的哥本哈根精神，致使在该所工作过的科学家有十几位获得了诺贝尔科学奖。

3. 学校环境　在学校教育中以培养学生的创造精神，树立创造意识，提高学生创造力为目标，构建学校的教育环境氛围。首先要有创造性的教师、创造性的教材、创造性的教学方法、创造性的组织管理制度和创造性的学生评价制度、方法等，其次要有创造性的硬件环境设施等。只有在倡导创造教育，注重全面发展的学校才能快出创造性人才、多出创造性人才。

4. 家庭环境 事实证明，和睦、和谐的家庭环境有利于家庭成员的创造活动，家庭环境在创造力开发中是十分重要的。一个注重全面素质培养、鼓励创造的家庭环境是家庭成员培养创造精神、开发创造力和从事创造活动的最佳环境。

第三节 问题解决与创造力的培养

脑生理学家思佩里认为，创新意识、创新精神都是大脑机能的反映。心理学家恩斯特·卡西尔认为：创新乃是人的本性。我国古代，孟子就有"人人皆尧舜"的说法，这可谓是"创造力人人皆有"的一种朴素思想。20世纪30年代，我国著名教育学家陶行知在《创造宣言》中说，"人类社会处处是创造之地，天天是创造之时，人人是创造之人。"实际上也肯定了"人人皆有创造力"，这就是创造力的普遍性。创造力的普遍性告诉我们，创造力并不神秘，每一个神智健全的人都有创造潜力。但是，并不是每个人都能成为发明家、创造家，许多人终身没有搞出一项发明，原因很简单，好比一个人天生就有一副好嗓子，这只为他日后成为音乐家提供了良好的先天素质，然而更需要后天的教育和培训，尤其是磨炼，才有可能成为真正的音乐家。创造力也是这样，虽然人人都有创造潜力，但是每一个人的创造潜力并非在任何情况下都能够自由地表现出来。有证据证明，人的创造力也是需要通过教育和训练来改善提升的。

世界著名创造学家叫作奥斯本。他本是一位报社记者，后来失业，又到一报社应聘，主考官看他文章写得不错，夸他文章内容富有创新性，就录用他，他因此备受鼓舞，开始了"每日一创"活动。最后发展成为一位大企业家，并成为创造学的学科奠基人。奥斯本的成功告诉我们：创新能力的具备要靠不断的自我训练，只要方法科学合理，就可以改变原来状态，成为一个创新能力突出的有用之才。那么，如何改善你的创造力呢？

一、增强创新意识

创新意识就是根据客观需要而产生的强烈不安于现状、创造前所未有事物或观念的动机，及在创造活动中所表现出来的意向、愿望和设想。创新意识是人们进行创造活动的出发点和内在动力，只有具有较强的创新意识，才能在创新之路上走得更远。增强创新意识可从以下四个方面着手。

1. 树立独立和自主意识 创新讲究的是独一无二，而不模仿、雷同。因此，培养创新意识，就要注意培养独立意识。独立意识包括独立的人格、独立获取知识、独立钻研问题、独立思考问题，不完全依赖他人，不盲从别人等方面。

创新还是对现实的超越，因此培养自主意识十分重要。自主意识包括自我激励、自我控制和自主发展意识。

2. 树立问题和怀疑意识 问题意识要求人们遇事要善于提出问题，凡事问个为什么，这样就会有所发现，有所创造。怀疑是创新的向导，适度的怀疑可以使人保持思维的独立性和求真性。怀疑意识意味着要敢于怀疑、善于怀疑，以此来有效扩大自己创新思维的空间。

3. 树立风险与挫折意识　创新是在走一条前人没有走过的路，在这一过程中难免遇到困难，遭受挫折。所以要想有所创新，就要有一定的风险意识和冒险精神，要有克服困难和百折不挠的意志。

4. 树立开放与合作意识　开放意识是创新性人才的基本素质，也是创新意识的重要组成部分，具有开放意识意味着对新观念、新思维、新事物有高度的敏感性和自然的接纳性，因而更有利于发挥个人思维的能动性。同时要进行创新，光靠一己之力是很难完成任务的，人们必须学会以开放诚恳的态度与组织内其他成员相互协作，有意识地培养自己的团结协作意识。

二、培养创新思维

创新思维是人的创新能力形成的核心和关键，没有创新思维，就没有创新创造活动，创新思维有发散思维、聚合思维、横向思维、形象思维等。

1. 发散思维　又称辐射思维、放射思维、扩散思维和求异思维。是指以一个问题作为思维的出发点或中心，围绕某一问题沿着不同方向、不同角度，向上下左右多方位的思考方式，从多方面寻找问题的多个答案的思维方法。发散思维是一种开放型思维，是创新思维的核心。发散性思维常常以模棱两可的态度对待事物现象，以便发现新的可能性。

就拿红砖的用途来说，不善于使用发散思维的人一般想到的盖房、砌墙、搭灶、搭炕、铺路，跑不出建筑材料的圈子。善于发散思维的人可以讲出的用途就多了：可以是工具钉东西、可以是武器、可以堆起来做凳子、磨碎掺进水泥做颜料、烘干后做吸潮剂、电炉盘、压东西、吊线、直尺等。

2. 横向思维　横向思维法是通过借鉴、联想、类比、充分地利用其他领域中的知识、信息、方法、材料等和自己头脑中的问题或课题联系起来，从而提出创造性的设想和方案。这种方法的特点是：不是过多地考虑事物的确定性，而考虑它的多种多样的可能性。关心的不是怎样在旧观点上修修补补，而是注意如何提出新观点；不是一味追求正确性，而着重追求它的丰富性；不拒绝各种机会，尽可能去创造和利用机会。

3. 形象思维　是指思维主体在一定课题（认知任务）的推动下，有意识或无意识地运用表象、心象、想象等在大脑中进行分析、综合、比较、抽象与概括，最终构建出某种新的表象并通过外化手段建造起一定新形象的思维。形象思维是人的一种本能思维，每个人从一出生就会无师自通地以形象思维方式考虑问题。在企业的产品包装、商标设计、产品广告等领域，都需要高度发达的形象思维。

三、掌握创新技法

创新技法是进行创新活动的有力工具，合理地运用这些工具可以帮助人们迅速地越过各种影响创新能力发挥的阻碍，更好地得到创新成果。

1. 头脑风暴法　头脑风暴法又称智力激励法，是依据一定的规则，让参与者各抒己见，共同无拘无束地讨论问题，激发智力，通过集体的思考和交流在短时间内产生大量的创新性设想的方法。智力激励法应遵循的主要原则：自由畅谈、延迟评判、禁止批评、追求数量。

2. 检核表法　检核表法是由美国的创造学家奥斯本发明的，因此人们通常称这种方法为奥斯本核表法。检核表法是利用检核表对研究对象进行缜密的梳理，从而找到我们日常没有注意或者没有想到的用途或功能。这种方法又被称为设问检查型技法、对照表法或者分项检查法，它实际上是要求人们在思考问题时，把能够想到的重要内容记录下来，制成表格，然后对照表格逐项进行检查的方法。麻省理工学院的创造工程研究室把奥斯本检核表法的 75 个问题归纳成为 9 组提问（表 17 - 1），即现有的东西（如发明、材料、方法等）是否有其他用途、现有的东西能否借用、现有的东西能否改变、现有的东西能否扩大使用范围、现有的东西能否缩小、现有的东西能否替代、现有的东西能否调整、现有的东西能否颠倒、现有的东西能否组合。检核表法告诉我们，考虑问题要从多种角度出发，不要受固定角度的局限，不要受习惯性思维的影响；要从问题的多个方面去思考，视野要宽，思路要活，不要把视线固定在个别问题上或个别的方面。

表 17 - 1　归纳后的奥斯本检核项目

序号	检核项目	新设想的名称	新设想的概述
1	有无其他用途		
2	能否借用		
3	能否改变		
4	能否扩充		
5	能否缩小		
6	能否代用		
7	能否调整		
8	能否颠倒		
9	能否组合		

3. 联想类比法　联想类比法是指借助现有的知识与经验或其他已经熟悉的事物为桥梁，获得借鉴和启迪，从而实现创新的一种技法。广泛的兴趣、宽广的知识、灵活的思维等，是有效运用联想类比技巧法进行创新的必要条件。

4. 逆向思维法　逆向思维法是指以反向求索的方式进行创新的一种技法，也就是为了达到某一目的，不按常规常理的思路，而以相反的思路方式、顺序去寻找解决问题的新方法、新途径。

英国鞋厂与美国鞋厂的推销员到太平洋的一个岛国推销鞋子。拍回来的电报分别是——"这座岛上的土人不穿鞋子，明天我就搭头班飞机回来"。"棒极了，这个岛上的人都还没穿鞋子，潜力很大，我拟常住此岛"。

逆向思维的具体方法：从一事物想到与之相反的事物（性质）、从事物某一作用想到另一作用、从甲事物对乙事物的作用想到乙事物对甲事物的作用、从某一做法想到与之相反的另一做法、将事物的关系颠倒过来思考（正负、主次、好坏、因果等）等。

5. 列举分析法 列举分析法就是通过对事物特性的详细分析，以列举方式把问题展开并列出其各方面的特性特征，帮助人们克服感知的不足和思维束缚的障碍，从中找到有助于选择和确定创造发明题目的一种常用的创新技法。它包括特性列举法、希望点列举法、缺点列举法等。

以上介绍的方法不能单纯地为方法而方法，因为方法是一种程式，如果把着眼点落在方法上，就会影响创新能力的发挥与活动的进行。所以对方法的掌握要建立在对思维方式的更新上，这样才能达到事半功倍的效果。

四、培养创新综合能力

1. 建立合理的知识结构 知识是人类在社会实践活动中所获得的认识和经验的总结，是构成创造力的重要因素，是创造力的基础。

培养创造性人才，应当重视创造性人才的知识建构。合理的知识结构包括以下 5 个方面。

（1）一定的基础知识 基础知识也称一般知识或外围知识，是指语言文学、数理化、生物等知识以及社会生活各个领域的一般常识。基础知识不牢固，就很难掌握更加高深的专业知识。

（2）深厚的专业知识 专业知识也称学科知识，即所从事的创造活动领域中的知识系列。专业知识包括基础专业知识和最新专业知识，特别是掌握最新的专业知识可使创造者站在学科发展前沿。

（3）广泛的邻近学科知识 创造力高的创造者往往都知晓两到三个其他学科的知识。过于专业化容易产生狭隘观念，在解决问题时，一味固守自己的专业知识，思维故步自封，往往走进死胡同。一个问题的解决，既可以应用某专业领域的知识来解决，也可以应用其他专业领域的知识来解决。爱迪生说："应该习惯性地密切注意导致其他人成功所采用的新奇而有用的创意。只有这样，在解决问题时，你才能获得独树一帜的创意。"

（4）哲学知识 哲学是在科学认识与实践活动的背后起作用的高度抽象的知识结晶，它对人的认识和实践有巨大的指导和催化作用。

（5）方法论知识 这方面的知识包括科研方法、学习方法、记忆方法、思维方法、创造技法等。掌握方法论知识能使已有的基础知识和专业知识得到更加合理有效的运用，从而提高创造效率。

合理的知识结构对创造性的积极影响表现在以下 4 个方面。

①对流畅性的影响：人们遇到问题时，首先就要在头脑中形成解决问题的设想。知识面越广，掌握得越扎实，可供提取的信息就越多，就能在短时间内迅速散发出许多思维结果。

②对变通性的影响：要使思维从一个维度向另一个维度转换，实现从一个领域到另

一个领域的跨越，就必须以丰富的专业、基础知识和纯熟的创造技法知识为先决条件。

③对新颖性的影响：缺乏专业知识会使人创造才源枯竭，缺乏哲学知识可能迷失创造方向，未掌握创造技法知识使人思维禁锢。三者兼备才能对实践要求和研究动态进行全面分析，瞄准空白点，创造出既新颖又有价值的东西。

④对创造优势的影响：专业知识领域的宽窄和水平的高低、前沿知识的精尖在很大程度上决定了一个人的创造优势，创造活动的成败往往是由知识结构上的一点点差距造成的。

美国科学史家托马斯·库恩在《科学革命的结构》一书中指出，一个人运用某一种特殊模式取得成功的时间越长，当该模式不再适用时，抛弃它就越难。我"不能指望某个领域中的创造性工作仅仅由该领域的专家来完成。在实际的创造活动中，没有人能预测出谁将拥有或具备创新活动所必需的重要条件。作为大学中的一位试验仪器管理员，谁能说瓦特是最有条件对蒸汽机进行重大创新的人选？虽然专业领域中的知识存在于那些最初被人们称为专家的惯用模式和诀窍中，而且这些诀窍的确能够提高专业领域的工作效率，它们同时也会使人难以做出截然不同的事情，即用新的方式去分离和重组他们的经验和知识中的各部分"。

由此可见，一个知识结构不合理、一个只知道自己专业内知识而其他知识很少的人，其创造性是难以充分发挥的，也不利于创造新的知识。创造在某种意义上是信息的重新组合，但这种组合并不是知识简单的堆砌。德国化学家利希腾贝格说过："一个只知道化学的化学家，他未必真懂得化学。"日本教育家也曾认为，除自己的专业之外对其他一无所知的人与对该专业一点也不懂的人差不多。所以，一个合理的知识结构，或者说优化的知识结构，对于开发创造力十分重要。

2. 培养敏锐的观察力 什么是观察？"观"是看的意思，指用眼睛看事物现象。"察"是仔细看、调查的意思。全面地、正确地、深入地观察事物的能力，称为观察能力。观察能力应具备三种品质：敏锐、准确、独特。观察能力对于发明创造和科学研究来说，都是一种十分重要的、最基本的能力。英国的细菌学家、青霉素的发现者弗莱明在接受诺贝尔奖时，由衷地感慨："我的唯一功劳是没有忽视观察。"

培养观察能力，应从以下几个方面着手训练：用熟悉的眼光看熟悉的事物——不放过任何细节；用陌生的眼光看熟悉的事物——发现问题；用熟悉的眼光看陌生的事物——进行类比、联想；用陌生的眼光看陌生的事物——探索、深思。

3. 培养丰富的想象力 想象是人脑在过去感知的基础上对所感知过的形象进行加工、改造，创造出新形象的心理过程。心理学研究表明，想象力是人人都有的一种能力。想象是创造的一个必要的而且是重要的因素。

想象在创造活动中的作用是极为明显的，从某种意义上讲，没有想象就不可能有创造。古往今来有很多显赫的成果都是通过想象取得的——像鸟一样飞翔的飞机，不用马拉而自动行走、奔驰而过的车，被称为"千里眼、顺风耳"的电视、电话、上九天揽月的航天飞行器……

培养想象能力的方法有很多，其中最重要的一种则是"假如……那么……"的模式练习，比如，"假如飞机飞行能达到光的速度，那么将会……""假如兔子比人聪明，那么……"。多做这方面的练习，可以不断提高自己的想象力。

4. 培养持久的自学能力 任何创造，都是在前人已有知识和经验的基础上进行的。离开已有的知识和经验，就不可能创造出新的知识。这就要求我们必须继承和学习前人留下来的宝贵知识财富。无论对于自学成才者还是对于在校学生来说自学能力都是最重要最基本的能力，是获得知识的重要手段。

在社会竞争日趋激烈的今天，任何人都只能边干边学，即通过实践学习，把学习变成工作的一部分，把工作变成学习的过程。既善于通过学习继承前人的财富，又善于培养运用知识的能力，才能真正成为创造性人才。

5. 进行创造性思维训练，提高思考能力 从某种意义上讲，创造力的核心是创造性思维，一个不善于进行创造性思维的人，就很难发挥自己的创造力。作为一个创造者不仅应有较好的思考能力，也应养成勤于思考的习惯。物理学家卢瑟福有一次问他的一个学生："你今天上午准备做什么？"学生回答："做实验。"又问："下午呢？"答曰："做实验。"再问："晚上做什么？"学生仍旧回答："做实验。"卢瑟福遂不满地问道："你整天做实验，那么你用什么时间来思考呢？"这件事告诉我们，要很好地进行创造，就必须有专门的时间进行思考。不善于思考就不可能把学到的知识进行消化，就不可能发现问题，当然就谈不上会有更多的想象和创造了。

6. 培养操作能力 由创造性思维成果（观念、设想）转变成实际的物质产品的过程是一个物化过程，需要一定的技术和技能，即通过操作能力来实现。

操作能力是非常重要的智力因素，是智力外显和实现的基本途径，在创造活动中起着关键的作用。创造者需注意养成自己动手计算数据、绘制图形、修理和制作各种仪器设备的习惯，在实践中培养、增强自己的动手能力。

7. 培养创造性人格 人格在心理学上亦称之为个性，是指一个人稳定的心理素质。人格包括两个方面，即人格倾向性和人格心理特征。前者包括人的需要、动机、兴趣和信念等，决定着人对现实的态度、趋向和选择；后者包括人的能力、气质和性格，决定着人的行为方式上的个人特征。总体上说，每一个人都有区别于他人的个性特征，如有的人坚毅果敢，有的人优柔寡断；有的人热情开朗，有的人冷漠孤僻；有的人反应迟钝等。人格差异是先天遗传因素和后天生活、学习、锻炼及环境因素共同作用的结果。作为一个创造者，要以拥有无穷的创造力和养成良好的创造性人格为目标，不断增强自身有利于创造的人格因素，抑制和消除阻碍创造的人格因素。研究表明，高创造力的人自信、独立性强，勇敢、敢于冒险，具有好奇心，勤奋、有毅力，有理想抱负，不轻易听取他人的意见，对于复杂奇怪的事物感到一种魅力，而且有艺术上的审美观和幽默感，兴趣既广泛又专一。作为生活在这个时代的大学生，要成为创造性人才，必须有意识地培养积极向上的创造动机，自信和坚定的信念与毅力，勇于反思、质疑、发现问题的探索精神和敢冒风险的大无畏勇气，培养强烈的好奇心、兴趣，乐观豁达的态度和与人交流、合作的精神，需要培养认真求实的工作作风。

【经典小故事】

华佗的发现

华佗是东汉末年的一位名医，他在我国传统医学的发展历史上起着重要的作用。传说有一次，华佗在野外的时候，无意中看到一只黄蜂掉进了蜘蛛网并被网缠住。蜘蛛迅速冲到黄蜂跟前，打算放出蛛丝把黄蜂包裹起来。这时，黄蜂使出自己的绝招，用它尖锐而剧毒的蜂刺刺中了蜘蛛的腹部。受到突然袭击的蜘蛛陡然一缩，从蛛网掉落下来。华佗以为这下蜘蛛必死无疑，但是受伤的蜘蛛竟挣扎着向前爬去。蜘蛛爬上一片背阴处的苔藓上，在苔藓上翻滚摩擦，特别注意摩擦自己腹部的伤口。没有多久蜘蛛竟然奇迹般地恢复了原状，并且动作麻利地重新爬回蛛网，继续与黄蜂搏斗。

华佗目睹了这一切，并开始仔细地思考：被黄蜂蜇过的蜘蛛，开始的时候连行动的力量都显得不足，这说明它的身体受到了重创；然而，蜘蛛在苔藓上摩擦以后，竟然能够恢复活力，这说明苔藓帮助它解了蜂毒。那么能够为蜘蛛解除蜂毒的苔藓能不能帮助人解除蜂毒呢？带着这样的疑问，华佗开始了反复的尝试，最终成功研制出治疗黄蜂蜇伤、解除蜂毒的良药。

【教学案例】

青蒿素的发现

屠呦呦，因为发现被誉为治疗疟疾的"中国神药"——青蒿素，2015 年 10 月 5 日，荣获了 2015 年诺贝尔生理学奖。屠呦呦由此成为迄今为止第一位获得诺贝尔科学奖项的本土中国科学家、第一位获得诺贝尔生理医学奖的华人科学家，由此实现了中国人在自然科学领域诺贝尔奖零的突破。但是成功的背后，确有着很多不为人知的艰辛。

疟疾是全球关注的重要公共卫生问题之一，广泛流行于世界各地，据世界卫生组织统计，目前仍有 92 个国家和地区处于高度和中度流行，每年发病人数为 1.5 亿，死于疟疾者超过 200 万人。

青蒿素的成果，出自 40 多年前我国一项被命名为"523"的疟疾防治科研项目。那个科研团队，包括 7 个省市、60 多家科研机构、超过 500 名科研人员，这其中就有来自中医研究院的屠呦呦。她被分在了中医药协作组，主要从中医角度开展实验研究。

实验的过程漫长而复杂。光调查收集这一个过程，屠呦呦和她的课题组成员便筛选了 2000 余个中草药方，整理出了 640 种抗疟药方集。他们以鼠疟原虫为模型检测了 200 多种中草药方和 380 多个中草药提取物。这其中，青蒿引起了屠呦呦的注意，它能有效抑制寄生虫在动物体内的生长，但疗效却不持续，为了找到答案，屠呦呦又一头扎进文献堆。

青蒿在民间又称作臭蒿和苦蒿，属我国南北方都常见的菊科草本植物。早在公元前 2 世纪，先秦医书《五十二病方》已经对它有所记载；李时珍的《本草纲目》则说它能"治疟疾寒热"。公元 340 年，东晋的葛洪在中医方剂《肘后备急方》一书中，首次描述了它的抗疟功能:"青蒿一握,以水二升渍,绞取汁,尽服之。"

古人为何将青蒿"绞取汁",而不用传统的水煎熬煮中药之法?屠呦呦意识到,高温提取可能破坏了青蒿中的活性成分。于是,她重新设计了实验过程,改用沸点较低的乙醚为溶剂。这个细节,成了解决问题的关键。

成功,在190次失败之后。1971年,屠呦呦课题组在第191次低沸点实验中发现了抗疟效果为100%的青蒿提取物。1972年,该成果得到重视,研究人员从这一提取物中提炼出抗疟有效成分——青蒿素。这些成就并未让屠呦呦止步,1992年,针对青蒿素成本高、对疟疾难以根治等缺点,她又发明出双氢青蒿素这一抗疟疗效为前者10倍的"升级版"。为了获证青蒿素对人体疟疾的疗效,屠呦呦等人甚至勇敢地在自己身上首先进行实验。

点评:青蒿素的发现,是人类有非凡意义的创新。从屠呦呦及其团队身上,我们看到了作为一个创新者所应具备的人格特质,即具有积极向上的动机,崇高的价值取向,敏锐的观察力,丰富的医学知识,坚定的信念,力排众议,具有强烈的独立意识,具有坚持不懈、百折不挠的精神,敢冒风险的大无畏勇气,勇于反思、发现问题的探索精神,以及求真务实的工作作风。因此,医学科学要发展,需要医学人才既具有创新意识,具有批判性思维,敢于质疑、挑战既有的检查和治疗方法,还要有创新的能力,只有这样,医学才能不断进步和发展。

【本章知识点】

1. 影响问题解决和创造力的因素。
2. 问题解决和创造力的培养途径。

【思考与练习】

1. 简述问题解决及其影响因素。
2. 结合实际情况谈谈大学生创造力的培养。

第十八章 目标管理能力培养

目标的坚定是性格中最必要的力量源泉之一，也是成功的利器之一。没有它，天才也会在矛盾无定的迷径中，徒劳无功。

查士德斐尔爵士

美国哈佛大学在 1953 年做过一个关于目标对人生结果影响的调查。一群智力、学历、环境、条件都相差无几的学生在走出校门之前，哈佛大学对他们进行了 1 次关于人生目标的调查，他们中 27% 的人没有目标；60% 的人目标模糊；10% 的人有清晰但比较短期的目标；3% 的人有清晰且长期的目标。

25 年后，哈佛大学再次对这群学生进行了跟踪调查，结果是这样的。

3% 有清晰且长远目标的人，一直朝着同一个方向努力，成为社会各界的顶尖成功人士，他们不乏白手创业者、行业领袖、社会精英。

10% 有清晰但比较短期的目标的人，他们生活在社会的上层，他们的短期目标不断达成，成为行业专业人士，有很好的工作，比如医生、律师、公司高级管理人员等。

60% 目标模糊的人，他们生活在社会的中层或下层，尽管能够安稳地生活，但是没有取得什么成绩。

27% 没有目标的人，他们生活在社会底层，生活得十分不如意，不断抱怨社会和他人，经常失业，家庭也不幸福。

这项报告充分说明目标对于人生结果的影响作用很大，有目标者自有千计万计，无目标者只感千难万难。有了目标，你就有了奋斗的动力，你自会想尽办法去实现它。有了目标的指引，你就会感到肩上的责任，就会有一种使命感，不会随意浪费时间，不会无所事事，你的医学生活一定是充实且富有成效的。

目标是灯塔，是让你少走弯路的引路者。对于我们医学生而言，目标指引着我们学习、工作的方向。我们每天的学习与工作，其实都可以理解为：一个不断提出目标、不断追求目标并实现目标的过程。人生的不幸不在于目标没有达成，而在于没有目标。可是为什么有的人能够在有限的人生历程中通过艰苦的努力实现人生目标，又能够享受到生活中的惬意和畅快呢？关键在于自我目标管理的能力不同。

第一节　目标管理能力概述

目标管理能力是以目标为导向，以人为中心，以成果为标准，从而使参与个体取得最佳成就的管理能力。美国著名管理大师彼得·德鲁克于 1954 年在其著作《管理实践》中最先提出目标管理的概念，而后被广泛用于企业、医院、学校和政府机构，特别是应用在对管理人员进行管理的活动中。德鲁克认为，"所谓目标管理，就是管理目标，也是依据目标进行的管理"。因此，医学生并不是有了工作才有目标，恰好相反，而是有了目标才能确定每个人的工作。

一、目标管理的重要作用

从整个职业生涯规划的角度来看，确立职业生涯发展目标是核心，在规划实施过程中，目标将直接决定人生的发展方向和定位，特别当人生理想实现时，既定任务的完成会彰显目标的激励效用，从而体现出对自身的有效管理。目标管理从多个角度、以多种方式影响我们的行为和表现，作用于我们医学生职业生涯的发展。

1. 导向作用　目标管理给人以明确的方向感，使人充分了解自己每个行为的目的。没有目标如同大海中航行的孤舟，没有方向，不知道自己应走向何方。只有树立了目标，才能明确奋斗的方向，犹如海洋中的灯塔，引导人生之帆避开险暗礁石，走向成功。

2. 激励作用　目标管理通过目标的设置来激发人的动机、引导人的行为，使人的个人理想与现实紧密地联系在一起，从而激发人的积极性、主动性和创造性。目标的设置会达到使人产生想要达到该目标的成就需要，调动并发挥自身的潜能和智慧，产生巨大能量激励职业生涯向前发展。

3. 管理作用　目标管理的过程也是行为个体约束自我行为规范的过程，管理作用注重行为个体自主进行的自我改变。具体表现为在自我评估、自我完善的基础上，保持自身的身心健康、养成良好的学习、工作态度，是行为个体自我改变的过程。

二、目标管理的主要特征

目标管理以制定目标为起点，以目标完成情况的考核为终结，在目标完成过程中体现自我管理、自我评价、资源优势、关注成果等特征，以此实现医学生的自我改变、自我超越。

1. 重视自我管理　目标的实施过程体现参与者自我管理的过程，这是由传统的管理模式即由被他人监督和强迫的方式向参与者自我管理转变的过程。目标管理强调参与者以民主的方式管理，重在体现参与个体自觉、自主和自治的自我管理态度，将个人需求与个人目标结合起来，各项学习、工作任务的有效完成可使自我的心智得以锻炼、自我管理得以成长的过程。

2. 加强自我评价　正确认识自我、评价自我是目标管理的又一特征体现，看不清自己的时候是最危险的，面对每天的学习、工作，我们可以自己问一问：哪些做到了？哪些没有做到？自身的优势技能在学习、工作中是否得以发挥；不足之处是否进行了反思、总结。倘若自身无法实现的事情，不能听之任之，要积极协调和充分利用外部资源来实现。只有真正了解自己并准确进行自我评价，并付出相应的行动，才能不断认识自己。

3. 整合资源优势　整合资源是一种意识和观念，在一位优秀的自我管理者的思想意识中，自身的任何兴趣喜好、性格特点、能力等都是有价值的。整合资源优势，就是要求我们明确目标、分析已有资源，将自身的优势资源有效发挥，同时设法弥补自己欠缺资源，利用机会加强锻炼自身的弱势项目，变弱项为强项，在实际实习、工作中逐步实现各级目标。

4. 关注成果　目标管理的关键就是要不断地进行成果检验，通过及时检查、监督、反馈等方式来验证目标是否达到、完成。对于个体参与者，目标管理关注的都是成果，即目的是否达成。目标的优先顺序是根据目标的结果的重要性决定的，目标管理所追求的目标，就是个体参与者在一定时期应该达到的学习或是工作成果。因此，目标管理又叫作成果管理；离开工作成果，就不称其为目标管理。

三、提高医学生目标管理能力的意义

1. 感受生命存在的价值　医学生职业生涯目标的设定会帮助大家在学习中保持积极心态、有助于医学生在处理事情中分清轻重缓急、把握重点，从而感受到生存的价值。有些同学认为目标管理不重要，凡事都会水到渠成的，再说设定了达不到怎么办？然而想要出色地完成任务，最重要的是不断地确立新的目标，对每一项工作、我们每天都要进行目标管理，这样才会选对努力的方向，少走弯路，循序渐进，实现目标，体现自身的价值。

2. 激发自身无限的潜能　目标管理使我们清晰地掌控自己的行为，从而提升自己的做事能力、效率，激发潜能。作为一名医学生，明确的目标能够给我们以明确的方向感，使人充分了解自己每个行为的目的，使我们从忙乱的生活状态中转移到自己的学习、工作等重点内容上，并不断关注结果，产生持久的动力，激发出自己的无限潜能。因此，目标的确立对于我们医学生有着不可或缺的重要意义。

3. 提高解决问题的能力　法国哲学家布里丹养了一头小毛驴，每天向附近的农民买一堆草料来喂。一次，一位送草料的农民出于对哲学家的景仰，额外多送了一堆草料，放在旁边。这下子，这只毛驴站在两堆数量、质量、距离完全相等的干草之间，始终也无法分清究竟选择哪一堆好。于是，这头可怜的的毛驴就这样站在原地，一会儿考虑数量，一会儿考虑质量，一会儿分析颜色，一会儿分析新鲜度，犹犹豫豫，来来回回，在无所适从中活活地饿死了。所以，我们在面对每天各种各样的事情时要有清晰的目标、思路，而不是在犹豫、等待中迷失自己。

第二节　实施目标管理的过程要点

目标管理的具体做法分为三个阶段：第一阶段为目标的设置，即计划阶段；第二阶段为实现目标过程的管理，即执行阶段；第三阶段为目标的测定与评价，即检查阶段，这也是进行目标管理的三个步骤。

一、计划阶段

我国知名企业家李践，五项管理创始人，在他看来目标的设定分为以下 4 个步骤。

1. 酝酿目标　每个人都有做梦的权力，把梦想写下来，就变成了你的目标。关于人生、事业、家庭、财富及你想成为一个什么样的人，我们都可以去自我设想，把梦想写下来就变成了人生的导航。

2. 分析目标　制订实现目标的期限。没有期限，就没有目标的实现，就永远达不到成功的彼岸。期限是衡量目标的进展，激发向目标不断前进的动力。分析目标的起始点，没有起始点，就无从规划自己的航程。

分析自己的起始点与目标的差距。清楚地知道自己究竟有什么才干和天赋、自己的主要优势、最明显的缺点和劣势是什么、曾经有过的成功记录、所处的时代和环境对我有什么机遇、与什么人物往来、与之合作我想得到什么样的结果。

确认实现目标的障碍。确认障碍，是为了有备无患，从容不迫。达成目标的过程，其实就是克服障碍的过程。

3. 寻求支持　确认达成目标需要的知识和技能、确认对实现目标有帮助的人和团体、制订实现目标的措施与找出解决障碍的方法。

4. 将目标视觉化　制订实现目标的计划。这个计划最好能分解到每年、每月、每周，甚至到每天。要根据自己的目标马上行动，没有行动，再好的计划也只是白日梦。不要"以后"，立即就做，现在就做。将目标视觉化想象目标完成后的感觉，让自己渲染在美好的快乐中，并把这种快乐变成明确的画面，日夜想象，时刻看到，刻入脑海。

二、执行阶段

执行阶段是目标管理中的重要阶段，主要包括目标的制定步骤、实现近期的行动计划以及开始职业生涯的行动。

计划定好后，就要按部就班地严格执行。这一过程中，要充分发挥自己的主观能动性和创造性，按照计划阶段设定的"目标实施计划表"认真执行，行为活动要落在每天的安排上，每天及时完成预定的任务，不拖沓、不推延，计划的实施与细致的计划安排便于进行定时检查和及时调整。

第一步：寻找你的人生终极目标。

人生的终极目标，就是人生的最终定位，它是你心底根深蒂固的价值观。这个目标的确定确实需要花一些时间，好好想一想自己一生最热切希望和渴求的是什么？自己的理想是什么？想成为怎样的人，想要从事什么事业，时间无论长短，直到想好，想清楚为止。然后把它写下来。接着以这个理想为基础，写一份陈述。要写得简单，但写的时候一定要包括以下几点：你一生活动的重点是什么？你为什么想做这些事情？你打算怎样做到这些事情？

第二步：设定你的长期目标。

长期目标就是沿着人的终极目标指引的方向所确立的最远期的奋斗目标。它通常指10~20年。从你人生的总体目标出发，找出实现人生目标所必须达到的主要长期目标。有了长期目标的支撑，我们会对具体行动产生认同感、使命感，愿意为之努力。长期目标是最远期的奋斗目标，它是职业生涯规划的关键环节。

第三步：规划中期目标与近期目标。

中期目标是为长期目标服务的，通常5~10年，中期目标是实现长远目标的必经阶段。而近期目标是最重要的阶段目标，是实现所有目标的开始，通常3~5年。把每一个主要远期目标分解成几个必须达到的中期（5~10年内）目标。再把每个中期目标分解成若干近期（3~5年内）目标。近期目标是实现所有目标的第一步。

第四步：评估目标。

目标合理、清晰、有序是判断职业生涯规划优劣的重要标志。确定目标是制定职业生涯发展规划的关键，对每一个目标，我们要考查：这真是我热切希望的目标吗？这个目标是否损人利己？它与其他目标有矛盾和冲突吗？我是否乐意全身心地投入？能否想象达成这个目标的情形？要敢于有伟大的理想，试一试你的最大能力，积极开发自己的潜能。

第五步：填写人生蓝图表

经过以上评估后，我们从事业、财富、家庭生活、学习成长、健康休闲、人际关系等六方面入手，对每一个长、中、短期目标都要经过认真考虑及检查，然后把它们填写到"人生蓝图表"内（表18-1）。

表18-1　你的人生蓝图表

类　　别	终极目标 60年之后	远期目标 10~20年	中期目标 5~10年	近期目标 3~5年
事　　业				
财　　富				
家庭生活				
学习成长				
人际关系				
健康休闲				

三、检查阶段

在目标管理过程中的经验总结、测评结果等是不可缺少的。首先进行定期检查，利用信息反馈、测评结果进行自检；其次要帮助自己解决工作中出现的困难问题，当出现意外、不可预测事件严重影响目标实现时，也可以通过一定的方式，修改原定的目标。

当目标实施活动已按照预定要求结束时，就必须按照定量目标值对实际取得的成果做出评价、进行自我评估，检查自己在达到目标过程中所采用的措施和手段是否合适，并在此基础上认真总结经验教训，以便更好地找到提高自己的学习能力的方法，弥补自己的不足。如果目标没有完成，应分析原因总结教训，切忌得过且过心理。

督促检查必须贯穿始终。目标管理关键在管理，在目标管理的过程中，丝毫的懈怠和放任自流都可能损失巨大。作为执行者，必须随时跟踪每一个目标的进展，发现问题及时协商、及时处理、及时采取正确的补救措施，确保目标运行方向正确、进展顺利。

第三节　医学生职业生涯目标抉择的基本原则

一、制订职业目标的原则

目标管理的制订需遵循以下原则。

1. 明确性　具体、明确地表达目标及其行动方案。事实上，一个人如果目标是含糊的或笼统的，行动起来就有很大的盲目性，就有可能浪费时间。相反，越是提出了明确而具体的目标，行动的动力就会越大，才会想方设法自觉地朝着目标努力，实现目标的可能性也就越大。

2. 可测量性　目标的制订不要用含糊笼统的语言，要定义清晰、用词精准，这样目标实施的结果才能通过一定的手段进行测量或评定，如在数量、质量、时间等方面进行衡量是否按计划要求完成了目标、完成得结果是否符合预先设定的标准、要求等。

3. 挑战性　目标的设定要在合理、可控制的范围之内，而且还要经过一定的努力才能实现才好。目标的制定不能太低，如果低于自己现有的水平和能力，就不具备激励的功效。反之，目标也不要设定太高，如果远远超出自己的水平和能力，则会产生失败感，令自己丧失信心。所以我们要根据自身情况，设定切实可行的目标。

4. 关联性　制订职业生涯发展目标时，你确定的需要完成的各项任务一定要有意义，与现实生活相关，与现实实际相联系，而不是简单的"白日梦"。所以个人的职业发展目标要与行业需求，单位、企业的需求，部门需求乃至社会需求、市场经济发展趋势相联系。

5. 时限性　目标管理要求目标的开始和完成必须有明确的时间限定，即要在特定的时间内完成目标计划。同时，在目标计划执行过程中，还要定时检查，并强调行动效率和所用时间，从而有效避免拖延，提高执行力，时间的有效控制是实现目标管理的有力保证。

6. 可控性　可控性主要针对影响到目标实现的因素具有相当的控制能力。在计划发展措施时，我们对于外部环境的变化、事情的结果往往会无法控制，而我们自己必须为自己的目标负责，所以我们通过与外界合作，审时度势尽最大可能争取目标计划的实现，或是对目标计划适当调整来完成。

二、确保目标的执行

在实施目标管理的过程中，我们不但要设定好适合自己的目标，更要强有力地认真执行。通常，人达不到设定目标是由几方面原因造成的：即设定了不可达成的目标；没有将目标按时间进行分解；如计划和实际情况不同步，没有及时修正目标。实现职业生涯目标的具体措施如下。

1. 目标细化，方案具体　在职业发展过程当中，人生终极目标的实现需要时间的见证，很难立即成为现实，所以制订目标管理措施是目标细化的结果。一般来说，首先是将长期目标分解为若干个中期目标，然后将每一个较大的中期目标进一步分解为若干个较小的近期目标，直至产生了某确定日期可以采取的具体行动。所以近期目标的具体制定尤为重要和必要，它是迈向成功的第一个台阶，是通过努力一定能达到的目标。

在近期目标的实施中，可以做出每年、每月、每周、每日的计划。年度计划、月、周、日计划要详细，内容应按轻重缓急排序，而且必须可以量化、有指标要求、可依照进行实际操作。例如将年计划细化为月计划后，将每项措施按月份写明开始和完成时间。月计划制订好后，周计划可根据发生的变化进行及时调整，行动计划要对应相应的措施，要层层分解具体落实。

2. 全面规划，重点落实　目标的制定要顾全大局，把握人生发展的大方向。各级目标不仅要表明需要完成的任务、所能达到的状态，还要列出实现目标的具体措施、方法、步骤、方案，并保证措施明确、全面规划。职业生涯目标，它贯穿一个人职业生涯的始终，关系到一个人整个人生的发展方向，所以在拟定职业生涯发展规划时，应充分进行系统的规划和设计，避免顾此失彼、相互脱节、虎头蛇尾等现象。

目标的执行最终要落实到每天的日程安排上，因此日计划和日安排的执行情况是关键。医学院校的学制一般为3~5年，在每一学年中，学生的学习重点与心理特征都有所不同。据此，可以以学年为单位设置阶段目标，进行职业生涯规划并按每个阶段的不同目标和自身成长特点，制订有针对性的实施方案，突出重点、主次分明。

3. 发挥优势，激发潜能　目标的实施、落实既要充分发挥自己的优势智能，使自己的长处在实现目标的过程起到引领作用，同时又要带动弱势智能发展和改进短处，努力缩小自己与相应标准之间的差距。在整个目标落实过程中，我们要坚信"天生我才必有用"的信念，只要相信自己，坚信自己的能力，采用取长补短的方式，有的放矢地弥补自身条件与目标实现之间的差距。

优势技能在目标落实过程中能够充分激发个人潜能，心理学研究表明：当一个人受到激励时，其能力可以发挥出90%，若没有受到激励，仅能发挥其能力的20%~30%，相差3~4倍。可见，激励对开发潜能的重要影响。个人的发展既要立足于现状，又要考虑到今后的发展空间，充分发挥自己的潜能。学习、工作的主动性越强烈，取得的目标效果就越显著。

三、目标管理需注意的问题

目标管理是一种简单、有效的管理方法。如果我们每时每刻都有目标要求的话，做任何事情都不会盲目。目标会促使人进步，目标也会让人更加上进，当目标完成时，心中会产生优越感。那么，目标管理该注意哪些事项呢？

1. 获取家长及老师的支持　我们在实施目标管理的过程中，由于多数学生缺乏管理经验和实践操作，还不具备设立和完成目标管理的自觉性和良好的自律性，作为学生的教师和家长，不仅要在物质和学习条件上提供更多的便利和机会，还要在人生方向上给予他更多的关心和指导，培养孩子们的主观能动性、顺利完成各级目标及计划任务，所以我们医学生在某些重要目标的设定上可以向家长和老师寻求支持、帮助。

2. 加强对所学专业及就业情况了解　考生在报考医学学校时很大程度上是遵从家人的想法，本人对所学专业并没有充分地了解。同样，对于医疗行业情况的不了解，使得毕业生在就业时缺乏心理准备，把求职过于理想化。作为医学生，我们在校学习期间不仅认真学习理论知识、实践技能，同时还要通过老师、学长及信息媒介了解本职业，使得我们将来在就业时不仅具备医学知识，同时对于就业也要有足够的自信心和决策力。

3. 进行自我控制　医学生的自我管理能力和水平往往需要老师和家长的监督，低年级时以教师管理为主，以后经过师生共同参与管理，毕业前以学生自我管理为主。经过反复锻炼，日积月累，外界刺激，环境熏陶等，医学生的自我管理能力才能不断提高。

4. 注意目标之间的关联性及协调性　目标的制定主要体现在目标之间的关联性及协调性上，目标也有主次、重要不重要之分，这就要求医学生自己学会把握目标的层次性，选择目标。目标有长远的，也有现时的，这就要求自己依据实际情况去选择。目标之间也可能有关联，这就需要统筹把握不同目标之间的关系。谨防制定并不属于自己的目标；制定过于模糊的目标；制定不灵活的目标等缺乏关联和协调的情况出现。

第四节　医学生目标管理能力的培养

一、目标的分解

目标分解是在现实处境与未来理想之间建立顺势而上的阶梯，是将目标具体化、清晰化的过程，是将目标量化成可操作的实施方案的有效手段，也是进行目标管理能力培养的重要方法。

1. 根据性质分解　职业生涯目标可分为外职业生涯目标和内职业生涯目标。

（1）*外职业生涯目标*　多是具体的，侧重于职业过程的外在表现，包括职务目标、经济目标、工作内容目标、工作环境目标、工作地点目标、职业声望目标等方面。

（2）*内职业生涯目标*　侧重于职业生涯过程中的知识的获得、经验的积累、观念的更新、能力的提升和内心感受的丰富和升华，包括观念目标、工作能力目标、工作成果目标、心理素质目标、掌握新知识目标，人际关系目标等方面。

内、外职业生涯发展目标是同时进行且相互影响的。内职业生涯发展目标的达成会带动外职业生涯发展目标的实现，外职业生涯发展目标的实现也会促进内职业生涯发展目标的达成。

2. 根据时间分解 根据时间分解目标，是给根据性质分解的目标做出明确的时间规定。根据所设置目标距离现在时间的远近，通常将职业生涯发展目标分为人生目标、长期目标、中期目标和近期目标。

（1）人生目标 是需要花费自己毕生精力才能实现的终极目标。

（2）长期目标 是沿着职业理想指引的方向所确立的最远期的奋斗目标，长期目标体现了为理想所做的最高设想，离人生理想最近。

（3）中期目标 是介于长期目标和近期目标之间的目标，是为实现长期目标服务的。

（4）近期目标 是职业生涯规划中离我们最近的阶段目标，通常指学业目标。

总之，人生目标是最远期的奋斗目标，它是职业生涯规划的关键环节；长期、中期目标是实现人生目标的必经阶段；近期目标是实现所有目标的第一步。因此，合理、清晰、有序的不同级别的目标设定是判断职业生涯规划成败的重要标志。

二、目标的组合

目标组合是处理不同职业规划目标之间相互关系的有效措施。职业规划目标组合方法有功能组合、时间组合等。

1. 功能组合 很多职业规划目标在功能上存在因果关系或互补作用。

（1）因果关系组合 有些目标之间存在着明显的因果关系，如工作能力目标与职务目标和收入目标，前者是因，后者为果。表现为工作能力提高职务提升、收入增加。

（2）互补作用组合 即把存在互补关系的目标进行组合。职业生涯目标的互补关系是显而易见的，例如某医学生希望在成为一名优秀的医生或护士的同时，得到医士或护士资格证书。这两个目标之间就存在着直接的互相补充、互相促进的作用。

2. 时间组合 职业规划目标在时间上的组合可以分为并进和连续两种情况。

（1）并进组合 职业规划目标的并进组合，是指同时着手实现两个平行的学习或工作目标，即在同一期间内进行不同性质的工作。并进组合也可以是建立和实现与目前工作内容不相关的职业规划目标。

（2）连续组合 连续组合是指一个目标实现之后再去实现下一个，最终连续而有序地实现各个目标。一般来说，职业生涯的阶段目标与职业生涯的最终目标是相关联的，短期目标是实现中、长期目标的支持条件。目标的期限性也是相对的。随着时间的推移，长期目标成为中期目标，中期目标成为短期目标，短期目标成为近期目标。只有完成好每一个近期目标和短期目标，终极目标才有可能实现。

三、能力的培养

医学生的目标管理能力和水平不是与生俱来的，而是通过日积月累，外界刺激，环境熏陶等多种因素作用形成的，是后天培养和努力的结果。随着医学生就业中出现的新挑战，要求更新教育理念，针对医学生的特点，及时调整教育教学工作、校园文化建设等，不断提升其目标管理能力。

1. 加强教师队伍建设　首先，要提高医学生目标管理能力，必须有一支过硬的教师队伍，优质高效地完成教育教学任务，全面提高教育教学质量。其次，要提高教师的职业道德素质，教师们以身作则，以高尚的人格魅力感召学生。通过学习，增强教师的使命感和责任感，这也是提高教育质量和办学水平的关键，是医学生获取目标管理能力的根基。

2. 加强校园氛围熏陶　一方面，以学校传统活动促进校园文化建设。每年的纪念"五四"青年节、"一二九"运动及开展春季、秋季运动会等，对培育医学生人格、提高目标管理能力发挥着越来越重要的影响和作用。另一方面，学生是校园文化的主体，班级是学生活动的主要场所，因此可以通过班级活动来促进医学生目标管理能力。

3. 加强心理素质培养　目标管理在对自己不同阶段的理想进行定位后，一定要保持稳定的情绪和平衡的心理。陈景润在谈到如何才能成才时说："首先应该有自信心，没有自信心，什么事也干不成。"自信是人们相信凭借自己的能力，来实现自己所追求目标的根源。自信是人类进取心理不可缺少的要素，是目标实现的有力保证。

【经典小故事】

人生只设定一次目标就够了吗

在英国伦敦，一位名叫斯尔曼的残疾青年，他的一条腿患上了慢性肌肉萎缩症，走起路来都很困难，可他凭着坚强的毅力和信念，创造了一次又一次令人瞩目的壮举。

19 岁时，他登上了世界最高峰珠穆朗玛峰；21 岁时，他登上了阿尔卑斯山；22 岁时，他登上了乞力马扎罗山；28 岁前，他几乎登上了世界上所有著名的高山……

然而，就在 28 岁这年的秋天，他却突然在寓所里自杀了。

功成名就的他，为什么会选择自杀呢？有记者了解到，在他 11 岁时，他的父母在攀登乞力马扎罗山时不幸遭遇雪崩双双遇难。父母临行前，留给年幼的斯尔曼一份遗嘱，希望他能像父母一样，一座接一座地登上世界著名的高山。

年轻的斯尔曼把父母的遗嘱作为他人生奋斗的目标，当他全部实现这些目标时，就感到前所未有的无奈和绝望。

在自杀现场，人们看到了斯尔曼留下的遗言："这些年来，作为一个残疾人创造了那么多征服世界著名高山的壮举，那都是父母的遗嘱给了我生命的一种信念。如今，当我攀登了那些高山之后，我就感到无事可做了……"

斯尔曼因失去人生的目标，而失去了人生的全部。

然而，生命的意义，不仅在于不断实现人生的目标，更在于不断提升人生的目标。

【教学案例】

千岛百哨，我的青春在这里

解放军第 413 医院麻醉科护士长王海文，于 2013 年 8 月荣获第 44 届南丁格尔奖。20 多年，她历经 56 个海岛、120 多个哨所、70 多个村庄，巡诊送药 300 余次，累计航程 10 万公里，先后参加抗击"非典"、亚丁湾护航、"和谐使命"等 12 次重大卫勤保障任务。这样几组数字，浓缩了王海文的青春时光，也成为她工作的剪影。

在采访中，王海文说道："我的父亲是一名水兵，受他影响，我从小就梦想成为一名光荣的海军战士。"也正是这个原因，1989 年，当她以全优的成绩从护校毕业时，毅然放弃了在大城市大医院的工作机会，选择了舟山，这个父亲曾经生活、战斗了 30 年的海岛。在王海文看来，海岛交通不便、物资缺乏，医疗条件十分有限的工作生活环境是常人无法想象的。一次，王海文在门诊部值夜班，一位脸色苍白的小战士来看病。小战士在训练中摔伤了右脚，伤口已经溃烂。"当我责怪他没有及时来治疗时，小战士忍住眼泪告诉我，他从我国最东边的东福山岛赶来，中间转了好几次车船，出来这一趟足足花了 5 天……"王海文说，那次，她是一边掉着眼泪一边帮小战士处理完伤口的。

从那以后，王海文利用周末的时间参加了高山海岛医疗服务队、舟山红十字会千岛巡诊队，每次遇到从小岛上来的就医官兵，她总是护理得更加精心。一次，一名脸部烫伤的战士入院后拒绝与人交谈，每天望着窗外发呆。为帮他打开心结，王海文悄悄地把他塞在床下的脏衣服拿去洗。第 8 天，当王海文把干净的衣服放进他柜子时，小战士终于说了声"谢谢"。此后，王海文常利用业余时间跟他讲一些恢复治疗的相关知识，谈人生道理。出院时，这名战士逢人就说："在海文大姐的帮助下，我不仅治好了身体上的创伤，更重要的是学会了如何积极地面对生活、面对挫折。"

2009 年 10 月，海军东海舰队首次参加赴亚丁湾、索马里海域护航任务，王海文第一时间递交了申请书，成为了执行远洋医疗保障的护士。在 6 个月的护航任务中，王海文先后撰写《远航编队救护所护理工作探讨》《医院船手术室护理工作探讨》等 20 余篇护理学术文章。2010 年 8 月，王海文又主动报名参加了"和谐使命——2010"任务，赴孟加拉、塞舌尔、吉布提、肯尼亚和坦桑尼亚 5 国进行医疗援助服务。作为医院手术中心的护士长，王海文最忙的一天要保障 13 台手术，很多时候都要工作到凌晨。王海文坦言，最大的感受不是疲劳和辛苦，而是自豪和荣誉感。

点评：王海文在工作中取得的成就主要凭借的是什么？正确的目标设定加上顽强的意志是她取得一个又一个任务胜利的法宝。王海文的故事使我们看到了目标导向的重要作用，不同阶段的目标设定加上顽强的意志品质打造出的就是人才。

【本章知识点】

1. 目标管理能力的概念。

2. 目标管理的目的。

3. 目标管理的理论。

4. 目标管理能力的评估。

5. 目标管理能力的培养。

【思考与练习】

1. 你认为自己在学校期间的主要任务有哪些？将它们写下来，为你的任务设定明确的标准和时间期限。

2. 你曾经制定过哪些比较重要的目标？都实现了吗？运用本章学过知识分析你的目标实现或没实现的原因。

第十九章　时间管理能力培养

> 青青园中葵，朝露待日晞。
> 阳春布德泽，万物生光辉。
> 常恐秋节至，焜黄华叶衰。
> 百川东到海，何时复西归？
> 少壮不努力，老大徒伤悲。
>
> 汉乐府《长歌行》

时间是什么？时间都去哪了？我们未来的时间还有多少？到目前为止人类还无法解释时间到底是什么，时间这个概念可能超越了人们能够把握的极限，但我们却能够感受和描述种种时间现象⋯⋯

电视剧《老牛家的战争》中的主题歌《时间都去哪儿了》是这样唱的：

> 门前老树长新芽，
> 院里枯木又开花，
> 半生存了好多话，
> 藏进了满头白发。
> 记忆中的小脚丫，
> 肉嘟嘟的小嘴巴，
> 一生把爱交给他，
> 只为那一声爸妈。
> 时间都去哪儿了？
> 还没好好感受年轻就老了！
> 生儿养女一辈子，
> 满脑子都是孩子哭了笑了！
> 时间都去哪儿了？
> 还没好好看看你眼睛就花了！
> 柴米油盐半辈子，
> 转眼就只剩下满脸的皱纹了！

就是这么一首朴实的歌词，将人的一生娓娓道来，我不禁问自己："时间都去哪了？怎样的时光，才不算碌碌无为？怎样的人生，才能够青春无悔？"

时间是一种特殊的资源，是唯一对每个人都公平的资源，所以好好地珍惜时间、掌控时间、利用时间，我们的医学生活就一定是充实且富有成效的。然而为什么有的人能够在有限的时间里既能够成就事业，又能够享受到亲情和友情呢？关键在于自我时间管理的能力不同。

第一节 时间管理能力概述

时间管理能力是通过对时间进行的合理计划与统筹，有效安排学习、工作任务，提高时间的利用率，以尽快实现设定目标，从而提高人们的时间统筹安排能力。美国著名管理大师彼得·德鲁克说过："时间是最稀缺的资源，如果时间管理不好，其他事务一定也管不好"。所以至少现在，我们医学生要把握时间的去向，成为时间的管理者。

一、时间的独特性

时间对于任何人来说都是公平的，一般情况下人们不善于时间管理，恐怕与时间的独特性有关。

1. 时间具有绝对的公平性 无论年长年幼、无论职位高低、无论财富多寡，每个人所拥有的时间是一样的，时间流逝的速度也是相同的。

2. 时间的供给没有弹性 时间的供给量是固定不变的，对任何人都一视同仁，没有人可以享受特权。

3. 时间无法积蓄 时间不会像物质、财富、知识和技能那样能够被积蓄和储存，不管你愿意不愿意，时间都会转瞬即逝，无法改变。

4. 时间无法替代 时间绝无仅有，任何事物都无法代替。无论你做的是大事还是小事，都不能奢望用另外的时间来替代已经过去的时间。

5. 时间具有单向性特征 时间不会停止，任何人、任何事物都不能阻止时间前进的脚步，更不能使时间重新再走一遍。

二、时间管理的重要作用

人的生命是由时间构成，生命的品质在于我们如何充分地利用时间。我们必须清楚地知道，每天忙忙碌碌的我们追求的目标是什么？我们每天能够做什么？我们为什么而做？

1. 时间管理能够成就不同的人生 一个对时间不负责任的人，就是一个对生命不负责任的人。美国著名的管理大师彼得·德鲁克曾说："不能管理时间，便什么也不能管理"。人的生命是有限的，我们不能绝对地延长生命，但可以通过时间管理相对地延长生命的宽度，不要虚度时光，让有限的生命更有价值。因此人之所以成功，是因为人通过大脑思维，懂得充分利用时间，让时间来改变自己的生活和命运。虽然我们不能左右时间前进的步伐，但是作为医学生可以通过每天合理安排时间，充分利用时间，成就不同的人生。

2. 时间管理是事业成功的关键 一个人能否在自己的事业生涯中取得成功，秘诀就在于做好时间管理。美国托马斯·爱迪生说过，世界上最重要的东西是"时间"。"一寸光阴一寸金，寸金难买寸光阴"也充分说明了时间的价值。一天86400秒，我们需要做的事情太多，所以我们要做高效的时间管理者，善于统筹和管理时间的人往往具有强烈的成就动机，对完成所承担的任务充满自信，因此获得成功的可能性就非常大。医学生能否合理地统筹和管理时间，对职业成败起着至关重要的作用。

3. 时间管理对医学生的特殊作用 医学生养成良好的时间管理观念会为今后的工作打下良好的基础。医院的工作随时会有急、重症病人需要紧急治疗，危急时刻对于时间有效掌控彰显对生命的敬畏，彰显救死扶伤的人道主义精神和严谨的工作态度。时间管理要求医护人员将时间投入到与你的目标相关的工作中，达到"三效"，即效果、效率、效能。这不但决定你该做些什么事情之外，另一个很重要的作用是什么事情不应该做。时间管理不是完全的掌控，而是降低变动性，时间管理是透过对紧急事情的规划，作为一种提醒与指引，很好地完成不同时期的重要任务。

第二节 时间管理的基本原则与具体方法

一、时间管理的基本原则

1. 明确目标 目标要具体、具有可实现性。我们要清楚地知道自己的一生或在人生的不同阶段想要的是什么，并将其进一步具体化，进行客观衡量，并与自己的学习、工作、生活密切关联。

2. 列出清单 把自己所要做的每一件事情都写下来。列一张清单，事务要明确具体，比较重要或长期的工作要拆散开来，分成几个小项，包括学习、工作、休闲、社交和其他活动等并每天要按照清单任务去完成，没有完成的做上标注随时提醒自己，这样做能让你随时都明确自己手头的任务。

3. 优化统筹 按照清单任务确定优先次序，给每个任务一个确定的时间安排，任务完成后，要进行情况检查。紧急、重要的事情要先做，然后再安排次重要、次紧急的事情，不重要、不紧急的事情最后做。将有关联的工作进行分类整理、按轻重缓急排序逐一处理。

4. 抵抗干扰 每天拥有一段不受他人干扰地思考一些事情的时间，或是做一些你认为最重要的事情，这一小段时间可以抵过你一天的工作效率，甚至可能比几天的工作效率还要好。

5. 珍惜今天 当日事当日毕，这是克服拖延的做事心态及习惯，因为拖、等、靠就是在给自己的懒惰找借口。如果你有一整天的时间可以做某项工作，你就会花一天的时间去做它。而如果你只有一小时的时间可以做这项工作，你就会迅速有效地在一小时内做完它。时间就像海绵里的水，只要去挤总会有的。

二、时间管理的具体方法

掌握科学管理时间的方法会帮助我们事半功倍，时间管理的方法有很多，最具代表性的是 ABC 分类时间管理法和四象限时间管理法。

1. ABC 分类时间管理法　这种分类方法是由美国管理学家莱金提出，就是以事务的重要程序为依据，将待办的事项按照轻重程度划分为 ABC 三个等级，ABC 分类时间管理的步骤如下：

（1）合理划分事务级别　将 A 级列为最重要且必须完成的目标，B 级列为较重要很想完成的目标。C 级为不太重要可以暂时搁置的目标。总体来说，完成 A、B、C 三级事务所创造的价值是不同的：A 级事务对所有达到的目标而言，它所创造的价值最大。B 类事务为次重要事务，有助于提高业绩。而 C 级事务总量较多，但是完成这级事务所创造的价值相对要少。

（2）合理安排各项工作的优先顺序　首先要集中精力完成 A 类工作，效果满意，再转向 B 类工作。对于 C 类工作，在时间精力充沛的情况下，可自己完成，但应大胆减少 C 类工作，以节省时间。

（3）合理安排各项工作的时间分配　进入工作状态首先要全力以赴投入 A 级事务，并随时记载实际耗用时间，知道完成或取得预期的效果后，再转入 B 级事务。尽量减少在 C 级事务上花费时间。不过请注意，C 级事务并不是可有可无的，工作中还有许多不太重要、但又不得不做的事情。

（4）根据具体情况重新调整时间安排　这是为达到时间的最大利用率，便于更加有效地进行工作。调整原则是用记录的实际耗用时间与每日计划的时间进行对比，分析时间运用的效率高低。每次工作结束时评价时间应用情况，以提高自己有效利用时间的技能。

2. 四象限时间管理法　这种方法是由美国著名管理学家科维提出的，就是把工作按照重要和紧急两个不同的程度，划分为 ABCD 四个象限。

A 象限：重要而紧急的工作。这类事情无法回避也不能拖延，必须首先处理，优先解决。

B 象限：重要但不紧急的工作。这类事情不具有时间上的紧迫性，但却能产生重大的影响，所以必须主动去做。

C 象限：紧急但不重要的工作。这类事情很紧急但并不重要，具有很大的欺骗性。完成这类事情其实是在满足别人的期望与标准，对于本人意义不大。

D 象限：不紧急也不重要的工作。完成这类事情是在浪费生命，不值得把时间花费在这里。

（1）四象限时间管理法的原则　主要是将自己的工作按紧急和重要程度合理地划分到不同的象限中去。划分后我们要学会先做 A 象限的事情，多做 B 象限的事情，少做 C 象限的事情，没空或不做 D 象限的事情，以达到有效的时间管理。成功者往往花最多时间在做重要的事情上，即 A 象限、B 象限的事情放在首位去做。生活中肯定会有一些突发困扰和迫不及待要解决的问题，但是还是优先处理重要的事情为原则。

（2）四象限时间管理法的关键　四象限时间管理必须小心安排 B 象限和 C 象限完成顺序，一方面，高明的时间管理者将最多的时间花在 B 象限里，虽然 B 象限的事情不紧急，可它们却是我们生命中最重要的事情，投资 B 象限，它的回报率最大。另一方面，不要被 C 象限中的一些事情假象所迷惑，它们没有你想象的那么严重，要学会委托、授权和拒绝，C 象限具有很大的欺骗性，因为紧急往往使人难以脱身，经常会有人跌进 C 象限而碌碌无为。

第三节　医学生时间管理能力的评估

医学生通过自我约束，领悟并掌握新的学习方法、工作技能和生活方式，减少时间的浪费，这是实现时间管理能力的有效方式。有效的时间管理能够反映出我们医学生对于时间的有效利用、管理时间能力的水平。

一、时间管理能力的负面表现

管好时间，重要的措施是合理规划你的时间。时间管理者们研究发现，时间管理能力的高低强弱也许可以从其反面得到更好的反映和印证。常见的时间管理的负面表现有目标认识不清、专注力不够、拖延逃避、过早放弃、难以拒绝和过度追求完美等方面。

1. 目标认识不清　目标认识不清主要是由于过于低估自己的能力造成的，认为自己无论做什么都不可能实现，或者认识个体不知道自己要做什么，不能朝一个目标发挥自己的潜能。这是时间管理中的一种典型的负面表现。所以，目标认识要求健康发展的个体能够准确定向。

2. 专注力不够　时间的有效管理的另一种表现是专注力，它需要先天的遗传特质和后天的自我控制能力的结合。精力无法集中的个体往往同时想做很多事情，然而面对千头万绪的事情又不知从何开始，对当前的工作难以掌控，时刻准备放弃，最终导致目标任务的完成不够理想。

3. 拖延逃避　拖延是将已经计划好的行动推后，拖延者不愿开始或完成已经打算做的事情。研究发现，拖延具有逃避性，找理由推迟行动是造成个体浪费时间最常见的借口。以表面的忙碌掩盖行动的逃避，为没有完成任务而悔恨这又是拖延逃避者常见的一种心理现象，因此工作效率会受到影响。

4. 过早放弃　在困难面前，永远不要轻言放弃，更不要过早放弃。放弃必然导致彻底的失败，而不放弃总会找到解决困难的办法，问题解决的同时你会感觉并非事情有多难，贵在坚持、只要坚持就能有所收获，因为在事情的解决过程中我们始终坚信办法总比困难多。

5. 难以拒绝　学习、工作中碍于情面，怕伤害他人面子，但是你还是得学会说"不"，否则你的时间光用来应付别人的要求都还不够。面对这种情况我们可以通过较为委婉的方式拒绝，使你手边的工作不致中断，有时拒绝是保障自己行使优先次序的最有效手段。

6. 过度追求完美 真正的完美主义者在努力做事的过程中会产生满意感，而负面表现的完美主义者则是无论做得多好，都觉得做得不够，因此不会产生满意感。这是由于为自己设定的标准过高，在达不到自己设定的标准时不断地进行自我批评，总是感到对自己的表现不够满意。

管理时间的负面表现还包括沉溺于网络游戏、电视节目、手机聊天等浪费时间的事情中，这些行为严重浪费你的宝贵时间。如果你每天的大部分时间花费在这些毫无意义的事情中，这对医学生做好时间管理有极大的妨碍作用。

二、时间管理能力的正面表现

常见的时间管理的正面表现形式有统筹兼顾、要事优先、日清日结、集中专注力、遵守计划和灵活转化等方面。

1. 统筹兼顾 时间管理不仅仅是生活琐事的安排和处理，还应包括更广泛的层面，如积极的职业规划、构思个人的人生愿景、制定具体的学习或是工作目标以及成功发展的途径和策略等。真正会利用时间的管理者不是把大量时间用在忙乱的工作上，而是用在构思、拟订计划上。

2. 要事优先 遵循二八定律，把你80%的时间和精力来做20%真正重要的事情上，不但要努力工作，更要巧妙工作。生活中肯定会有一些突发困扰和迫不及待要解决的问题，如果你发现自己天天都在处理这些事情，那表示你的时间管理并不理想。一定要了解，对你来说，哪些事情是最重要的，成功者往往花最多时间在做最重要的事情上面。

3. 日清日结 习惯性地拖延时间使很多人在时间管理中落入困境。"等会再做""明天再说"这种"明日复明日"的拖延循环会彻底粉碎已制定好的全盘工作计划，并且使自信心产生极大的动摇。"今日事今日毕"体现的是一种强有力的执行力，这种执行力将带着你按照自己设计好的轨迹走向成功的彼岸。

4. 集中专注力 集中专注力并不是抓住每一分每一秒，而在于如何安排时间。对于正常成年人，集中精力时间至少持续1个小时非常必要，集中时间过短不能提供思维连续性和节奏，对于工作尤其是复杂工作极其不利。同时也要注意物极必反，过长时间的专注也会导致疲劳、效率降低。

5. 遵守计划 遵照计划内容按重要性排列顺序，每天不妨时常检查进度，看看自己如何妥善运用时间，然后再看看有没有需要调整的地方。如果当天因为其他重要的事情而没有完成计划内容，则妥善安排好完成时间，按时完成，遵守计划是时间管理的重要保障。

6. 灵活转化 计划没有变化快，在时间管理过程中还需应付意外的不确定性事件。不要把日程安排得太满，意外情况随时都有可能发生而占用你的时间，所以要为意外事件留出备用时间。工作常常会占据多于人们计划分配的时间，个人的时间安排不要过满，应该有一定的机动性。

管理时间的正面表现还包括主动自觉安排时间的习惯；充分、合理利用零碎时间的习惯；分清、辨别事情轻重缓急的习惯；根据生物钟有效安排时间的习惯；积极进行休闲活动的习惯等。这对医学生做好时间管理有极大的促进作用。

第四节　医学生时间管理能力的培养

一、提高时间管理能力

虽然时间对于每个人都是有限的，但是只要善于管理，我们不仅将自己的个人潜能得到开发，同时也能让有限的时间发挥最大的效益，这对于我们的学习、今后的工作都起到重要作用。那么，提高时间管理能力的方式和途径有哪些呢？首先从测试你的时间管理能力入手，了解自己目前时间管理的状况，针对不同情况来提高时间管理能力。

1. 测试你的时间管理能力（表 19 – 1）　选"总是这样"记 2 分，选"有时这样"记 1 分，选"从不这样"记 0 分。

表 19 – 1　时间管理能力测试表

序号	测试内容	总是这样	有时这样	从不这样
1	每学期、每年为自己制定学习或工作计划			
2	有条理地完成该做的事情，并尽量先完成重要的			
3	做事时不容易受到其他事情的影响			
4	合理利用上、放学途中的时间			
5	将重要的工作安排在你工作效能最佳的时间做			
6	留出足够的时间，以便处理危机和意外事件			
7	能确定什么是眼前最该做的事情			
8	随身携带书籍，以便在排队等待时间里随时阅读			
9	每天都能按着自己的计划进行学习和娱乐			
10	做事前提醒自己在尽量短的时间内保质保量地完成			
11	每时每刻都知道自己应该做什么事情			
12	每天遵照安排好的作息时间做事			
13	热爱所做的工作，并保持积极的心态			
14	我在任何的时候都不感觉自己无事可做			
15	当完成一件事情有困难时，不会为自己找借口			
16	从不同时做几件事，因为那样的话哪件事也做不好			
17	从未因顾虑其他事情而无法集中精力来做该做的事			
18	养成了凡事马上行动，立即做的习惯			
19	我不认为没有时间做自己喜欢的事			
20	定期检查自己时间计划完成的情况			
合计分数				

按照得分成绩得出你的时间管理能力水平如下。

0~15 分：说明你管理自己时间的能力还有待提高，需要从计划性、坚持性、合理性、反思性等多个方面来提高自己的时间管理方法和能力。

16~30 分：说明你具备较好的时间管理能力，但是在有的方面还有待提高，请认真分析自己平时的表现和本次小测验得分情况，看自己哪方面还需要努力。

31~40 分：说明你具备较好的时间管理能力和方法，只要坚持下去一定会收到良好的效果。

2. 提高时间管理能力的方式

（1）用心观察自己的测试结果并详细记录每天的活动　以一周为限，来分析、比较你自己对时间运用状况的情况，你的时间安排是否运用妥当？是否出现时间的浪费情况？一周之后，汇总各项活动所花的时间：学习、工作和运动、休闲以及和家人相处等活动的时间各占多少。分门别类后，参看分析结果，想一想你精力最好的时段是否完成那些重要而紧急的事情了？如果花在日常琐事的时间过多，想办法可以将其一并处理，或做更有效率的处理，有效节省你的时间。有哪些事情根本就不需要浪费时间来做？可不可以不做？有哪些事可以做得再快点？把时间运用得当是提高时间管理能力的重要方式。

（2）增强时间规划能力　有效地规划时间，提高自己的自控力和意志力。学会正确认识自己，只有正确认识了自己才可以控制自己，正确认识自己对提高自己的自控力是非常有帮助的。同时要注意培养自己的自信力，拥有自信才可以更好地提高自控力。增强时间规划力也需要有坚强的意志力，坚持到底。此外，要想控制自己，还要经得起诱惑，所以，你必须有过人的意志力才可以更好地控制自己。控制自己不是一件非常容易的事情，因为我们每个人心中永远存在着理智与情感的斗争。如果任凭情感支配自己的行动，采取一种不顾一切的态度并不是真正的能力的体现，我们应该有战胜自己的情感的能力，有用头脑做事、用思维想事、掌控自己人生命运的能力。

二、提高时间管理能力的途径

时间管理能力的培养对于我们医学生是件非常有益的事情，它对你的个人发展有重要的作用。正确地组织和管理自己的时间可以使你做事情有条不紊，因此你能够将你的精力、才干和时间高效地分配在你所遇到的问题上。对于医学生时间管理能力的培养我们着重从以下方面入手。

1. 学习《高效能人士的七个习惯》　不知不觉中，习惯长年累月影响着我们的品德，暴露出我们的本性，左右着我们的成败。美国最具前瞻性的管理思想家史蒂芬·柯维于 1997 出版的《高效能人士的七个习惯》一书中提到，要提升自我，必须从观念着手，从以下七个方面做起。

习惯一：积极主动、个人愿景的原则。

习惯二：以终为始、自我领导的原则。

习惯三：要事第一、自我管理的原则。

习惯四：双赢思维、人际领导的原则。

习惯五：知彼知己、同心灵沟通的原则。

习惯六：统合综效、创造性合作的原则。

习惯七：不断更新、平衡的自我更新原则。

在现代社会中，要想成为一名成功的高效能人士，就必须从培养良好的个人习惯入手。富兰克林曾指出，人生共有 3 种重要的价值，一是经验价值，来自遭遇；二是创造价值，出自个人独创；三是态度价值，也就是面临困境的反应。这三种价值境界都需要我们有良好的习惯去实现完成，用全新的观点去看人与事，并由此获得难能可贵的见解。

2. 从成功人士身上总结经验　如何用具体的行动节省时间，提高时间管理能力，从成功人士的身上总结的经验如下。

(1) 清理学习或工作环境　尽量清除不必要的东西，桌上只留下目前正在进行的工作资料，要用的工具、参考资料摆在随手可及的地方，用完记得放回原处。一日终了，把桌面清理干净，只留下明天早上要处理的东西。每一件工作都分别存档在不同的资料夹里，便于寻找。

(2) 每日列出时间表　要消除因时间太短而引起的学习或是工作压力，可把目标分成长期（7 天以上）和短期（7 天以内）两种。长期目标尽量具体，但不必过于详细，可在行事历上记下所有的完成期限。而短期目标则记在每周及每日的预定计划行事表上。

(3) 排序要做的事情　列出所有要做的事，依据轻重缓急进行排列顺序，然后列到你的计划表上。计划表上的各项时段区间可以作为每项工作的完成期限。每天要求自己时常检查进度，看看自己是否有效运用时间，然后再看看有没有需要调整的事项。

(4) 要事优先原则　先做重要的事，掌握重点可以让你的学习或工作计划不致偏差。一旦一项学习或工作计划成为危机时，犯错的概率就会增加。先做重要的事，并全力冲刺、完成目标。

(5) 设定最后期限　有了最后期限的限定，可以让你更快进入状态、提高效率、减少因追求完美而可能导致的拖延。还有，设定最后期限会强迫你专心致志，使学习或工作的效果变得更好。

(6) 按部就班做事　有章可循、挑出工作中最重要的部分，分割成几个小部分，每一部分都设定完成期限，然后严格执行。完成的项目愈多，就愈有成就感；当天晚上自我检查时会产生成就感。

(7) 学会利用零散时间　等车候车时间、午餐时间等都可以有效利用，在零散的时间里安排相应的事情去做，会帮助你节约时间、合理利用时间会解决许多难题。如果你不想琐事缠身的话，不妨把你的零散的时间利用好。

(8) 留出充分的休息和娱乐时间　在制订时间表时，留出休闲、娱乐的时间，不要把所有的时间都填满，千万不要"苛刻"自己。要制订一个切实可行的计划，就应该为生活中真实的你预留出你需要的休息和娱乐时间，使你保持良好的状态和愉快的心情。

【经典小故事】

你是人生战场的统帅

人们常说，人生是战场；人们常说，你是人生战场的战士。

但是人们很少说，你也是统帅。是的，你是统帅，你自己人生战场的统帅。你的千军万马就是你的时间，你是时间的统帅。时间随着指针的移动滴答在响，就好像千军万马在滑铁卢前进。你人生战场的胜利或者失败，就在于你如何统帅你的时间大军。你的"秒"是列队行进的士兵，你的"分"是冲锋陷阵的军官，你的"小时"是运筹帷幄的将军。你的年、月、星期、日、小时、分、秒就是你的军、师、旅、团、营、连、排。

所以当你百无聊赖，胡思乱想的时候，请记住你手掌上有千军万马，你要对你的人生战场的胜负负责。每天 24 小时，你的大军都在你面前列队走过。检阅他们时，你不妨问问自己——你的每一秒、每一分、每一小时、每一天是否在人生之战中发挥了最大的作用，是否为你的胜利目标做出贡献，另一方面你也不妨问问自己你是否是一个慷慨从容的统帅，允许你的部队在战斗间隙休整，望一眼战场上西沉的落日，让你的身心在优美的天地中徜徉。

所以说不会计划时间，等于人生失败。不会欣赏时间流逝的美，是对生命的浪费。懂得时间的急迫与壮丽，你就是时间的统帅。

【教学案例】

伟大的国际共产主义战士——白求恩

对于许多中国人来说，诺尔曼·白求恩是位英雄，一位在有限的生命时光里为人类的解放事业做出了卓越贡献的国际共产主义战士。现在让我们跟随时间隧道来了解这位可亲、可敬的伟大医生。

白求恩于 1890 年 3 月 3 日出生在格雷文赫斯特镇一座普通的民居，孩提时的白求恩喜欢生物，追求科学探索，中学毕业后即考入多伦多大学。1923 年，白求恩通过了非常严格的考试，成为英国皇家外科医学院的临床研究生。1934 年，白求恩接受了新的职位，在魁北克省的圣心医院担任胸外科主任。此时他已是美洲胸外科医生协会的五人执委之一，这是白求恩在学术上最鼎盛的时期。1935 年，白求恩因参加国际学术会议有机会到苏联访问，这使他有机会看到苏联全民医疗体系的成功，这是他的梦想。他认为加拿大这样一个真正民主自由的国家，应该建立一个保障所有公民都能享受到必需的医疗服务的系统，也正是这个原因，他加入了加拿大共产党。1936 年，西班牙法西斯在德、意支持下进攻共和国政权，白求恩参加医疗队前往马德里，他在那里建立了历史上第一个流动输血站。

1937 年，中国爆发全民抗战的消息鼓舞了他，他向美国共产党募集了五千美元，购买了一批珍贵的医疗器具，于 1938 年 1 月到达中国。最先，白求恩受加拿大共产党和美国共产党派遣，率领一个由加拿大人和美国人组成的医疗队来到延安。8 月，白求恩任八路军晋察冀军区卫生顾问，悉心致力于改进部队的医疗工作和战地救治，降低伤员的死亡率和残废率。把军区后方医院建设为模范医院，组织制作各种医疗器材，给医务人员传授知识，编写医疗图解手册。倡议成立了外科医院，举办医务干部实习周，加速训练卫生干部。组织战地流动医疗队出入火线救死扶伤。为减少伤员的痛苦和残废，他把手术台设在离火线最近的地方。11 月底，率医疗队到山西雁北进行战地救治，两昼夜连续做 71 次手术。

1939 年 2 月，白求恩率 18 人的"东征医疗队"到冀中前线救治伤员，不顾日军炮火威胁，连续工作 69 小时，白求恩在灵丘前线给 115 名伤员做了手术。有一次，当某伤员急需输血时，他主动献血 300mL。他还倡议成立并参加了志愿输血队。有些伤员分散在游击区居民家里，他和医疗队冒着危险去为他们做手术。4 个月里，行程 1500 余里，做手术 315 次，建立手术室和包扎所 13 处，救治伤员 1000 多名。为了适应战争环境，方便战地救治，组成流动医院，组织制作了药驮子，可以装下做 100 次手术、换500 次药和配制 500 个处方所用的全部医疗器械和药品，被称为"卢沟桥药驮子"；制作了换药篮，被称为"白求恩换药篮"。后来他还将自己的爱克斯光机、显微镜、一套手术器械和一批药品捐赠给军区卫生学校。

1939 年 10 月下旬，在涞源县摩天岭战斗中抢救伤员时左手中指被手术刀割破，后给一个外科传染病伤员做手术时受感染，仍不顾伤痛，坚决要求去战地救护。他说："你们不要拿我当古董，要拿我当一挺机关枪使用。"随即跟医疗队到了前线。终因伤势恶化，转为败血症，医治无效，于 11 月 12 日凌晨在河北省唐县黄石口村逝世，终年49 岁。

点评：在战场上，时间就是生命，赢得了时间就意味着生命的继续！白求恩同志不止一次在战场上夜以继日地连续工作，为的就是赢得时间抢救伤员们的生命！在我们学习、工作、生活中，这样的情况也常有发生，当危急情况一旦降临到某个人身上时，如果他不知如何赢得时间面对它，在命运降临的伟大瞬间，命运会鄙视地把时间的拖延者拒之门外。

【本章知识点】

1. 时间管理能力的概念。

2. 时间的独特性。

3. 时间管理理论。

4. 时间管理能力评估。

5. 时间管理能力培养。

【思考与练习】

1. 世界上最快而又最慢、最长而又最短、最平凡而又最珍贵的就是时间，说说时间管理能力学习的重要意义。

2. 与其试图给你的生命增加时间，不如向你的时间赋予生命。说说合理安排时间对于每个人的人生发展的重要作用。

第六篇　踏上职业旅途

开篇的话

"海阔凭鱼跃，天高任鸟飞"讲的是大自然的广阔无边为鱼跃鸟飞提供了宽广的空间，比喻在广阔的天地里，人们可以自由地施展才能。又引申为只要掌握了足够的本领，天下之大，肯定会有让你施展才华的地方。通过前面几篇的学习，我们掌握了探索职业世界、启发自我智慧、规划职业生涯、培养职业能力的足够本领，成为医学生踏上职业实战的"敲门砖"。但敲开大门后，你能否适应外面的世界，不妨小迈一步试试水，也就是踏上职业旅途之前，我们先通过实习、见习等实践活动牛刀小试，检验自己的技能，选择适合自己的就业或创业渠道，完成从"学涯"到"职涯"的转变，开创人生新篇章。

第二十章　获取工作经验

你要知道梨子的滋味，你就得变革梨子，亲口吃一吃……一切真知都是从直接经验发源的。但人不能事事直接经验，事实上多数的知识都是间接经验的东西，这就是一切古代的和外域的知识。

毛泽东

综观当今职场，不管是招聘现场还是招聘广告，屡屡都能看到这样的字眼："有两年或三年以上工作经验""有工作经验者优先"，言外之意即是要招聘的人员应是有工作经验的，而工作经验是在工作或学习中慢慢积累获得的。对于在校大学生而言，他们的工作经验更多的是通过日常教学实践、寒暑假社会实践或毕业实习等途径获得。那些未雨绸缪，充分利用在校期间寻找课上课下、校内校外和毕业实习实践有利时机及时为自己充电，积累工作经验的大学生们则是不急不躁，胸有成竹的如愿获得面试机会，找到自己希望的理想工作。但也有一部分应届大学毕业生求职时连简历都投不进去，别说是面试了。这些成功或失败的鲜活的案例促使学生深刻感受到实习或实践的重要性，认识到实习和实践可以增加自己找工作的竞争优势，学生在无形的就业压力面前，产生了越来越强的实习紧迫感。他们把学校、家庭等为其推荐的实习单位看作是对他的特别关爱或最珍贵的礼物，纷纷采取各种措施恶补没有工作经验这根"软肋"。然而，由于各种原因，往往事与愿违或事倍功半，甚至在以后的求职中还起副作用。种种现象都在提醒大学生思考自己的实习实践之路到底应该如何走下去？在实习实践的过程中怎样塑造和营销自己？

第一节 实习和实践的重要意义

实习与实践既有区别，又有联系。实习是实践的一种，是在实践中加上了学习行动，是培养适应社会和行业发展的高素质人才的重要实践教学环节；而实践则更多的是将理论知识付诸实践的过程，它的范围相对比较宽泛。二者相比较而言，实习比实践更能使知识的运用与现实环境或岗位有机结合，是实现就业的重要途径之一。因此，经历了实习这个由学生变成员工，从学习变成工作，从学校走进职场的过渡，大学生会对自身的专业知识有更加深刻的理解，能更加灵活地将其运用到实践之中，更好地融入社会，就业的道路就会少走很多弯路。

当前，我国每年有700万左右的大学毕业生参与就业，就业竞争越来越激烈，就业形势越来越严峻。这种环境下，没有出过校门的大学生由于对社会了解很少，在求职过程中便失去优势，而学生时代的实习则是一个让人变得越来越靠谱的过程。毕竟社会是现实的，如果你从第一份正式工作才开始启动历练，那么给自己留出的成长和选择空间就会非常局促。因此，参与实习和实践活动，获取工作经验，增加竞争优势则愈发重要。

大学生通过参加实习和实践活动，能够促使其组织能力、社会交往能力、挫折承受能力、团结合作能力、诚实守信作风、坚韧不拔的毅力等得到极大的提升，是大学生和用人单位双方面共赢的举措，对二者都具有重大的意义。

一、对于大学生来说，可以尽快融入社会

1. 能够找到真正适合自己的职业方向 实习是大学生就业前必须经历的过程，也是检验自身能力的一个过程，尤其是进入大企业或大医院实习，可以充分发挥和展示自己的才华和在学校里学到的专业技能，加深对职业的了解，确认喜欢或擅长的行业。很少有学生在上大学选择专业时就已经考虑到整个职业生涯，所选专业更多是接受父母的建议、教师的推荐、当前专业的社会影响力等，实习则可以用自己的亲身感受观察和实践多种不同的岗位，而不同的岗位代表不同的职业方向，实习过程是判断自己职业方向的最佳途径。"鞋子合不合脚，穿了才知道"，根据专业、兴趣、工资、学习机会和发

展等各种因素去考虑什么样的岗位最适合自己，亲身的体验才是最直接有效的信息来源，实习和实践的过程，能让自己的择业目标更明确。

2. 能够更加了解自己的专业　大学生在学校通过努力和付出获得的专业技术，只有通过实习或实践才能转化。"纸上得来终觉浅，绝知此事要躬行"。大学生以课堂学习为主要接受方式，这对大学生来说非常重要，但这些专业知识并不代表大学生的实际技能，往往难以直接运用于现实生活之中。实习为他们提供了亲身实践和验证所学专业知识和技能的机会，主动把所学专业知识与接触的实际现象进行对照、比较，把抽象的理论逐渐转化为认识和解决实际问题的能力，对所学专业有了更深层的认识和把握，从而巩固专业思想，增强专业自信心。

3. 能够更深层次地接触社会　实习作为学校环境和社会环境转换的一个过渡，帮助学生更好地适应社会，融入社会。相比社会而言，学校相对比较简单，学生们可以无所忧愁地做自己喜欢的事，可以肆无忌惮地说自己想说的话，然而进入社会后这一切可能都将随之发生变化。你需要通过接触方方面面的人和事，以及不断动手、动脑、动嘴，直接和社会各阶层、各部门的人员打交道，了解更多看似不可能而确确实实发生的"奇迹"，你将不再是天之骄子，很可能需要从最底层做起。实习可以说是给大学生打了一次预防针，让他们明白现实和理想之间那道鸿沟，提前认知了社会的残酷，为即将到来的一切做好准备。

4. 能够更好地完善个性品质　实习是考验大学生修养品性的好环境。在那些平凡而伟大的人民群众面前，大学生养成的"娇、骄"二气会得到克服；在实践的困难和危险面前，要求大学生们具有一定的牺牲精神和坚强的品质。这种实践活动多了，并且能深入下去，大学生在积极参与的过程中，就会逐渐养成坚韧、顽强的优良品性，养成务实的学习态度和生活作风，不断提高自己、完善自己。

5. 能够缩短容错期　毕业后的第一家单位是大学生迈入社会、迈入职场的第一站。对于毕业生个体的整个职业生涯或是用人单位来说，各方面都需要磨合。一般单位都会对实习生的宽容度高于正式员工，所以在实习期犯错的成本比正式工作低很多，一旦步入工作岗位，所犯的任何一个错误都要自己买单。进入大学校门之后，如何让自己在选择第一家工作单位时不至于太迷茫？如何在前景未知的情况下做出理智的选择？薪资、发展前途、企业状况等的先后如何判定？诸多未知因素都需要大学生在就业前有一个基本的把握，而实习和实践则给大学生提供一个与用人单位互相了解和磨合的契机。大学生可以明确自己犯哪些方面的错误才不至于影响职业生涯？这些错误会使自己付出什么样的代价？经过实习期内双方充分了解和长期磨合，大学生才能不断完善自己，让自己尽快和工作事务、岗位、同事及公司乃至行业有机融合起来，为自己未来职业发展奠定良好基础。

二、对于企业来说，可以早期发现人才

大学生具有的蓬勃朝气、良好教育及创造力能给企业注入新的活力，提升企业的整体水平，带领企业登上新的高峰。激烈的人才竞争让企业纷纷推出企业实习生计划，有

些企业甚至宣布实习生计划是今后招聘应届毕业生的主渠道，越来越多用人单位倾向于从实习生中选拔人才以填补空缺，实是看重实习生可塑性极强，极易在公司文化熏陶下，形成对公司的良好忠诚度，因此，公司舍得下功夫对实习生进行专业化的系统培训；实习生计划也是企业早期发现人才的重要机会，企业先下手为强，既可摆脱与众多企业抢人才的窘境，又可为企业提供足够时间，以考核毕业生能力，省略毕业生入职后的磨合期。奥迪公司人事处处长因戈·博克指出："同求职者的谈话，或由评价中心做出的评价通常没有多少说服力，因为每个人只展示出他的好的一面。而实习就不一样了，可以全方位地体现出实习生的性格、气质、职业能力、兴趣、特长、职业价值观、工作计划性、执行力、人际交往等信息，供企业全面参考。"双方已经充分了解并在一定程度上磨合过，企业能够发现和筛选符合单位需要的人才，增强选人和用人的准确性、稳定性。

第二节　获取实习和实践机会

实习与实践机会就在身边。大学生要积极整合老师、家庭、社团组织、网络、同学招聘信息等社会资源寻找实习实践机会，积累相关经验，做好职业体验。

近年来，国家出台了许多政策鼓励大学生创新创业，自主创业、休学创业。大学生实习或实践的途径虽多，但概括起来，无外乎校内实习和校外实习两种。校内实习既包括课堂中的实践课程，也包括校内课余时间的勤工俭学、学校和班级组织的各种活动、班团干部工作等；校外实习则既有学校组织的毕业实习、课间实习，也包括校外寒暑假自主选择实习等。这些活动为大学生积累了丰富的实践经验。

一、教师授课过程中的实践期

这个阶段属于教学实践阶段，是学校专业人才培养方案中规定的实践教育项目，是学校组织或学生自主进行和完成学习任务必须修读的实践教学环节。

我国高等院校教学体系改革中，或多或少地纳入了实践教学大纲的内容和见习大纲的要求，这充分反映了我国高等教育体系对实践教学的重视。医学院校尤其重视对大学生实践动手能力的培养，每门课程都规定了相当数量的实践、实验教学，把课堂设在实验室中是常有的事。学生们要高度重视，课上课下积极与教师互动、积极参与小组讨论，主动发言，积极主动参加见习、实习与实践活动，防止"灯下黑"。

二、最见成效的毕业实习期

毕业实习是大学生融入社会、了解专业岗位群、在实践当中检验所学知识、训练技能、锻炼能力，提高综合素质和实践能力的有效途径，也是专业人才培养中规定的必要环节。毕业实习以提升就业能力为目标，将一些专业知识在毕业实习过程中与行业、岗位对接进行练习运用。如：医学生的科室轮转就是必要的实习环节。毕业实习中也有一些跨专业的实习，这更多考虑的不是专业知识内容，而是就业需要的技能与要求。

德国普罗克特尔·加姆布勒公司主管招聘人才的马蒂亚斯·恩德尔斯提出建议说，作为学习教育的一种补充，进行"自愿定向实习"的做法非常好，特别是主要的学习生涯结束之前进行的实习，使实习生有足够的时间去熟悉社会、熟悉企业、熟悉专业，熟悉自己新的工作环境，以便为就业做好准备。

三、自主选择的实践期

自主选择的实践在时间上介于教学实习和毕业实习之间，是教学时间段中的业余实习，大学生可根据专业学习、个人兴趣、时间关系而自主选择。一般有寒暑假到企业、社会实习实践，如从大一开始，平均拿三年的寒暑假计算，大约有 9 个月相对稳定的实习时间；课余时间的勤工俭学，时间的伸缩性较大，如果利用好，产生的实践效果会很明显；在学校、班级担任班团干部等，也可以积累宝贵的工作经验。这里，寒暑假实习实践机会是极为重要的实践性学习环节，它决定了你实习实践的成就。

寒暑假是最好的实习档期。实习技巧中非常重要的一条即是尽量找一段集中时间全职实习！这对尽快进入工作状态非常有利。因为实习时间的连续性，方便实习生加深对理论知识的理解，易于融会贯通，拓宽视野，增长知识，提高专业素质和职业道德，宝贵的实习实践经验，能为毕业后走上工作岗位打下坚实基础。

四、创新创业培训实践期

创业这个当下最时髦的词，让许多心怀梦想的大学生们纷纷投入它的怀抱。"休学创业"不再是"奇葩"，也不再只是美国硅谷创业者们的专利，而成为一种政策上的允许。2015 年 5 月，国家层面发布促进高校创新创业教育改革文件以来，各省相继出台鼓励大学生创业改革方案，明确支持实施弹性学制，允许大学生休学创业。广西、黑龙江、福建等一些省份进一步明确大学生休学创业保留学籍的具体年限，年限介于 2 年到 8 年之间。

休学创业体现了当代大学生的个性化需求。学生有创业渴望，高校也积极为大学生创业搭桥。如面向全体学生开设研究方法、学科前沿、创业基础、就业创业指导等方面的必修课和选修课；在教师方面，聘请知名科学家、创业成功者、企业家、风险投资人等各行各业优秀人才，担任专业课、创新创业课授课或指导教师，并制定兼职教师管理规范等，都在为大学生们提供个性化教育培训模式，解决创业难题，大学生一边完成学业，一边实施创业的机制逐步完善（大学生创新创业详见第 22 章）。

第三节　有效利用实习和实践期

实习与实践是大学生积累有效工作经验的重要途径，是爱岗敬业的开端！实习或实践就是你的工作经验和经历，会在就业时大显威力，成功实习帮助大学生打开就业大门。

现实中有相当数量的大学生盲目参与实习实践，他们或急于让自己成熟起来，刚进校门就跟着感觉走的去寻找实习实践的机会，甚至荒废了学业；有的注重量的积累，什么实践机会都不想放弃，但又因时间和能力等原因浅尝辄止；有的注重名声而忽视实效，希望通过关系或自身争取寻求实习实践机会，目的只为求得一份实习鉴定能"交差"，成了名副其实的"混章族"；有的参加了各种各样的实习实践，但这些实习经历之间皆无关系，从这些实习实践经历中看不出你积累了什么经验，真正求职时，这些经历在用人单位眼中都不是什么有效的经历。凡此种种，看似忙来忙去，实则徒劳无功。

要解决大学生盲目实习实践问题，则应联系我们前面所谈到的职业规划。大学生应对自己的职业生涯有所规划，在有比较明确的职业定位基础上，去寻找适合自己专业和兴趣爱好的实习实践岗位，这样的实习实践经历对于今后职业生涯发展才是最有效的，才能为今后成功就业打下基础。否则，积累再多无效经历，也是一纸空文，对将来求职或就业不会带来太多加分。

一、充分利用大学不同阶段的实践机会

大学生所处的学习阶段不同，其所对应的实践重点、实践方式亦应有所不同。低年级阶段，学习任务相对繁重，尤其是医学生，第一次面对陌生的医学术语、医学技能，想要征服它们并不是一件容易的事，此时理论学习的任务较重，实践任务次之，大学生的实践活动主要以课堂上的讨论、辩论、实验感知及适当的社会调查为主；进入到高年级之后，有了一定的专业知识，专业技能和动手能力也相应具备，此时学生们的实践活动随即丰富起来，不仅要参加学校统一组织的实践活动，结合自己的专业兴趣、爱好和职业特点，有意识地、自觉地实践活动开始占据主导；大学的最后一年，医学专业的毕业实习则正式开始，一年的各医学科室的轮岗交流，足够学生们对将来所从事的职业有一个全面了解，对自己未来职业有一个新定位，此时工作机会也摆在医学生面前，如果有机会拿下这个工作岗位，则缩短了工作适应期。

获得一个相对满意的实践机会方式很多，大学生应根据自己所处的学习阶段来确定采取何种方式参与实践。

表20-1　大学生不同阶段的实践方式

学习阶段	实践方式
一年级	课堂讨论或实验教学 社团组织或社会调查
二年级	强化专业技能训练 开展短期实习实训
三至四年级	为走入职场作准备，增加职业认可度 强化专业知识和专业技能，确定职业目标
四至五年级	开始毕业实习，尝试融入所选职业 多维度分析观察，直接进入工作状态

二、明确角色定位

实习生是一个特殊的角色，是学生，但又不是传统意义上的学生，兼具学生和职员的双重身份，由此可能导致自身或他人眼中的角色混淆。大学生进入实习岗位，首先要明确自己的角色定位：实习生的身份，正式员工的心态。虽然很多单位都没有明确规定实习生的工作职责，但是在一定岗位上承担一定的工作，责任意识是必不可少的，不要觉得自己是实习生就放松，一定要以正式员工态度要求自己。

实习生刚刚来到实习单位，领导、同事不了解你，实习生又缺乏经验而且是短期性打工，故很少被委以重任，一般都是干比较简单的活儿，实习单位更多是观察实习生的工作态度，这与很多实习生的期望有着很大的差距。大学生是天之骄子，心气高傲，又经过大学几年的专业学习和培训，具有一定专业知识与技能，都希望在工作岗位上大显身手，提升自己的能力，面对"打杂"等简单工作，往往会感到不被重视，学不到真知识，英雄无用武之地，从而产生不满情绪或混日子的思想。然而，在企业或公司看来，简单的工作蕴藏着潜力，你能否把简单的工作干得让领导同事放心？能否不管大活小活都认真对待？这是对一个员工最起码的考验，等到同事和领导感觉到你是一名靠谱职员时，就会有越来越多重要工作交与你做了。当然，实习生毕竟是学生，遇到不懂或拿捏不准的事情一定不能自作主张蛮干，要虚心求教，不耻下问，以免造成不必要的损失。

三、做好心理调适

医学生实习前缺乏相对明确的实习目的，不确定该找什么样的实习岗位以及职业理想与现实工作的反差等，都会使大学生在走向实习实践岗位后产生一定的心理落差，出现不同程度的焦虑、依赖、自傲、自卑、自负、挫折、攀比、从众等心理，影响他们的工作状态。相对来说，学校环境和社会环境是有很大差异的，在大学里我们参加社团，组织活动，有梦想，有勇气，不用担心纷争的世界，只有参与到实习工作中，我们才会发现，在这里，办活动犯了错单纯说句对不起也许通不过了，你开始要为自己的行为负责，因为你不知道你拿错的一瓶药会给患者带来什么样的生命之忧，你开始要注意自己的一言一行，因为你不知道周围的同事、患者及其家属会怎样看你，你开始要学会承受压力，因为你面对的患者都等着你去救死扶伤。象牙塔里塑造出的理想化认知在现实社会中遇到难题了，这时做好心理调适工作，调整好实习心态，则显得尤其重要。

医学生实习前要做到知己知彼。知己即是实事求是评价自己，对自己有正确认识，客观认识自己的优劣短长、兴趣爱好；知彼即是要了解社会大环境，正确认识面临的就业形势，了解社会需要什么样的大学毕业生，了解自己要从事的职业岗位有什么样的特殊要求。知己知彼方能放平心态，避免理想主义，避免眼高手低，避免从众心理，做到一切从自身的特点、能力和社会需求出发，增强工作的积极主动性，真正找到适合自己的实习岗位。

四、熟悉职场规则

虽初入职场，但身份已经转换，从学生到一名合格的职场人，在明确自己的职业发展目标和方向前提下，更应掌握职场规则，熟悉与人相处的"人情世故"，成为大学生正式走入职场的必修课。一直在学校氛围中成长的学生们，大多缺乏亲身体验职场生活的经历，实习则成为他们熟悉和学习职场规则的第一步。只有尽快适应职场的运行规律，才能更快更好开启自己的职业生涯，培养自己的职业习惯。而职场规则，其实就是我们与他人、与工作相处的方式，每个人的性格习惯不同，所表现出的职场方式也不同，无须盲目模仿或是强行改变自己，但一些约定俗成的职场"潜规则"也应是初入职场的"菜鸟"们应该特别关注的。

1. "自信"不"自负"　只有相信自己的价值，才能握住机会。如果你不信任自己，自然不能抱怨别人也不信任你。然而，你也永远不要期望你周围的人都赞美你，那不仅不现实，也会令人生厌。

2. "耐心"不"粗心"　耐心是一种很重要的美德。耐心等待有时可以获得丰厚的回报。一位营销大师曾有这样一句名言：在成功的道路上，你没有耐心去等待成功，就只好用一生的耐心去面对失败。

3. "忠诚"不"愚忠"　一项对世界著名企业家的调查显示，当企业家被问及"您认为员工应具备的品质是什么"，他们几乎无一例外地选择了"忠诚"。但"忠诚"并不等于成为老板的"顺臣"，整日对老板唯命是从，并不能对公司和你自己的事业有任何帮助。

4. "认错"不"认输"　没有人会不犯错，但对待错误的态度可能会影响你的职业生涯。一个人只有敢于承认错误，才有可能自省；能在"认错"的同时保持"不认输"心态的人，才是能闯过"职场险滩"的勇士。

5. "身老"不"心老"　如果你是刚入社会的职场新鲜人，勤于学习是必要的；如果你已是工作数年的"资深"员工，也不可妄自尊大，否则很容易被后辈迎头赶上。

6. "谦虚"不"轻蔑"　一个团队的领袖十分看重同事间的和谐和良好的沟通，当然不会坐视对这种和谐的破坏，因此，对待同事要谦虚谨慎，对别人的冷嘲热讽并不能显示出自己高人一等。

7. "沟通"不"越级"　上级可以越级向下布置任务，但接受任务的人，向上汇报工作的时候不要越级，要先告知直接的上司。

（摘自 http：//news. imosi. com/news/2010/08/16/3567. shtml）

五、及时进行总结

一份好的实习并不是"活少钱多离家近"，更重要的是能否与你的性格、兴趣相匹配。当实习结束时，应对自己的岗位有个清晰的认识，同时对自己从事的行业有个全面了解和客观评价。不论你参与实习的时间长短怎样、感觉如何，在实习即将结束之时都应对其进行认真总结思考，总结自己在本次实习中的得失，给自己的实习打个分数，看看成绩多少？失误几何？只有将实习经历的点点滴滴进行充分梳理、归纳和提炼，才能真正从实习中获取有益的知识。

一般情况下，实习结束后我们一是要对工作的环境进行总结。如工作单位属于哪一个行业？这一行业的市场前景怎样？内部组织运营情况怎样？工作的舒心程度？通过总结分析，对自己未来就业则有了基本设想；二是要对岗位进行总结。回顾所在岗位的工作流程、工作效率，如医学生到医院进行毕业实习，必然涉及各个科室轮岗，在各科室的工作流程、工作业绩、提升空间和存在的不足等，都是实习结束后要认真思考的问题，这对于你今后选择工作岗位大有裨益；三是人际关系总结。实习过程中，除个人专业和经验收获外，最大收获应是人际关系方面。与同事相处得怎样？与领导相处得如何？与服务对象如患者沟通的怎样？没有人能够在单位独立存活，是否具有团队意识和协作精神，是你能否适应这个岗位的关键所在。

第四节　有效保障实习生合法权益

随着在校大学生进入实习实践岗位人数的增多，实习生的权益保障问题越来越引起社会广泛重视。由于大学生身份的特殊性，兼具学生和劳动者的双重身份，其实习时又涉及校园、社会两个场景，我国《劳动法》《劳动合同法》等并没有将全日制大学生纳入法律保护对象的范围内，但现实中实习生与用人单位之间的纠纷与冲突，以及权益受到侵犯现象又屡屡发生，因此，实习生权益保障问题则更具有一定的复杂性和紧迫性。

大学生参加实习，是国家人才培养方案和市场经济发展的共同要求，同时也是高校提高人才培养质量的重要途径。大学生在毕业前后所参加的各种实习、实践活动，是高等教育的必要环节。保护实习生的合法权益，应是学校、社会和实习生个人共同的责任和义务。

一、建立大学生实习管理制度

实习是高校教学内容的延伸和补充，高校与实习生之间的教育与被教育、管理与被管理的关系并没有因为其活动场所的变化而发生改变，学生只要没毕业，高校就可以依据相关教育法规对大学生包括实习生在内的所有学生，行使教育管理的职责和安全保障的义务。对高校来说，建立和完善内部管理制度，使大学生实习管理制度化，不失为一种降低风险，保障实习生合法权益的良策。

规范高校内部管理制度，首先，要建立大学生实习审批制度。由学生提出申请，学校予以审批。学生的申请材料中要列明实习目的、实习时间、实习单位、实习地点，高校对学生的实习去向、实习单位情况有大致了解。如果实习时间较长，学校可安排指导教师或实习单位负责人协助保障实习生的相关权益。其次，高校要建立定期巡视制度。安排专人定期去学生实习单位巡视检查，医学院校大学生毕业实习时间较长，实习单位相对固定，更有利于高校与实习单位之间开展定期巡视汇报检查，促进学生知识技能提高。现在许多高校已建立起针对实习学生的应急预案，明确机构职责和风险管理责任人，从组织指挥系统、事件评估、善后处理等多方面制定科学应急处理程序，切实保障实习生合法权益。

二、签订实习协议

签订实习协议是通过合法有效的协议来界定高校、实习单位和实习生的法律关系，明确三方面的权利义务。由于现有的制度规范并没有特别针对实习生权益保护的规定，实习生属于弱势群体，其权益极易受到侵犯，签订三方协议可更好保障实习生合法权益。

1. 高校与实习单位签订合作协议 医学院校大多根据自己的培养目标与各大医院建立定点实习协议，这些医院被授权行使一定的教育和管理职责，代替高校对实习生进行有效管理，这既有助于维护实习单位日常经营管理，也有助于实习生权益保障。

2. 实习生与实习单位签订实习协议 这是实习生在实习期间最重要的权利防线，实习协议中应明确双方的权利义务和责任。实习协议至少要明确实习单位名称、联系人、固定办公地址、实习岗位、实习内容、实习报酬、人身安全保障等内容，协议上应当有实习单位负责人或者实习单位人力资源部负责人签字，单位盖章才是有效的，以便必要时可以用法律武器来保障自己的权益。实习协议的签订形式，可以由高校和实习生分别与实习单位签订，也可以由高校、实习生和实习单位共同签订一份三方协议，前一种方式采用的较多。

三、开具鉴定报告

开具鉴定报告即由实习单位对实习生在实习期间的表现进行综合鉴定。实习结束后，实习生应该要求实习单位为其开具正式实习鉴定，需加盖单位公章，实习鉴定内容虽大同小异，主要包括实习单位、实习时间、实习职位、实习表现及评价等，但它是你具有一定工作经验的证明，可作为今后求职时用人单位的参考。

开篇我们曾经提到"不管是招聘现场还是招聘广告，屡屡都能看到这样的字眼：'有两年或三年以上工作经验''有工作经验者优先'，言外之意指要招聘的人员应有工作经验，而工作经验是在工作或学习中慢慢积累获得的"，你的这份实习鉴定报告即是你具备某方面工作经验的最好证明，或许也是你以后找工作时影响你成功与失败的重要因素之一。

四、建立实习风险分担机制

大学生在实习或与实习有关的活动中遭遇人身损害是最大的风险，而根据法律规定实习生在实习期间遭受人身损害不能按工伤处理，因为司法实践中倾向将实习生认定为在校大学生，而非劳动者，将其排除在劳动法保护范围之外，实习生和实习单位之间发生的争议不能作为劳动争议处理。

实习生发生人身伤害事故后，实习单位往往认为不是工伤而拒绝赔偿，高校则称属于校外事故，也不愿意承担责任，再加上实习生在现实中举证困难，其相关权益难以保障。有些高校实施强制实习风险管理机制，将实习前的专业培训、实习中的过程管理、出险后的及时赔付予以明确规定，不失为一种保障三方利益的良策。通过明确校方和实习单位责任的方式，由责任方承担赔偿；如果不能分清或无法分清责任大小，则适用连带责任；如果无法确定责任，则由保险公司补偿。另外，由政府部门、人力资源和社会保障部门共同设立的大学生实习纠纷调处机构，用来处理大学生实习产生的纠纷和申诉，可为高校和实习单位解决后顾之忧，促进大学生实习实践工作顺利开展。

【经典小故事】

果儿的成长故事

每当想起自己大一实习的傻事，果儿心里总能笑出声来。那时，刚刚进入大学校园的果儿，有着超过绝大多数同学的实践意识，果儿深知，文凭、证书、四六级不过是打开日后心仪公司的敲门砖，在实习中积累起来的实践能力才是王道。

于是，果儿四处搜罗实习信息，大范围投递尚不丰满的简历，尽管满怀热情，却总是铩羽而归。

一次面试后，某公司的人力资源人员对着满脸失落的果儿说道："实习不能打无准备之仗，实习也需要本钱，你要先在校园活动和志愿者活动中有所历练，才能说服申请的公司给你 offer。"

一语惊醒梦中人，果儿从此暂且抑制"向外发展"的冲动，回到校园中，参加学生会工作，成为社团的骨干，并多次承担大型活动的志愿者工作。终于在大三时，果儿顺利地拿到了自己的第一份实习 offer。

如何积累实习本钱呢？

其一，绝不放过任何一个于自己有利的实践机会。其二，在象牙塔之外，多关注并参与社会公益组织的活动，争当你所感兴趣的行动的志愿者，不只是在实现自我的社会化，更是在以自身行动践行公益，服务社会。其三，绝不放过任何一个能给你启迪的师者长者。其四，绝不放弃在行动体验中对自我的持续体察。

实习不是你想来就来的，实习绝不是投个简历、参加面试那么简单。实习也需要有本钱。这个本钱就是放下心态，从基础做起，从身边的事做起，积极参加一切你认为能锻炼你的活动。"纸上得来终觉浅，绝知此事要躬行"。若想拿出一份具有极强说服力的简历，若想让人力资源们争夺你，若想让大学生活成为一场知行合一的通向理想的伟大进军，积累自己的实习本钱是必然的选择。时光不只是一把杀猪刀，只要你善加利用，它会成为你的美丽人生的磨刀石。

【教学案例】

黄晓阳的职场金科玉律

1. 职场不在乎付出高额的薪酬，只在乎付出的薪酬，是否物有所值。
2. 年轻的时候，总在抱怨机会太少，机会不眷顾你。而实际上，机会就在你身边，机会曾经和你擦身而过，可惜的是，你懵懂不知。

3. 成功者将工作当成生活，不成功者将工作和生活严格区分开来。

4. 把职业干成事业就是成功。

5. 你之所以在职场混得不尽如人意，既不是你运气不好，碰到了不好的领导；也不是职场或者社会到处都是不公平，一切的根本只在于一点，你没有做好你自己。

6. 一个人优秀，是因为他能干好他喜欢的事情吗？恰恰相反，是因为他能干好他不喜爱甚至憎恶的事情。

7. 你如果准备好了，天上掉下来的就是机会。你如果没有准备好，天上掉下来的机会也会比石头更坚硬，一个不留神，就把你砸得粉身碎骨。

8. 在职场，最可怕的事，不是你犯错，而是你做的一件小事，让人家把你看了个底儿穿。什么事能将你完全看穿，不是错误本身，而是犯错误时，你所持的心态。

9. 企业或者说职场平台是水，你只不过是水面上的船。你这艘船所处的海拔能有多高，不决定于你本身的高度，这种高度，只是你和你身边人的比较，更取决于你所处平台的水位有多高。

10. 努力去适应命运的安排，忠诚于命运的安排，对命运的安排由敬畏到尊敬再到热爱，或许就是你人生最正确的选择。相反，和命运对抗，你将成为命运斗士，但你取胜的可能，极其之小。

11. 一个优秀的人，不在于他选择了什么样的职业，也不在于职业是否是他的爱好，其最大的优秀，只在于他能将职业变成事业，将非爱好变成爱好，将不熟悉、不懂变成精于此道。

12. 方向一致才能有共同的动力和更小的阻力，才能使动力最大化，更容易让你和你的团队接近你们所追求的精神或者物质目标。方向正确，努力才有价值。

13. 你如果不能团结在同一面旗帜下，那就是你的错，而不是旗帜的错。站在旗帜下对旗帜说三道四、指手画脚是你幼稚、糊涂，而不是旗帜的颜色不对。

14. 努力没那么复杂，很简单，把你八小时以外的时间，全部投入到你的工作之中。

15. 我们不能接受他人的培训，不是他人的错，而是我们自己的错。我们太自以为是了，我们以为我们已经被装满了，却不知道，我们其实什么都不懂。人家讲的东西，是金子，我们却以为是稻草。

16. 人生混得不好，不是他不努力，不肯做，而是领悟不到位造成的。

17. 对于二们或者期待成为二的职场人来说，你的本职工作如果没做到优秀，你就应该高度警惕，说明你离二越来越远。你若想获得职场加分，一定要把握一个基点，在本职工作获得好评的基础之上。

18. 很多人在职场混了一辈子，看上去干得很不错，可就是抓不住机会，却不知道，自己竟然在一个懒字上失分太多。

19. 如果你准备跳槽的新单位具备三大条件：第一，那个力邀你过去的人是真正赏识你的人；第二，你将从事的工作是你所喜欢的；第三，工资收入比现在高出一个档次。那么，你应该毫不犹豫地过去。

20. 有很多事并非你真的不会做、做不好，而是你的自我暗示，给你造成了强烈心理抵触，消除了你的信心。

点评：黄晓阳写于 2014 年的《职场二规则》一书中列举了职场金科玉律 61 条，这是其中的节选。《职场二规则》是一本解读职场规则的书，对即将大学毕业进入职场的学生和刚刚参加工作不久的职场新人尤其具有针对性。《职场二规则》分两部分，第一部分阐述职场心态和学生心态，第二部分阐述职场金规。这本书告诉大家，整个社会，只有百分之二十的人能够成功，百分之八十的人不能成功。决定你成功与否的，并非你的细节做得好不好，也并非你会不会做细节，而在于你的心态，在于你怎么想，会不会想。心态摆正了，细节不会差到哪里去，心态不正，就算你关注细节，也可能差之毫厘，失之千里。

【本章知识点】

1. 如何获得实习与实践机会。
2. 有效发挥实习期的作用。
3. 有效保障实习生的合法权益。

【思考与练习】

1. 怎样有效利用实习期？
2. 怎样才能利用好大学不同阶段的实践机会？
3. 如何有效保障实习生的合法权益？

第二十一章 医学生求职技能训练

工欲善其事，必先利其器。

《论语·卫灵公》

如果说就业技能是"干"工作的能力，那么求职技能就是"找"工作的能力。求职者要找到理想的工作，仅凭扎实的专业知识和敢闯敢拼的精神远远不够。用人单位对大学生的能力考察是多角度、立体化的，大学生必须科学规划自己的职业目标，科学定位应聘职位，掌握一定的求职技巧和用人单位招聘选拔的工作流程，有的放矢做好相应的准备工作，开始求职技能的集中训练，这样才能从容地在求职路上展示自己的才华，增加应聘的成功率。

第一节 科学定位应聘职位

求职定位不仅是个人挑选职业的过程，同时也是社会挑选个体的过程。只有个人与社会在双向选择中相互认可，人职匹配才能成功。明确的职业定位，使求职者具备了明确的发展方向和目标，积极寻找适宜的方法提升自我，展示优势，提高应聘成功率；增加工作的积极性和主动性，增强满意度和自信心；避免工作前的犹豫徘徊，减少不必要的人财物浪费，以最佳状态投入工作，取得成就。做好求职定位对大学生更好适应社会，实现人生价值意义重大。

一、求职定位的含义

求职定位是自我定位与社会定位的有机统一，是求职者个人职业目标与社会需求之间相互认可、双向选择的过程。在这一过程中，求职者要充分考虑性格、兴趣、爱好、专长等个人因素与职业的匹配，要考虑自己想从事的职业是什么？是接近专业还是远离专业？是具体定位到哪个工作岗位还是笼统定位大的方向？在求职定位中寻找最佳契合点，促使个人价值最大化。

在目前就业形势下，我们经常会听到"摩擦性失业（frictional unemployment）""结构性失业"等提法。是指在经济调整过程中，或者因为资源配置比例失调等原因，造成的社会有明确岗位需求，但求职者找不到适合自己的岗位，用人单位找不到合适人选的一种现象。如医学的专业性较强，就业方向单一、固定，用人单位对学历要求越来越高，大型医院普遍只招收硕士、博士研究生，本科和专科毕业生基本是供过于求，而基层医疗卫生单位对人才的需求却得不到满足；三级以上医院对临床医学专业本科毕业生需求供过于求，但对医学影像学、护理学等需求则相对旺盛。大学生要成功就业，首先要明确自己的就业方向，找准与所学专业匹配的相关行业（表 21 - 1），调整好自己的期望值，减少摩擦性或结构性失业等对大学生就业的影响。

表 21 - 1 中医药相关行业招聘适合专业人 - 职匹配表

行业	适合专业
医疗服务	医药护专业
政府机关	医药专业、管理（医学方向）专业、法学（医学方向）专业
教育	医药护专业、管理（医学方向）专业
医疗服务机构	医药护专业
学术研究	医药专业、管理（医学方向）专业
司法	法学（医学方向）专业
出版传媒	医药专业、管理（医学方向）、法学（医学方向）、英语（医学方向）专业

（资料来源：谷晓红. 中医药大学生职业发展与就业指导教程. 中国中医药出版社，2013. 有删改）

医学生适合的行业或专业很多，以上表格中所列项目只是笼统地介绍，大学生还应据此细化。如医疗服务机构都包括哪些？与此相关联的机构有哪些？如药品审评中心、知识产权协助审查中心、医药进出口公司及医药行业的各种出版社、报社、生物公司、医疗器械公司、药品生产及研发机构等，给我们提供了除医院、研究所之外的许多就业途径。在社会发展变革大潮中，医学生求职空间会越来越广阔。

二、求职定位的方法

大学生初出茅庐，心高气傲，一腔热血，一旦遇到困难，极易陷入迷茫和焦灼状态，出现摇摆或打退堂鼓，解决问题的关键是调整好心态，积极做好求职前的各项准备工作，"心态决定一切"。大学生求职定位，不能一蹴而就，需遵循一定的科学方法。

下面以理查德·尼尔森·鲍利斯（Richard Nelson Bollrs）创造的职业规划经典工具"花朵图"（图 21 - 1）为例，介绍一下求职定位的操作方法。

该"花朵图"包括 7 个部分，花蕊部分是你最喜欢、最擅长的技能，也是你的目标、事业和工作。围绕它们的 6 片花瓣，依次是地理环境、领域、人事环境、价值和近远期目标、工作环境、薪水和责任级别。职业定位的过程，就是选择最佳答案，满足每片花朵需求，当花朵丰满之时，你的求职定位基本也就选定。

1. 职业定位第一步 完成花蕊部分内容。即盘点自身才能，了解自己最喜欢和最擅长的技能。

"知己知彼，百战不殆"。大学生首先要明确自己能做什么？喜欢做什么？擅长做什么？什么能引起你的兴趣？你真正喜欢做的事情是什么？据此给自己的求职目标进行初步定位。列出 3 至 5 个特质，填在"花朵图"花蕊部分。

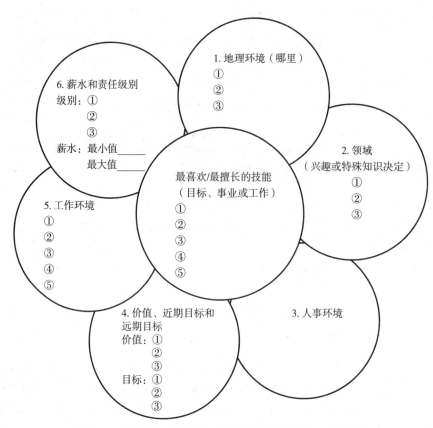

图 21 - 1　理查德·尼尔森·鲍利斯的职业定位"花朵图"

一般来说，个人特质决定自己能否胜任用人单位的需求。通常情况下个人特质包括才能和素质、一般智力水平、特殊才能、兴趣、动机、性格等几个方面。

2. 职业定位第二步　完成第一片花瓣内容。即你喜欢居住的地理环境。

在哪居住可以让你更开心，从而全身心地投入工作，这是决定你职业能否更好发展的关键。过去毕业生由国家统一分配，大学生基本没有自主选择的权利，现在社会实行双向选择，自主择业，大学生完全有机会选择自己工作和居住的环境。假如可以选择居住地，你最喜欢在哪里生活和工作？是什么因素吸引你愿意在此地居住？在此地居住的优劣之处是什么？选出 3 个喜欢居住的地方，填在第一片花瓣中。

3. 职业定位第三步　完成第二片花瓣内容。即工作领域或自己的兴趣爱好。

"兴趣是最好的老师"。这就是说人一旦对某项工作产生浓厚兴趣，就会主动去求知、探索、实践，从而产生愉快的情绪和体验，促进工作顺利开展。据有关研究资料证实，一个人如果对某项工作产生兴趣，就能发挥其全部才能的 80% ~ 90%，并且长时间保持高效率而不感到疲劳。反之，则只能发挥 20% ~ 30%。因此，我们应根据自己的兴趣爱好选择职业。你可以对下面的 10 个方面的答案进行排序：你的嗜好和兴趣、你喜欢谈论的话题、你喜欢的杂志类型、你喜欢阅读报纸上的文章内容、你喜欢的图书种类、你喜欢浏览的专业网站、你喜欢看的电视节目类别、你喜欢的专业课程、你喜欢的书籍、能让你专心致志的工作等，挑选最喜欢的 3 个答案填在第二片花瓣中。

4. 职业定位第四步 完成第三片花瓣内容，即人事环境（职业取向）。

世界上没有两片完全相同的树叶。每个人的性格、特征、行为、爱好各不相同，对职业的取向亦有差异。大学阶段，对于职业取向尚缺少全面了解，有可能对各类职业都存在一定的取向。客观全面的分析自己的职业取向，了解自己的职业取向，对于今后专业发展、职业道路的选择和在职业中创造佳绩极其重要。

5. 职业定位第五步 完成第四片花瓣内容。即你最重视的价值与目标。

价值能够为我们所做的每件事提供指导，目标是我们前进的动力，对于我们的职业定位帮助很大。通常情况下，受人生阅历、能力等影响，要选取自己最重视的价值并不易，我们可以通过设定一个参照物的方式寻找自己的价值和目标，从中选出 3 个最认可的价值；对自己近期和远期想要实现的目标进行梳理，同样选出 3 个最重要的目标，分别填入第四片花瓣中。

6. 职业定位第六步 完成第五片花瓣内容。即你喜欢的工作条件。

大学生因为缺少工作经历，对工作条件的要求大多停留在思想层面。大学生应充分利用假期打工、参加实习及其他社会实践活动，了解社会及行业特点，积累工作经验；通过请教学长及其他工作经验丰富之人，了解相关行业特点及工作要求，客观评价工作优劣；要多关注新兴行业及专业，了解这些专业对人才的要求。全面考虑自己在这样的环境下能否最大限度地提高工作效率，这也是在评价自己是否喜欢此工作，找出 3 个最喜欢的工作条件，填入第五片花瓣中。

7. 职业定位第七步 完成第六片花瓣内容。即薪水和责任级别。

薪水是定位理想的工作和职业必须预先考虑的因素，而薪水往往与责任级别是对应的。在定位的理想工作中，你希望承担的工作级别、目标薪水数及在工作中想得到的关于名誉、尊严、提升机会等与钱暂时无关的内容，排列出 3 个填入第六片花瓣中。

大学生在求职定位中可以参考"花朵图"的模板及相关量表对自己予以客观评价，但也不能拘泥于测量表中所规定的内容，毕竟社会在发展，我们在求职中所要考虑的因素与 20 世纪六七十年代的环境已有很大改变，大学生零工资就业、"骑马找马"的现象也屡见报道，只有将社会环境、经济状况以及自身所掌握的知识、具备的能力素质和素养有机结合，才能减少职业定位的偏差，真正做到准确定位。

第二节 准确获取职位信息

职位信息在大学生求职过程中起着至关重要的作用。在就业形势日益严峻的信息时代，就业不仅是实力的竞争，更是信息的竞争。职位信息包罗万象，瞬息万变，真假难辨，必须认真细致、去伪存真地分析、筛选、整理、辨别，才能获取准确信息，把握就业机会，为成功就业奠定基础。

一、职位信息的含义

职位信息是与求职过程密切相关的所有信息的总称，包括空缺职位、职位名称、所属部门、主要职责、任职条件、单位情况等。

1. 搜集与应聘职位相关的有效信息 通过各种途径能获得的职位信息成千上万，不同职位的要求也千差万别，若一一关注势必乱了心性。我们要关注的是业已定位的职业目标信息、从事的行业和工作性质等，做"有心人"，开动脑筋，想尽办法去获取关于目标职位的任何信息，尤其是用人单位的主要领导、组织文化、地理位置、人员情况等做到心中有数，在求职面试时方能从容应对。

2. 确定信息的来源，保证信息真实准确 目前大多数用人单位还不具备健全的岗位职责说明体系，他们一般不会在面试之前把职位的详细信息告诉求职者，但我们可以通过多种渠道汇总该职位的信息。如在招聘单位的宣传资料和招聘广告中获得拟聘职位的职位名称、所属部门、工作性质、直接上下级、学历要求、专业要求、能力要求、主要职责、工作报告关系图等基本要求。求职者在搜集职位信息时，要提高警惕，科学判断，不轻信一些小广告的虚假宣传，不被言过其实的噱头所蒙蔽，对搜集到的信息及时处理，去粗取精，去伪存真。

二、获取职位信息的途径

求职者在搜寻职业信息的过程中就已经在搜集职位信息了，因此，获得职位信息的途径与获取职业信息的途径基本是一致的，只是要求更细化一些。如何寻找职业信息，可参考第七章《如何寻找职业信息》部分内容，通过互联网、企业宣讲会、人才招聘会、供需见面会、学校就业指导中心、职介中心的职缺广告和媒体广告、毕业实习、社会实践、关系网等多种方式获得。

第三节 认真做好自我推荐

所谓自荐是指自我推荐、自我推销。是大学生与用人单位取得联系、投石问路最常用的方法之一。大学生在求职过程中，要让用人单位认识、了解、接纳自己，单靠学校推荐和自身的实力是不够的。还要学会宣传、展示、推荐自己。卡耐基说："推销自己是一种才华，一种艺术。"自荐种类很多，这里我们主要介绍书信自荐和简历自荐。

一、书信自荐

书信自荐的主要形式是向特定单位发送或递交的求职信件，即求职信，是众多求职材料中的重要一环，目的是引起用人单位的注意，最终被录用。

1. 求职信的分类 求职信可以从不同的角度进行分类。不同类别的求职信，其内容、侧重点和书写格式各不相同。

2. 求职信的基本内容 求职信作为一种信函，既有一定的格式又不必完全拘泥于此格式，可根据用人单位、所聘岗位的具体情况有所取舍。一般情况下，求职信应包括标题、称呼、问候、正文、敬语、落款等六部分。

3. 求职信的基本原则 求职信一定要让用人单位阅读后留下深刻印象，这是能否被录用的关键所在。求职信一般应坚持摆正位置，一信一投；语言精练，条理清晰；感情真挚，以诚感人、突出优势，注重实绩的基本原则。

二、简历自荐

简历不同于求职信，其区别在于求职信是一种私人对公并有求于公的信函，目的是让对方了解自己、相信自己、录用自己，求职信要按信件的格式写，内容要求简练、明确，切忌模糊、笼统、面面俱到，求职信内容应当与简历相呼应。而简历（resume），顾名思义，就是对个人学历、经历、特长、爱好、获奖情况及其他有关情况所做的简明扼要的书面介绍，一般采用正式的表格形式。求职时简历不能单独寄出，一般作为求职信的附件，呈送给用人单位。

医学生简历与普通简历形式上基本一致，区别在于医学生简历更注重实践技能和医学实习中的收获，简历更强调有所侧重。医学院校学生实习时间相对较长，学生在实习期间轮转的科室较多，简历不能一一罗列，应突出你所拟聘岗位所需的实践技能。实践技能的描述应实事求是，言过其实的描述只能适得其反。

1. 简历的类型　简历形式无论怎样变化，但无外乎两种：一是文字式简历，二是表格式简历。

（1）文字式简历　就是用文字描述自己的经历，一般是按时间先后顺序列出自己的全部经历或有选择地列出重要经历，以充分展示自己的才能。文字式简历的好处是便于详细、完整地介绍自己的相关情况，一般比较适合经历复杂、有许多问题需要强调的求职者。

（2）表格式简历　即用表格的形式分栏目介绍自己的经历。此种方法简洁、醒目，医学生一般多采用此格式。不论采用哪种格式，都应针对用人单位要求和应聘者自身特点撰写。如用人单位拟招聘岗位是医院外科医生，你如果只介绍在中药领域取得的成绩，或在学习、实习经历中很少涉及外科领域，那成功应聘的可能性为零；有的学生没有外科经历，但为了先找到工作，寄希望"干中学"的想法也是不可取的，毕竟医院外科是专业性比较强的工作，没有一定的理论和实践基础难以胜任，即使蒙混过关，在实践中还是会被淘汰的。

2. 简历的基本内容　一份完整的简历包括个人基本情况、教育背景、工作经历和成绩、技能和品质、兴趣爱好等。

（1）个人基本情况　包括姓名、性别、民族、出生年月、籍贯、学历、学位、政治面貌、毕业时间、联系方式等。有的信息提供可视具体情况自主提供，如婚姻状况、家庭住址和成员等。不同行业、不同单位、不同岗位对用人的要求不尽相同，求职者可根据具体情况尽可能将锦上添花的信息自主提供给用人单位。

（2）教育背景　指求职者受教育的程度和考试成绩等。医药行业人力资源部门在筛选简历时注重学校和专业、学习科目和成绩、班级或专业排名、外语、计算机能力和相关经验。多数用人单位青睐重点院校或学科、专业对口的大学生，对于具备名校背景、较强外语和计算机水平、担任过班干部或社团工作经验丰富的优先选聘。例如，你的教育背景是中医院校临床专业，那你应聘西医临床专业时专业就不对口；同是中医院校，"985"和"211"院校的教育背景就优于普通院校；同一所院校的学生比拼的就是你的学习成绩和其他相关经验。用人单位在面试时会询问你的学习兴趣或你的高考成绩，求职者应把重点放在与所聘岗位有关的学习兴趣和科目上，体现你在此岗位上的兴趣和能力。

（3）工作经历和成绩　包括从事某项工作的日期、担任学生干部、参加社团或社会实践、实习经历、工作经历、科研经历，以及获得的成果、荣誉等。这部分内容灵活性较强，你可根据自己的情况有所取舍。对于医学专业的学生来说，实践经历很重要，比如临床实习及自己的实验，以及参与过老师哪些科研项目等；担任过学生干部及外语、计算机水平较高的学生还应不失时机地展示一下这方面的才能，突出自己的素质和能力。但无论如何都要针对所应聘岗位而有所侧重，不能顾左右而言他，让用人单位找不出亮点所在。

（4）技能和品质　即你的专业技术能力和拥有的优良品质。用人单位对求职者的专业技术和工作态度都有特别要求，求职者必须清楚用人单位所需要的知识技能和工作态度是什么，如果这些方面恰恰是你的优势，或是你正在提高的能力及你所关注的方向，就会与用人单位一拍即合。一般情况下用人单位在意的技能和品质主要有专业能力、解决问题的能力、沟通能力、管理能力、创新精神、团队合作精神、主人翁意识等。

3. 设计特色简历　一份好的简历，就是要在众多求职简历中脱颖而出，给用人单位留下深刻印象，争取到面试机会。一份编辑专业、制作精良、设计特色的简历是叩开你职业生涯大门的敲门砖。

（1）简历设计要简洁、美观　单位主管一般会花30秒来扫视一下你的个人简历，简历越简练、精悍、醒目，效果越好，因为用人单位没有时间看一份冗长空洞的个人简历。简历是长是短要视具体情况而定，有的行业或某些实践经验丰富之人的简历则可以详细些，如销售或技术类工作，用人单位还是喜欢阅历丰富、经验颇多之人，应聘这样的单位则可将简历写得详尽一些，甚或把你从事的工种、完成的业绩、带来的利润或如何具体策划等详尽表述，以打动用人单位；有的行业或大学生社会实践经验少，简历太过详细，易空洞无物，或有吹嘘夸张之嫌疑。通常情况下，简历以1～2页A4纸为好。

（2）突出重点，展示特长　内容决定一切。但内容并不是越长越好，面面俱到的简历难分主次，要根据用人单位和岗位的具体情况，巧妙突出自己的优势，画龙点睛的描述会给读者留下深刻印象。最好写出三种以上的成绩和优点，并讲究材料的排列顺序，首先映入眼帘的应是重要的或与所聘岗位联系密切的，让读者第一时间眼前一亮，对你产生兴趣。

（3）学会适度包装　简历要实事求是，但并不是有一说一，而应根据所聘岗位有重点地展示自己，对你应聘不利的经历你可忽略不写。如一名美容专业的学生要应聘医院的办公室行政岗位，就要多介绍你的管理能力、组织能力、沟通协调能力和责任心、爱心及奉献精神等，至于你的专业课成绩名列前茅、获得多少奖学金等则与该岗位联系不大。这时你可挖掘其他方面的亮点，如：在校期间作为美容系学生会干部，组织过什么规模的联谊活动，获得过什么荣誉？参与学校承办的哪些大会的接待工作等，这些都是与所聘岗位有关的技能，你可浓墨重彩加以渲染，这既实事求是，又突出了关键点。有针对性地包装简历，就必须根据不同的求职意向制作不同的简历。

第四节　沉着应对选拔测试

如果你的简历顺利地通过了筛选，你就进入到下一步的笔试和面试阶段，笔试和面试是用人单位所采取的两种不同的选拔测试求职者的方法。用人单位通过对知识结构、专业技能、综合素质、动机水平、职业兴趣、价值观念、表达能力和风度气质等方面的考评综合测试你与特定岗位的匹配程度。

一、笔试

笔试是对求职者的基本知识、文化素养、心理健康、文字表达能力和价值目标等综合素质进行的一次有据可查的考察和评估。笔试的结果往往根据标准答案确定，分数比较可靠、真实且排名简易，对应聘者来说是相对公平的一种测试方式，被越来越多的用人单位所采用。一般用人单位通常会先通过笔试对求职者进行严格的筛选和淘汰，以确定面试人员名单，确定比例大约在1∶3。因此，求职者不可轻视笔试，必须认真对待。

1. 笔试的种类

（1）专业测试　是用人单位检验应聘者专业知识水平和相关能力的一种测试。笔试以成绩画杠，确定面试人选。有些特殊单位，如外资企业会笔试外语、计算机和其他专业知识，一些高校也会采取笔试办法考察其专业知识。对于医学生而言，想进入大中城市医院工作，医院或许不进行笔试，但他们更看重的是你的教育背景；一些中小医院受资源环境限制，为了吸引更多人才，他们大多省略笔试环节，直接进入面试阶段考察应聘者。

（2）心理测试　主要是用事先编制好的标准化量表或问卷测试应试者，根据完成的数量和质量来判断其心理水平或个性差异。这种方法多被一些特殊单位用来测试应试者的态度、兴趣、动机、智力和个性等心理素质。

（3）命题作文测试　是考察应试者的逻辑思维能力、文字表达能力及分析解决问题的能力。这是对应试者思考问题的缜密性和深刻性的考察。这种命题作文与高考命题作文不同之处在于体裁相对简单，以议论文、说明文、记叙文、应用文等文章体裁为主，极少采用诗歌、散文等文学体裁。如限时写出一份会议通知、请求报告或某项工作总结等。

（4）综合能力测试　医学院校和大型综合医院多采用此方法，优点在于一张试卷可以考察应试者文化知识、专业知识、价值观念和分析问题、解决问题等多种能力。全方位考察应试者的综合知识面、反应速度、敬业精神、工作态度及逻辑思维能力。

（5）公务员录用测试　根据国家《公务员暂行条例》第四章第十三条规定："国家

机关录用担任主任科员以下非领导职务的国家公务员，采用公开考试、严格考核的办法，按照德才兼备的标准择优录用"。公务员的录用一律面向社会公开竞争性考试。考试报名时间一般在每年 10 月，笔试时间大约在 11 月，具体时间每年稍有变化。可登录国家公务员考试网（http：//www.guojiagwy.org/）、中国人事考试网（www.cpta.com.cn）查阅信息变动情况。

2. 笔试的基本内容

笔试内容一般分为专业类、政治类、公文类、技能类、综合类。

（1）专业类　主要涉及考生所学或所聘岗位所需的实际工作能力或专业技术能力。

（2）政治类　主要涉及基本的政治观点、时事政治或对国内外形势的分析。

（3）公文类　主要涉及常用公文写作，考察考生对公文文体的掌握及对语言、文字的驾驭能力。

（4）技能类　主要涉及外语、计算机等通用技能的考核。

（5）综合类　内容相对宽泛，涉及的知识点全面且综合性强，需调动多方面的知识和能力解决。

公务员笔试具体内容：每年将根据考试目的、报考群体情况，在题型、数量、难度等方面进行重新组合，但主要考核内容一般为《行政职业能力测验》和《申论》两部分。《行政职业能力测验》主要考察考生的逻辑思维能力、运算能力、分析归纳能力、解决问题的能力，涉及数学、语文、逻辑、心理等知识，题量大，全凭求职者的反应。《申论》主要考察考生的写作能力。

3. 笔试的基本技巧

（1）从笔试准备角度看　是把零散的知识化为系统，把与求职有关的知识，如文史知识、科技知识、经济知识、法律知识、时事热点和专业知识系统梳理，对于其中比较重要的知识点重点掌握。多做多练，举一反三，充分了解各类考试题目的特点和解答各类题目的方法，在考场才能发挥真实水平。

（2）从笔试答题技巧看　要通览试题类型、数量和难易程度，以便掌握答题速度，根据先易后难的原则确定答题步骤，根据题意和实际需要确定答题字数；要认真审题，逐字逐句分析题意，确定题目的类型、要考查的知识点和考查的目的，动用所有联想和记忆细胞查找可能的线索，列出答题思路，寻求最佳答案；要全面检查试卷，看是否漏题、跑题，是否有错别字和语法错误，对于拿捏不准的，还是相信自己的第一感觉，不要急着交卷或轻易对答案改来改去。

二、面试

在求职者成功通过笔试后，用人单位会通知当事人进入下一个阶段——面试阶段。当然也有单位先面试，后笔试，或不进行笔试，直接进入面试阶段。

面试即当面测试，是经过精心设计，由主考官与求职者面对面的观察、交谈，以了解求职者素质特征、能力状况、求职动机及相关信息为目的的一种测评方式。面试与笔试相比，具有更大的灵活性和可操作性。它不仅考核应试者的业务水平，而且还可以面对面考察其仪表、性格、口才及应变能力，可以有效避免高分低能或冒名顶替，得到笔试难以获得的信息。

1. 面试的种类

（1）根据面试的标准化程度划分 有结构化面试、半结构化面试和非结构化面试3种。

（2）根据面试的人数不同划分 有单独面试和集体面试两种。

（3）根据对应试者所施加压力划分 有压力性面试和非压力性面试两种。

（4）根据面试的进程划分 有一次式面试和阶段式面试两种。

（5）根据面试内容划分 有常规面试、情景面试和综合性面试3种。

在实际面试过程中，用人单位可能采取一种或几种方式方法，或就某方面问题对应试者进行多角度深层次考察，以筛选符合特定岗位的优秀人才。

2. 面试前的准备

（1）信息准备 了解用人单位的性质、地址、业务范围、经营状况、发展前景，熟知应聘岗位所需专业知识和技能要求，对于当前的热点问题也应有所准备。医院的面试专业性较强，他们比较关心你的医学知识掌握得如何，做的什么课题，英文水平如何，表达能力怎样等。

（2）心理准备 面试也是一场考试，是在测验应试者的心理素质和临场发挥能力。要面试成功，首先要充满信心，"天高任鸟飞，海阔凭鱼跃"。保持良好的心态，快乐的心情，大有裨益。其次，要调整好作息时间，保持旺盛精力，考场才能精力充沛，发挥最佳状态。

（3）资料准备 应试者要准备求职信、个人简历，甚至是推荐书等，并将其中内容熟记于心，面试时方能胸有成竹，信心百倍。面试时将简历中提到的相关材料如学习成绩材料、荣誉证书、发表的文章、有一定价值的科研成果、取得的技能证书等，也一并带上，以备不时之需。

（4）形象准备 "面试，前三分钟定乾坤"。首先映入眼帘的应是人的服装、仪表，其次是人的言谈举止。招聘者对应聘者衣着和举止言行的观察尤其细致，准备面试时，你必须花些心思琢磨如何包装自己，从衣着和举止两方面入手，给主考官留下良好印象。通常情况下，男生以深色西装为主，内搭浅色衬衫，扎深色领带（或不扎领带），鞋以深色皮鞋为好；女生着装选择余地较大，但一般也是以深色小西装或套裙为主，若穿丝袜应以肉色为好，尽量不穿黑色丝袜。言谈举止应大方得体、微笑自然，不能大大咧咧或矫揉造作；谈吐应简洁概括，不拖泥带水，称呼应符合礼节，不卑躬屈膝。

3. 面试的基本技巧

（1）有效地表达自己的信息 不同的表达方式传递的信息不同，亲切的微笑意味着喜欢、接受，强硬、严厉的措辞代表着一种不满，而回避和不理睬则说明在拒绝。首先，你的语言表达要清楚、流利，通俗易懂。交流时要注意发音，吐字清晰，要注意控制说话的语速，不宜过快或过慢，可适当增加修饰语，突出语言的魅力。其次，回答要重点突出，有理有据。通常情况下回答问题要结论在先，议论在后，先将自己的中心意思表达清晰，然后再做叙述和论证。回答问题应详略得当，不能仅以"是"或"否"作答，适当的解释甚至是具有独到的个人见解和个人特色的回答，会引起对方的兴趣和注意。有时主考官也会故意问一些深奥的知识看应试者的反应，对于自己不知、不懂、不会的问题，诚恳坦率地承认自己的不足之处，也会赢得主考官的信任和好感。

（2）注意给他人留有空间　有的应试者对自己熟悉的内容口若悬河；有的在集体小组讨论中，不给别人留有空间，反复抢答；有的在不认同主考官观点时，在考场上即论高下，比输赢，这些都是面试之大忌。正确的做法应是表达要适可而止，每个人面试的时间是有限的，沟通不要强人所难。面试不是考试，有时是没有标准答案的，面试官通过此方式主要是考察你的综合能力，你没有必要在答案的对错上较真；面试官也不一定比你更懂得沟通，有时主动甘拜下风，以退为进，会给人以宽厚印象，赢得好感。

（3）随时观察主考官的反应　求职面试不同于演讲，它更接近于一般的交谈。交谈中，应随时注意主考官的反应。若主考官心不在焉，可能表示对自己的谈话缺少兴趣，你需设法转移话题；若侧耳倾听，或许是自己音量过小使对方难以听清；皱眉、摆头可能表示自己言语有不当之处。根据对方的这些反应，适时调整自己的语言、语调、语气、音量、修辞，包括陈述内容，才能取得良好的面试效果。

【经典小故事】

面试中的诚信测试

小林刚刚跨进老板的办公室，老板就惊喜地站起来，紧紧握住他的手说："世界真是太小了，怎么会在这儿碰到你？上次游湖我女儿掉进湖中，多亏你救了她，可我当时忘记问你的名字了。你快说，你叫什么？"小林被弄糊涂了，但他很快想到可能是老板认错人了。于是他坚定地说："先生，我没救过人，至少目前还没救过人，你是不是认错人了？"但老板依然一口咬定没错，千真万确，而小林则坚持否认。过了一会儿，那老板拍了一下小林的肩膀说："你的面试通过了，到人事部报到吧。"

本案例中老板没有考察小林的专业知识，而是通过一个小小的测试考察了他的诚信度。永远不要忘记你向人们所展示的是你的思想而不是手艺！生活中，由于诚信很难培训，诚信测试便成为诚信管理的核心，尽管目前能力测试在招聘中被越来越频繁地使用，但诚信测试仍然是一个全新的概念。事实上诚信测试的意义并不亚于能力测试，诚信测试不是招聘人才的充分条件，但却是必要条件，也就是说，诚信的人未必能被选中，但所选的人必须是诚信的人。

同样在医学领域诚信也是我们所关注的问题。医学生将来要从事医生职业，自然要谈及医德医风、诚信服务。因为医生的职业直接关乎人的生命，医生在从医过程中不能只"见红见利"，而忽略职业操守和诚信。对医生而言，诚信是一种责任，是一种道义，更是一种准则。

【教学案例】

医学生个人简历

个人信息

姓名：　　　　　　　　　　　　性别：

电子邮箱：　　　　　　　　　　手机号码：

联系地址：　　中医药大学　　　毕业院校：　　　　中医药大学

求职意向：内分泌、消化科及与专业相关工作　　籍贯：　　　　省

教育背景

2005 年 9 月～2010 年 7 月　中医药大学中西医结合临床专业学士

2011 年 9 月～今　中医药大学中西医结合临床内分泌（国家级重点学科）、消化专业在读硕士

实习经历

2009 年 7 月～2010 年 7 月　中医药大学附属医院（三甲）主要科室轮转实习。

◆期间师从国医大师　学习中医药特色治疗内分泌疾病，收获颇丰。

◆专修了中医药特色治疗内分泌、风湿免疫、消化等常见病诊断方法。

2012 年 6 月～2013 年 7 月　医科大学附属医院（三甲）内分泌、消化、风湿免疫、循环、呼吸、肾内科实习。

◆能独立处理患者住院期间基本临床情况。

◆熟练掌握了西医治疗常见内分泌、消化、风湿免疫、循环、呼吸、肾内系统疾病的诊断及治疗。

2013 年 8 月至今　中医药大学附属医院针灸康复科实习。

◆初步掌握运用针灸协助治疗糖尿病周围神经病变及内科常见疾病。

工作经历

2010 年 10～2011 年 8　市中医院内科住院医生。

◆负责协助主治医生对入院患者进行处置、日常管理患者处方用药。

◆负责书写病人病历（首程）病程记录。

◆负责处理与患者及家属沟通。

专业技能

◆熟练掌握内分泌及消化科常见病的诊断及治疗。

◆能够初步独立接诊及管理病人。

◆初步读取常见病及多发病的 CT、X 射线。

自我评价

工作认真负责，积极主动，能吃苦耐劳，有较好的组织能力、实际动手能力和团体协作精神；临床实践能力强，能基本独立完成中医、西医常见疾病的诊断及治疗；思维活跃，有一定创新能力。

获奖证书

获得中西医结合执业医师证书、大学英语六级证书、获国家计算机二级资格证书、校优秀干部、国家励志奖学金。

发表文章

2013 年在中国科技核心期刊、中国优秀科技期刊、中华中医药学会系列杂志《中医药学报》发表文章《祛胰抵方对 2 型糖尿病胰岛素抵抗大鼠 PI – 3K 的影响》。

点评：医学生个人简历相对来说是比较成功的简历。从内容的描述到格式的排列、呈现的信息等都给人简洁清晰之感，其中对自身技能的描述也比较客观，通过简历即能看出其技能水平及是否是用人单位需要的类型。

【本章知识点】

1. 求职信的基本内容。

2. 简历的书写格式。

3. 笔试的基本技巧。

4. 面试的种类、技巧、注意事项及常见问题。

【思考与练习】

1. 以小组为单位，按照职业规划工具"花朵图"，练习求职定位操作方法。

2. 书写一份求职信或个人简历，在班级之间进行交流。

3. 课堂模拟面试现场，分别扮演主考官和考生，掌握现场应变技巧。

第二十二章 成功就业与创业

只要你想成功，你就一定能够成功！

卡耐基

那一天

我不得已上路

为不安分的心，为自尊的生存，为自我的证明

路上的辛酸已融进我的眼睛

心灵的困境已化作我的坚定

在路上，用我心灵的呼声

在路上，只为伴着我的人

在路上，是我生命的远行

在路上，只为温暖我的人

温暖我的人

——中央电视台创业励志节目《赢在中国》主题曲《在路上》

"以创业代替就业""以创业促就业""积极鼓励和支持大学毕业生自主创业"，是近几年就业工作中的一个流行话题。中央电视台创业励志节目《赢在中国》主题曲《在路上》唱出了许多创业者的心声。哈佛大学拉克教授讲过这样一段话："创业对大多数人而言是一件极具诱惑的事情，同时也是一件极具挑战的事。不是人人都能成功，也并非想象中那么困难。但任何一个梦想成功的人，倘若他知道创业需要策划、技术及创意的观念，那么成功已离他不远了。"

第一节 成功就业

成功就业就是经过前期的目标定位、能力提高、技能训练、笔试、面试后，成功地与用人单位签约并报到，从事自己喜欢做的、能做好的、环境允许做的工作。

签约与报到是实现成功就业的书面见证与成功就业的开始。医学生与用人单位在洽谈、协商的基础上决定相互接纳，达成工作意愿并以就业协议的形式将这种关系确定下来，即为签约。从毕业生方面看，该协议的签订意味着毕业生就业，因而也称之为就业协议。在签约的基础上，医学生在完成大学学业，并领取了就业报到证后，即可去用人

单位上班，此为报到。

一、签订就业协议

目前我国高校毕业生通用的就业协议，是由教育部制定，省、自治区、直辖市就业主管部门印制的《普通高等学校本专科毕业生就业协议书》。目的在于规范毕业生与用人单位签订协议书的行为，明确双方当事人的权利和义务，也是学校派遣毕业生的依据，在学生毕业离校前，学校将根据协议书的内容开具毕业生就业报到证和户口迁移证，同时转递学生档案。如果毕业生未签订就业协议书，学校将把其关系和档案转递回原籍。每位毕业生各拥有唯一编号协议书（一式三份），实行编号管理，复印无效。

1. 就业协议书的构成要件 就业协议书由三部分组成，即规定条款、签署意见与签字盖章、备注。

（1）规定条款 按《普通高等学校毕业生就业工作暂行规定》的要求，为维护国家就业计划的严肃性，明确了毕业生、用人单位、学校三方在毕业生就业工作中的权利和义务有七项。

①毕业生应按国家有关规定就业，向用人单位如实介绍自己的情况，了解单位的使用意图，表明自己的就业意向，在规定的时间内到用人单位报到，若遇到特殊情况不能按时报到，需征得用人单位的同意。

②用人单位要如实介绍本单位的情况，明确对毕业生的要求及使用意图，做好各项接收工作。凡取得毕业资格的毕业生，用人单位不得以学习成绩为由提出违约；未取得毕业资格的结业生，本协议无效。

③学校要如实向用人单位介绍毕业生的情况，做好推荐工作，用人单位同意录用后，经学校审核列入建议就业计划，报教育厅批准，学校负责办理派遣手续。

④学校应在学生毕业前安排体检，不合格者不派遣。如果用人单位对毕业生身体条件有特殊要求，原则上在签订协议前进行单独体检，否则，以学校体检为准。

⑤毕业生、用人单位、学校三方如有其他约定，应在备注栏注明，并视为本协议的一部分。

⑥本协议经毕业生和用人单位签字或盖章后生效。经学校鉴定登记后作为签发报到证的依据。

⑦本协议一式三份，毕业生、用人单位、学校各执一份，复印无效。

（2）签署意见与签字盖章 由毕业生、用人单位和学校三方分别填写并签字盖章，以证明其严肃性和有效性。

①毕业生基本情况及意见：包括姓名、性别、年龄、民族、政治面貌、培养方式、健康情况、专业、学制、学历、家庭住址和应聘意见等。

②用人单位情况及意见：包括单位名称、单位隶属、联系人、联系电话、邮政编码、通信地址、所有制性质、单位性质、档案转寄地址、用人单位意见，有的单位还需用人单位的上级主管部门签署意见。

③学校意见：包括学校联系人、联系电话、邮政编码、学校通信地址、院系意见和

学校就业部门的意见等。

就业协议的签订是毕业生和用人单位在供需见面、双向选择的基础上，达成一致意见的结果，协议一旦签订，则正式生效，对三方均具有约束力，需严格遵守，承担相应的权利和义务。但因种种原因，要求解除原有协议和改签协议的情况时有发生，争议也就不可避免地产生。

2. 就业协议的解除　就业协议的签订是三方共同签署意见的结果。学校对签订就业协议主要是进行监督、管理和制订建议性就业计划，现实中发生的解除就业协议的案例多发生在毕业生和用人单位之间。因此，就业协议的解除主要分为单方解除和双方解除。

（1）单方解除　包括单方擅自解除和依法或依协议解除。单方擅自解除协议属违约行为；单方依法或依协议解除则不需承担责任。如学生未取得毕业证书或未通过公务员考试；依协议规定毕业生专升本或录取研究生的，可不承担法律责任。

（2）双方解除　是指毕业生、用人单位，经协商同意取消原订立的协议，则双方均不需承担法律责任，但需征求学校意见。如果一方通过欺骗手段签订的协议和未经学校审查同意的协议及无三方签字或盖章的协议均属无效协议，无效协议自签订之日起即无效。

3. 就业协议争议的解决　就业协议争议在现行的毕业生就业政策中还没有具体的规定，就业协议书的条款也不够完善，就业争议又不完全等同于劳动合同，不能完全适用于《劳动法》。解决的办法主要是在三方之间予以协调，协调不成的诉诸法律，最终以一方获得经济赔偿而结束。

签订就业协议是一项严肃的事情，三方都必须严格履行，若单方面解除协议，则需承担相应的责任。如果毕业生违约，要在征得用人单位同意的基础上，由毕业生向学校和用人单位进行经济赔偿，交纳一定数额的违约金；如果用人单位提出解除就业协议，毕业生也有权利要求给予经济赔偿。

二、按时报到

医学生在顺利完成学业并与用人单位签订就业协议后，应在规定的时间内前往所签约的接收单位报到上班。

1. 报到需要的材料

（1）报到证。

（2）毕业证和学位证。

（3）户口关系。

（4）档案关系。

依照教育部的相关规定，毕业生到用人单位报到的期限为一个月，或按照协议及报到的约定为准。

2. 相关问题的处理办法

（1）报到证遗失或损毁　应由毕业生及时向学校主管部门提出申请，由学校主管部门呈报上级主管部门予以补发。

(2) 用人单位拒收　签约是具有法律效力的，双方必须遵守。但若用人单位发生严重变故，如企业破产、削减编制、转产等原因而无法继续接收毕业生，则单位须向学校出具退回毕业生的公函，毕业生重新联系新单位。

(3) 毕业生未按期报到　因不可抗力造成，如生病、外出遇灾等无法按期报到，应采取信件、电话、电报、传真等形式向接收单位说明情况并请假，否则可能会被用人单位拒收。

(4) 被用人单位退回　因在用人单位表现不好而被退回的，其档案、户口等关系则应转回家庭所在地，按社会行业人员处理。

每到毕业生求职高峰的时刻，用人单位向人才市场和学校"投诉"学生变卦跳槽现象就增多。有些毕业生求职初期往往回避竞争压力，对首次就业过分重视成功率，没有综合考虑自己的职业生涯规划，导致在求职签约高峰期，一些毕业生不顾自己已有约在身，还继续签约，直到最后才选择一个单位报到，对签约的其他单位只能违约；一些毕业生报到后不安心工作，眼高手低，见困难就撤，损害用人单位利益。在饱受了因人才资源流失而影响企业正常运营的痛苦后，一些中小型企业甚至对毕业生起了"戒心"，提出谨慎录用应届生。

大学生跳槽频繁不仅要付违约金，在失去了诚信的同时也造成用人单位对录用毕业生无安全感，无形中又给大学生就业增设了许多不必要的复杂环节，就业渠道更加不畅通。"先就业，后择业"不意味着随便找个单位就业了事，而是大学生要正确认识自己的价值和兴趣所在，调整好自己的期望值，从基层做起。对此现象，专家提醒广大毕业生求职时应考虑成熟，确定自己的就业方向，找准自己定位，这样频频跳槽导致两败俱伤的现象才会减少。

杨澜曾感言：一次幸运并不可能带给一个人一辈子好运，人生还需要你自己来规划。因此，成功签约并报到只是成功就业的开始，能否在工作中发挥潜能，投入激情，实现自己的人生价值，这些都是衡量大学生是否成功就业的标志。

第二节　创业与创业过程

创业在扩大就业、开拓市场、促进技术进步和提高竞争力方面越来越扮演着重要角色。中央电视台创业励志节目《赢在中国》主题曲《在路上》，歌词字里行间，流露的都是创业的艰辛和快乐。在全球化背景下，大学生创业不仅是国家、社会和教育发展的需要，更是大学生提高自身素质和能力的需要。对于没有丝毫创业经验的大学生来说，创业就是挑战，只有选择一个最适合自己的创业模式，才能更容易的走向成功，北大学生卖猪肉、清华学生卖蔬菜、复旦学生卖盒饭、广工学生休学当总裁……这样的成功创业模式层出不穷。

一、创业概述

大学生创业不仅是国家、社会和中国教育发展的需要，更是大学生提升自身素质和能力的需要。我国的大学生创业活动始于 1998 年 5 月清华大学发起的"清华大学创业计划大赛"。此后，部分高校陆续开展相应活动，国家也开始为大学生创业提供政策支持，使大学生创业的政策制度和服务体系更加完善，政府激励创业、社会支持创业、大学生勇于创业的机制逐步形成，一批又一批大学生凭借其独有的知识资本优势在社会大潮中接触新的知识、新的理念和新的发明创造，大学生创业活动如火如荼地开展起来。

创业有广义和狭义之分，大学生创业主要指狭义创业，是指通过发现和捕捉机会并由此创造出新颖产品或服务，实现其经济价值和社会价值的过程。

创业的特征包括 7 个方面。

1. 创业是一种创新行为。
2. 创业的领域宽广。
3. 创业是一种价值创造的过程。
4. 创业既有营利性也有非营利性。
5. 创业是对机会的利用和创造。
6. 创业需要投入人财物和时间精力。
7. 创业需要承担风险。

二、创业机会的把握

创业过程是创业者与创业环境互动，通过发现并捕捉、评估和把握创业机会，从而实现价值创造的过程。创业机会对每一个人都是公平的，他无时不有，无处不在，关键看你有没有敏锐的观察力、敢于拼搏探索的斗志和是否具有先进的理念。大学生创业，其实是一个以智慧博取成功，以实践获得经验，以成功实现自我的过程。但大学生创业又具有一定局限性，因为没有进入社会，商业意识、社会经验、企业管理、财务预算和营销策略都属纸上谈兵，没有实战经验。所以大学生的创业不应一时冲动，跟风而行，应该学会从众多的创意中识别机会，并对可能的机会进行评估，选择最适合此时此地此人的创业机会进行创业。可以说，能否发现机遇、科学评估、准确把握创业机会，这是判断是否具备创业资格的重要条件。

创业是一个充满成就感和诱惑力的词语，但并非每一个人都适合走这条路。美国创业协会设计出了一份试卷，假如你想对自己多一分了解的话，可以通过表 22 - 1 测试一下你的创业能力。每题有四个选项，分别为 A. 经常；B. 有时；C. 很少；D. 从来不。

表 22 - 1　创业，你够不够格

序号	选项	答案
1	在急需做出决策的时候，你是否在想，再让我考虑一下吧	
2	你是否为自己的优柔寡断找借口说，是得慎重考虑，怎能轻易下结论呢	
3	你是否为避免冒犯某个或某几个有相当实力的客户而有意回避一些关键性的问题，甚至表现得曲意奉承呢	
4	你是否无论遇到什么紧急任务，都先处理掉你自己的日常琐碎事务呢	

序号	选　项	答　案
5	你非得在巨大的压力下才肯承担重任	
6	你是否无力抵御或预防妨碍你完成重要任务的干扰和危机	
7	你在决定重要的行动和计划时，常忽视其后果吗	
8	当你需要做出很可能不得人心的决策时，是否找借口逃避而不敢面对	
9	你是否总是在晚上才发现有要紧的事没办	
10	你是否因不愿承担艰巨任务而寻求各种借口	
11	你是否常来不及躲避或预防困难情形的发生	
12	你总是拐弯抹角地宣布可能得罪他人的决定	
13	你喜欢让别人替你做你自己不愿做而又不得不做的事吗	

（资料来源：http：//www. go - gddq. com/html/LiCai/2014 - 03/1231691. htm）

计分：选 A 得 4 分；选 B 得 3 分；选 C 得 2 分；选 D 得 1 分。50 分以上说明你的个人素质与创业者相去甚远；40 ~ 49 分，说明你不算勤勉，应彻底改变拖沓、低效率的缺点，否则创业只是一句空话；30 ~ 39 分，说明你在大多数情形下充满自信，但有时犹豫不决，不过没关系，有时候犹豫也是一种成熟、稳重和深思熟虑的表现；15 ~ 29 分，说明你是一个高效率的决策者和管理者，更是一个成功的创业者，你还在等什么呢？

上面的测试在一定程度上反映了你从性格、决断力、抗压能力、执行力、规划能力、刻苦精神和远见卓识等方面是否适合自主创业。

1. 发现创业机会　创业机会往往起源于不明确的市场需求、未使用的资源与能力，或创新性产品与服务。创业者的念头也称创意，是一种思想、概念或想法，是纯粹经验的、主观的。创意意味着梦想，容易唤起创业者的创业冲动。不同的创业者由于受主客观因素的影响，发现机会的方式或手段不尽相同，有的源于一个偶然的思想火花，促发其创业的灵感，有的表现为理性搜寻。新奇的创意并不等于实际的商业机会，一个听起来很有道理、颇具市场前景的创意，未必真正代表市场需求，创业者不能被某个创意所左右，在为创意兴奋之时，一定要冷静分析，做好前期市场调查，如果要做该项目，也不能一下子投入过大，免得一旦失败难以翻身。发现创业机会的方法有从变化中寻找机会、从问题中寻找机会和基于偶然因素的创业机会。

（1）从变化中寻找机会　只有变化才有机会。创业者必须从经济因素、社会因素、技术进步、政治活动与制度的变革趋势中寻找创业的机会。

（2）从问题中寻找机会　许多机会就是从解决问题中发现商机的。有创业愿望的人会从解决问题的方案中发现广阔的市场前景，从而认定这是一个难逢的创业机会。

（3）基于偶然因素的创业机会　商业直觉是创业者最重要的机会识别能力，很多创业者凭直觉感知到某个信息有创业价值，从而决定创业。基于偶然因素的创业有时发展速度更为强势。

2. 评估创业机会　发现好的创意，是否就可以进行创业了呢？答案是否定的。甄别创业机会类似于投资项目的评价，创业者必须对这些创意进行定性或定量的评估。项目的预期收益和可能存在的风险是最关键的评估内容。获得预期收益是创业的根本目标，原则上我们可以按照预期收益的多少来评估创业风险。通常情况下，风险越大其收效越高，在创业机会评估中要在风险与收益中找到一个最佳契合点。收益又分短期收益和长远收益，一个好的项目不能仅仅停留在短期收益上，应重视长远发展前景，但也不能一概而论，应视其创业项目或因人而异。如资金缺乏的创业者可从风险低的小项目入手，暂时看重短期收益，通过资金积累，将项目以滚雪球状态做强做大。

创业项目运行过程中会遇到众多状况，使项目或陷入危机或柳暗花明。如果通过评估较早发现那些先天体质不良，市场进入时机不对，或者具有致命瑕疵的创意，那么创业的成功率则可大幅提升。创业机会的评估并不能保证项目一定赚钱，但他会在降低风险和促进项目正常运转方面起到重要作用。创业机会评估具体包含以下方面。

（1）市场评估　一个好的创业机会，必然具有特定市场定位，专注于满足顾客需求，顾客接触通道流畅，产品持续衍生；根据项目规模大小和服务人群数量，判定市场占有率，聪明的创业者知道选择在最佳时机，也就是市场需求大幅成长之际进入市场，大学生要选择这种朝阳产业进行创业。

（2）效益评估　创业产生利润是确保企业长久维系的法则，有吸引力的商机至少要创造 20% ~ 30% 或更高的毛利润，且未来可获利润空间大，一般在两年内要基本达到损益平衡。大学生创业先期启动资金应控制在几十万元左右，并通过盈余积累的方式创造资金。

（3）管理团队评估　面对变化多端、竞争激烈的市场，单靠创业者个人的力量微不足道，企业很难做大做强。一个好汉三个帮，企业发展需要天时地利人和，机会的实现需要有能力和有热情的人加入，你有合适的团队成员吗？组建一支创业团队是创业成功的保障。

（4）素质评估　创业是极具挑战性的工作，你要评估自己是否做好创业的心理准备，是否能够经受创业过程的大悲大喜，承受创业工作的繁忙与压力，是否具备创新能力、预见能力、分析决策能力、用人能力、组织协调能力、应变能力、社交能力、激励能力，或者具备了创业者所具备的终身学习和自我改造能力等。

3. 把握创业机会　生活中存在着大量创业机会，关键看你是否有耐心不断寻找，是否有胆量去尝试。创业需要胆量，需要冒险，但更需要理性的计划、巧妙地借力和辛勤劳动。把握创业机会不是一件容易的事情，但也不是高不可攀的。创业者可以在日常生活中有意识地加强实践，培养和提高这种能力。

（1）养成良好的市场调研习惯　发现创业机会的最根本一点是深入市场进行调研。要了解市场供求状况、变化的趋势，经常关注点子创意网（http：//www.795.com.cn/），了解顾客的需求，分析竞争对手的长处与不足。

（2）多看、多听、多想　我们常说见多识广，识多路广。我们每个人的知识、经验、思维以及对市场的了解不可能做到面面俱到。多看，多听、多想能使我们广泛获取信息，及时从别人的知识、经验、想法中汲取有益的东西，从而增强发现机会的可能性和概率。如多与有创业经验的亲戚、朋友、同学、网友和教师等进行交流，能掌握最直接的创业技巧与经验，也可通过 E – mail 或电话访问等形式咨询与你的创业项目密切联系的相关技巧。

（3）具备独特的思维　机会往往是被少数人抓住的。我们要克服从众心理和传统的习惯思维的束缚，敢于相信自己，有独立见解，不人云亦云，不为别人的评头论足、闲言碎语所左右，才能发现和抓住被别人忽视或遗忘的机会。

4. 选择创业模式　对于丝毫没有创业经验的大学生来说，要根据自己的优势和劣势来选择最适合自己的创业模式，尽量减少创业的失败。创业的舞台是巨大的，只要你怀揣自己的那份创业梦想和凭着一双勤劳的双手，你一定能闯出属于自己的一片天空。青年创业网（http://www.qncye.com/ruhe/daxue/11202313.html）给大学生创业提供了五种成功的模式，或许会给正准备创业的大学生提供思路。

（1）白手起家打天下——积累演进模式　从小生意做起、从基础做起，在创业的过程中学习积累，把自己的知识和经验像滚雪球一样逐渐滚大，由量变引起质变，最后成就一番事业。

（2）站在巨人的肩膀上——依附式创业模式　充分利用好公司或企业的平台资源，广泛结交和积累人脉资源和其他资源。采取招商加盟式经营能够为大学生创业者提供已有的品牌、规范的运营模式、健全的市场机制等一系列成熟的经营模式。分享品牌资源、分享经营诀窍、分享资源支持的特点为大学生创业者省去诸多的创业烦恼，并且提高了创业的成功概率。

（3）卖大脑无限空间——知识风险模式　大学生将自己拥有的专长或技术发明转化为直接的生产力，通过"知识 + 资本"的方式发展成企业。主要集中于电子信息、生物技术、高科技农业等技术含量高，知识密集型的行业。

（4）大树底下好乘凉——模拟孵化模式　高校举办的各项创业大赛为你提供锻炼的机会和展示的舞台，可以熟悉创业程序、储备创业知识和经验，以及接触和了解社会。企业孵化器由于具备创业的良好物理空间和服务体系，是大学生自主创业的沃土。

（5）不走寻常路——网络创业模式　创办网站、网上开店、网上自由职业等网络经济所蕴含的巨大商机和良好的发展前景使得网络成为时代宠儿。

三、创业过程的实施

创业过程是指创业者发现并评估商机，进而将商机转化成企业，并对新创企业进行成长管理的过程。创业过程拥有一些关键因素，如发现创业机会、评估创业机会、把握创业机会、组建创业团队、制定创业计划书、筹集资金、机构注册等。它们是创业过程的推进力量，抓住了这些要素，就把握住了创业过程的关键点，推进创业进程深入开展。当然，面对不同的新创企业，在不同的创业时期，创业活动的侧重点有所不同，这取决于创业者对外部市场以及自身情况的综合把握。

在这一过程中，组建团队、制定计划书、筹集资金、注册等是新创企业健康发展的核心内容，也是理解创业活动的一个基本出发点。

1. 组建团队　三个及三个以上的人就形成一个群体，当群体有共同目标时就形成了一个团队。因此，团队是为了实现某一目标而由有相互协作意愿的个体组成的一种组织形式。良好的团队是建立和发展新企业的基本前提，创业活动的复杂性决定了所有的事物不可能由一个人完全承担，必须通过组建分工明确、能力互补和有良好执行力的创业团队来完成。

创业团队的组建，是事业成败的关键，必须慎之又慎，创业团队必须有明确的目标、有胜任的带头人、有优势互补的主创人员及严格的规章制度。

2. 编制创业计划书　创业计划是创业者叩响投资者大门的"敲门砖"，是创业者计划创立业务的书面摘要，通过认真编制创业计划书，可以进一步梳理创业者的创新思维，统一并明确创业团队的创业远景和目标，使得创业计划操作性更强。创业计划书也是创业融资的基础性文件，创业计划书的编制为今后编制企业发展合作与融资时所需的商业计划书奠定基础。

大学生创业编制的创业计划书。一般没有固定格式要求，习惯上由标题或封面、计划主体和附件三部分组成。主要内容包括创业内容、适合人群、创业优势、创业者或团队的能力、先期投入的资金和创业前景六个方面。

(1) 创业内容　让别人知道你要做什么。

(2) 适合人群　你的创业项目是为哪些群体服务的。

(3) 创业优势　你的市场规模、竞争力和成长潜力。

(4) 创业者或团队的能力　对所投资行业的熟悉程度、掌控能力、危机应对能力。

(5) 先期投入的资金　自筹还是融资，资金数量多少等。

(6) 创业前景　投资回报情况、未来发展展望。

近年来，国家出台了一系列切实有效、操作性强的政策来激励大学生进行自主创业，各高校及相关部门联合开展了多种形式的创业竞赛活动，旨在为大学生创新、创业提供成长的平台。同清华大学发起的高校创业计划竞赛的成功举办在全国高校中掀起了创新、创业的热潮，产生了良好的社会影响。目前国内创业大赛比较有影响的有"挑战杯"大学生创业计划竞赛、"创意·创新·创业"电子商务挑战赛、全国大学生创业计划大赛、诺基亚青年创意·创业计划大赛等。

3. 筹集资金　对于创业者而言，创业资金的获得是创业成败的关键。创业需要钱，创业所需的"第一桶金"从哪里来？能够筹集多少资金及后续资金能否跟进是决定企业生死的关键。创业起步阶段，创业前景的不确定性和高风险性是其筹资困难的主要原因。创业之初，处处都需要钱，大学生应根据资金状况确定创业规模或创业模式，忌贪多求大和铺张浪费。

大学生创业筹集资金的主要渠道有自筹资金和外筹资金。

(1) 自筹资金　这是大学生创业初期资金筹措的主要方式。可通过打工积累、向亲朋好友借钱等方式自筹。

(2) 外筹资金　主要形式是银行贷款。创业初期，贷款能力有限，需向银行提供良好的诚信记录、稳定收入、抵押等，这些对大学生创业是不利的。目前，银行出台一系列政策提供免担保贷款，以扶持项目成功开发和运营，这对创业者是利好政策。国家启动实施的《大学生创业引领计划》提出要提供多渠道资金支持，落实小额担保贷款政策，落实银行贷款和财政贴息，鼓励企业、行业协会、群团组织、天使投资人等以多种方式向创业大学生提供资金支持。大学生要充分利用相关政策缓解资金紧张状况。

①所有权融资：主要是吸引新合伙人加入创业团队，或者吸引风险投资者的股权资金介入。这主要是针对具有高投入、高风险、高回报的高新技术企业而言。从事高新技术领域创业的大学生，只要你的项目有足够的市场前景，就可以通过创业计划书去吸引风险投资资金的关注，并最终获得风险投资。

②融资租赁：即金融租赁或资本性租赁。指由出租方融通资金为承租方提供所需设备，具有融资、融物双重职能的租赁交易。在租赁期间，由承租方按合同约定，分期向出租方交付租金。

4. 机构注册 创业者从事某项生产经营活动时，除必须符合法定条件外，还必须到工商行政机关进行机构注册，领取营业执照，取得合法经营权。工商行政登记的主要内容有字号名称、经营者姓名、住所、从业人员、资金数额、经营范围、方式和经营场所等，具体程序依次为：核名→验资→签字→申请营业执照→申请组织机构代码证→申请税务登记证→办理基本账户和纳税账户→办理印花税业务→办理纳税人认定→办理办税员认定→办理发票认购手续。

四、创业风险与创业风险管控

1. 创业风险 风险是不确定性对目标的影响，创业就是一项高风险的事业。由于创业环境、创业机会、创业团队的复杂性，导致创业活动偏离预期目标而出现损失或收益发生不确定性。风险能够带来破坏或损失，也能够带来机会，获得更大收益。因此，风险是相对的、变化着的，是可以识别和控制的，风险与收益是对等的。创业的不同阶段都可能因不同原因引发风险，但起始阶段是风险的高发期。

创业风险的构成要素有风险因素、风险事件和风险损失。

(1) 风险因素 是引起风险的潜在因素。指能够引起或增加风险事件发生的机会或影响损失程度的因素。如技术选择失误、资金链断裂、主要设备故障、主创人员出现状况、国家政策调整及其他不可抗力因素等，都会引发创业风险发生。

(2) 风险事件 是引发风险的直接导火索。如技术选择失误，导致创新产品前功尽弃，归于失败；资金链断裂，导致再生产所需资金缺位，企业不能正常运作而破产；国家政策调整带来的停产或倒闭；火灾等不可抗力导致重大损失而元气大伤，回天无力等。

(3) 风险损失 是实际发生的财产物资的损耗或消耗。风险因素引起风险事件，风险事件导致风险损失。创业风险损失包括财产损失、收益损失、费用损失等直接经济损失及商业信誉、企业形象、业务关系等间接损失。

大学生创业者要认真分析创业过程中可能遇到的风险，分析哪些可控，哪些不可控，哪些需要极力避免，哪些是致命的或不可管理的。一旦这些风险出现，你应该如何应对和化解。特别需要注意的是，一定要清楚最大的风险是什么，最大的损失可能有多少，自己是否有能力承担并渡过难关。

2. 创业风险管控　所谓风险管控，就是创业者通过一整套有计划、有系统的方法避免或减少风险产生的危害，或将风险转化成机会的一种系统的、动态的过程。风险既有不确定性，又有规可循。如果能够理性判断，及时发现创业风险，采取适当防范措施，风险就有可能不出现或减少风险带来的损失，甚至还有可能获得收益。有时风险越大，回报越高，机会越大。因此，如何识别风险、评估风险、管理风险和控制风险，消除风险可能带来的潜在损失或寻找机会创造收益，意义重大。

（1）创业风险识别　创业过程中会面临许多潜在的风险，识别创业风险是一项复杂细致的工作，具体可通过环境扫描法、情景分析法、风险清单法和现场调查法等对风险进行识别，为预警和控制系统提供科学的信息和数据。

（2）创业风险评估　是在风险识别的基础上，对大量与损失相关的详细资料加以分析，对可能出现的风险大小和风险后果的严重程度等做出定性和定量的估计。

（3）创业风险管理　是在风险评估的基础上，选择最佳的风险处理方式，达到以最小的成本获取最大安全保障的管理方法。创业风险管理的主要方式有风险规避、风险接受、风险抑制、风险转移和风险利用等。

（4）创业风险控制　是在整个创业过程中，根据风险管理计划和实际发生的风险与变化开展的阶段性、渐进性和可控性基础之上的各种风险控制活动。主要包括进一步开展风险识别和评估、监控风险的发展、辨识风险发生的征兆、有针对性地应对和处理已发生的风险事件等。

第三节　医学生就业与创业环境分析

近些年来，中国高等教育规模不断扩大，为社会培养了大量的高层次人才，促进了社会的迅速发展。但随之而来的则是大学生就业形势日趋严峻。2014 年，高校毕业生有 727 万，或者只有网络那句老话"没有最难，只有更难"才能描述这种情况。2015 年，全国高校应届毕业生总量达到史无前例的 749 万，又迎来一个新的史上最难就业季。事实上，除了 749 万这个规模之外，今年的毕业生面临的挑战还包括连续几年饱和的市场以及往届"剩"下的师兄师姐们。人才供需之间的天平越来越失衡，医学毕业生也不例外。各层次医学毕业生由供不应求变为发达地区、大医院医疗人才呈饱和状态，"博士生供不应求，研究生供求基本平衡，本科生和专科生供过于求"；不发达地区、基层中小医院和民营医院门庭冷落，很难吸引到专业对口人才，出现"有岗无人就"现象；各大医学院校中，重点院校比普通院校就业率要高；同一所学校内各专业就业率也有差异，预防、影像学、麻醉学、检验、美容、针灸推拿等专业学生需求旺盛，临床等专业需求疲软，医学生一次就业情况呈逐年下降趋势。社会、高校和学生及家长是八仙过海，各显其能，帮助这一群怀揣梦想的千里马寻找工作，驰骋千里。纵观整体发展态势，大学生就业和创业的环境总体趋好，矛盾依然，需放下身段，多渠道就业或创业。

(一) 总体趋好

国务院总理李克强指出："要破除一切束缚发展的体制机制障碍，让每个有创业意愿的人都拥有自主创业的空间，让创新创造的血液在全社会自由流动，让自我发展的精神在群众中蔚然成风"。

1. 国家、省市及地方相继出台许多优惠政策，为医学生就业和创业提供支持 一系列优惠政策效用的逐步释放和扩大，对大学生就业和创业产生巨大推动力。

高校毕业生自主创业，可以享受的优惠政策有：

(1) 税收优惠 持《就业失业登记证》的高校毕业生在毕业年度内从事个体经营的，3 年内按每户每年 8000 元为限额依次扣减其当年实际应缴纳的营业税、城市维护建设税、教育费附加和个人所得税。对高校毕业生创办的小型微利企业，按国家规定享受相关税收支持政策。

(2) 小额担保贷款和贴息支持 对符合条件的高校毕业生自主创业的，可在创业地按规定申请小额担保贷款；从事微利项目的，可享受不超过 10 万元贷款额度的财政贴息扶持。对合伙经营和组织起来就业的，可根据实际需要适当提高贷款额度。

(3) 免收有关行政事业性收费 毕业两年以内的普通高校毕业生从事个体经营 (除国家限制的行业外) 的，自其在工商部门首次注册登记之日起 3 年内，免收管理类、登记类和证照类等有关行政事业性收费。

(4) 享受培训补贴 对高校毕业生在毕业学年 (即从毕业前 1 年 7 月 1 日起的 12 个月) 内参加创业培训的，根据其获得创业培训合格证书或就业、创业情况，按规定给予培训补贴。

(5) 免费创业服务 有创业意愿的高校毕业生，可免费获得公共就业和人才服务机构提供的创业指导服务，包括政策咨询、信息服务、项目开发、风险评估、开业指导、融资服务、跟踪扶持等"一条龙"创业服务。各地在充分发挥各类创业孵化基地作用的基础上，因地制宜建设一批大学生创业孵化基地，并给予相关政策扶持。对基地内大学生创业企业提供培训和指导服务，落实扶持政策，努力提高创业成功率，延长企业存活期。

(6) 取消高校毕业生落户限制 允许高校毕业生在创业地办理落户手续 (直辖市按有关规定执行)。

2. 发展方式转变和产业结构升级，带来巨大的新兴需求和创业机遇 随着社会进步和人民生活水平的提高，医疗服务的价值愈加显现，社区服务、全科医生、家庭护理、医疗保健、临终关怀等现代卫生服务体系，为医学生就业和创业提供广阔舞台。与生命健康相关的预防、保健、咨询、经营、推销、审核等医学服务岗位能够容纳更多医学生就业和创业。各用人单位基于发展需求，求贤若渴，迫切需要大学生去建功立业。

3. 各高校把毕业生就业工作纳入"一把手"工程加以重视 高校就业指导服务体系逐步建立，基本形成了以校园招聘为主体，以大中型双选会和校际联办双向选择为辅的现场招聘和网络招聘相结合的毕业生就业市场格局。在培训内容上，各医学院校除了安排必修的医学专业课程外，大都开设了诸如法律、人际交往、伦理等人文社科课程，向学生传授创业心理、创业素质、创业技能、创业风险等理论知识，还通过开展一系列的医学生创业规划活动或组织医学生创业实践，大学科技园、"创业孵化器"大学生创新能力大赛等，对激发学生的创新能力和创业热情，引导学生了解创业过程、市场信息，体验创业从设想到付诸行动的完整过程，提供施展才华的广阔舞台。在就业引导上，提出了"先就业后择业""在就业中找工作"等口号，引导大学生充分就业。

4. 社会主义新农村建设为医学生就业带来新的机遇　新农村建设是中国社会发展的战略目标，意在为农村创造良好的教育环境、医疗环境，打破城乡二元结构，建立城乡一体化格局，让农村居民享受到同城市居民同等的医疗和教育待遇，让更多有志青年投身农村，大有作为。随着国家在公共资源上加大投入，如加大对农村乡镇医院的投入，增加医疗设备，改善乡镇医生的待遇，在晋职、薪资方面给予政策倾斜，在其居住环境上加快新农村基础设施建设，让医学生身在农村乡村（镇）医院工作，但因交通、住房的改善，在农村子女的教育资源能与城市共享，乡村清新的空气和宽敞明亮的住房，正如习近平总书记所说是"留得住乡愁"的。

（二）短期内困难重重

虽然众多利好消息为医学生就业和创业提供了便利，但具体个人而言苦乐不均，短时期内充分就业困难重重。部分高学历、高技能型人才会如鱼得水，大部分医学生要想从容就业和创业，还需通过调整心态、培训技能和与高层次人员错位发展等方式就业。

1. 医学生的就业门槛越来越高　近几年来各大医学院校多渠道办学，医、理、文、工、管多管齐下，招生人数急剧上升，但就业的门槛却越来越高。如大城市、大医院要求毕业生非硕士或博士免谈，致使医学生们考研、考博劲头十足。但都能考上吗？即使考上了，医院容纳人数有限，你都能留得下吗？自2012年国家职业医师考试规定以下情况不予受理医师资格考试报名：基础医学类、法医学类、护理学类、辅助医疗类、医学技术类等相关医学类和药学类、医学管理类毕业生；医学专业毕业，但教学大纲和专业培养方向或毕业证书注明为非医学方向的；医学专业毕业，但教学大纲和专业培养方向或学位证书证明学位是非医学的医学生，从专业发展的角度又对医学生就业进行了限制。因此医学生从业要求非常严格，如果再考核医学生外语水平、实践动手能力、沟通能力、合作精神等，符合条件的毕业生非常有限，造成就业困难。

2. 利好政策的贯彻落实难以一步到位　相继出台的一系列推动医学生就业创业工作的政策，确实推动了工作的开展。但这些政策出台容易，真正贯彻落实到位却不易。近几年来鼓励大学生创业的政策频出，这些创业的种子正成为经济最鲜活的细胞，与创新创造结合起来的力量，是中国经济最持久的动力源。然而http：//diaochabaogao. unjs. com/的调查发现，一些优惠政策的最后一公里亟待打通。比如：大学生创业的税收优惠政策无法有效落地，究其原因在于部分地区的相关部门在政策出台后接受速度较慢，落实滞后；政策对于地域特色的考虑欠缺；相关税收政策与高校连接不紧密，有时需学生个人去相关部门申请；政策在高校内的宣传不到位，一些大学生并不知道有税收优惠政策等；社会主义新农村建设的远景，大学生们还不是很清楚，即使清楚了，但这些可预期条件的改善，仍需时间完善。

3. 大学生的就业期望值短期内难以改变　近几年，大学生迫于就业压力，积极调整心态，改变传统的就业观念，就业意识不断增强，甚至选择自己并不喜欢或不适合的单位或专业，不断再择业，再就业，但这并不能改变医学生就业难的现实。医学生大学求学长达 5 年，比其他专业学生要付出更多的培养成本，他们自然期望得到更多回报；在岗医生的收入高，社会优越感强，对毕业生的就业期望产生巨大冲击，对医院的规模、等级、地理位置、工资待遇等的就业期望值居高不下，不能够根据自身能力去选择合适岗位，这种求稳求利及热衷于到效益好的大医院工作的心态一时难以改变；部分深入中小医院的毕业生工作的恒心不足，频繁跳槽现象普遍，基层难留高层次、高学历人才的现实一时难以克服。在社会主义新农村建设中形成的利好政策，不能够在短时间内形成有效生产力，达不到学生们想要的利好条件，大学生就业和创业难仍将存在。

（三）多渠道就业和创业

高等教育大众化带来大学毕业生的就业挑战，推挤出创业的分流效应和多渠道就业的广阔空间。我国医疗改革正进入一个新的时期，基层医疗保健单位面临着前所未有机遇，很多医疗机构正进行人事制度改革和调整，迫切希望高层次医学生能放下身段，到基层就业；医学毕业生要适时调整就业观和期望值，与社会协调同步发展。面对竞争激烈的就业形势，应从自身环境、能力出发，适当降低对就业的期望值，寻找适合自己的岗位；降低就业层次，抢先到那些目前经济虽然欠发达，但发展后劲足、有广阔发展空间的城市施展才华；充分利用诸多优惠政策，以创业带动就业，以创新的思路赢得创业的机会，以创新的知识创造人生的财富。相信大学生们"只要找准了路，就有用武之地"。

【经典小故事】

农夫和驴

有一天，某个农夫的一头驴不小心掉进一口枯井，农夫绞尽脑汁地想办法要救出这头驴。但是几个小时过去了都没有成功。农夫决定放弃。他想：这头驴年纪大了，不值得大费周折把它救出来。不过无论如何，这口井还是得填起来。于是，农夫便请来左邻右舍帮忙一起把井中的驴埋了，以免除它的痛苦。

邻居们手拿铲子将泥土一铲一铲地铲进枯井。驴知道了自己的处境，开始哭得很惨。一会儿，井下没了声音。众人们叹了一口气，往井下一看，大吃一惊：当铲进井里的土落在驴的背部时，驴子的反应令人称奇——它将泥土抖落在一旁，然后站到铲落的泥土上面。

就这样，驴将大家铲在它身上的泥土全都抖落在井底，然后自己站在上面。很快这头驴便上升到了井口，在众人的欢呼声中跑开了。

这个故事告诉我们，面对困境，保持坚强与冷静的心态至关重要。大学生在就业与创业过程中难免遇到挫折，陷入"枯井"，甚至还会有各种"泥土"倒在身上。摆脱困境的秘诀就是："将泥土抖落在一旁，然后站到铲落的泥土上面。"挫折并不可怕，可怕的是不能冷静地面对挫折、正视挫折。医学生面对严峻的就业创业形势，要克服等、靠、要的思想，主动出击，客观分析就业环境，认识自我优势与劣势，明确自己在就业中的核心竞争力和未来发展方向，持之以恒，这样就会实现自己的人生目标。

【教学案例】

"康健针灸推拿诊所"的创立

小王是某医学院校针灸推拿专业的学生，在校期间就参加针推实践社团，经常利用业余时间为师生及赴社区进行推拿按摩服务，每次被服务对象都表示"太舒服了，浑身感觉非常轻松"。有人还特别约他利用课后时间进行有偿按摩，并为他介绍了许多客源。在服务中小王萌生了自主创业的念头。他将创业的想法跟几个志同道合的同学商量后，大家异口同声表示赞同。之后，经过多次调查、论证，他们认为，随着生活水平的提高和生活节奏加快，亚健康人群在不断增多，人们对身体保健在逐渐重视，对专业化的优质中医保健服务有着强烈需求，因此，中医推拿保健项目有非常好的市场前景。经过选址和资金准备等一系列工作，2012 年毕业季，他们共同投资 30 万元创办的"康健针灸推拿诊所"开始试营业。凭着过硬的专业手法和适中的诊疗费用，诊所很快站稳了脚。现在他们根据需要扩大经营规模和经营项目，并开了两家分店，带动十多名师弟师妹就业。

点评：从以上案例中，我们发现小王发现创业机会后，并没有马上投资，而是经过项目的考察、论证、选址等评估过程，认为项目前景广阔，他们及时把握住机会，开办针灸推拿诊所，并随着人群的增加和患者的需求逐步增加资金和扩大规模，带动更多人员就业。阿里巴巴集团创始人马云、京东集团 CEO 刘强东初期创业时并不被人看重，但凭借其独特慧眼，抓住社会转型发展契机，创业效益如日中天。

【本章知识点】

1. 就业协议争议的解决。
2. 报到遇到相关问题的处理办法。
3. 创业机会的把握。
4. 创业过程注意事项。
5. 创业风险的识别。

【思考与练习】

1. 如何慎重处理签约与报到。

2. 根据测试结果，看看你是否适合创业。

3. 你认为应如何规避创业过程中因国家政策调整而引起的创业风险。

4. 根据创业风险管控的过程和步骤，举例分析怎样识别、评估、管理和控制创业风险，为大学生创业风险的管理提供参考。

第二十三章 从"学涯"到"职涯"

鹰击长空，鱼翔浅底，万类霜天竞自由。

毛泽东《沁园春·长沙》

《庄子·知北游》："人生天地之间，若白驹过隙，忽然而已。"初入象牙塔时的稚嫩与惊喜，转眼间，已经变成了走出象牙塔的骄傲与自信。怀揣梦想即将各奔前程的莘莘学子，凭借其高质量的通识本领和扎实的专业技能，希望能够坦然面对从校园到职场的转变，顺利实现从"学涯"到"职涯"的过渡，完美呈现他们与社会的第一次"亲密接触"。

第一节 角色转换概述

一、角色转换的概念

角色转换是指人们处在不同的社会地位，从事不同的社会职业都要有相应的个人行为模式，即扮演不同的社会角色。而社会角色就是个人在社会关系体系中处于特定的社会地位，并符合社会要求的一种个人行为。在社会活动中，一个人在不同的时间、场合，担当着不同的角色，从为人子女到为人父母、从下属到领导、从学生到职场达人等，任何新旧角色的转换过程中都必然伴随着新旧角色的冲突。而角色冲突是普遍存在的，但是可以通过有效的角色学习，提高角色扮演能力，使角色冲突降到最低限度，从而使角色得以成功转换。

二、学生角色与职业角色的差异

学生，先学而后生。从步入校园，学生角色就已经开始——接受教育、储备知识、掌握技能；进入职场，职业生涯拉开序幕——运用知识、施展技能、创造价值。二者的区别主要体现在社会责任、管理方式、人际关系、思维活动、衡量标准等方面（表23 - 1）。

表 23 – 1　学生角色与职业角色的差异

角色差异	学生角色	职业角色
社会责任	学好知识，培养品德	履行岗位职责，创造社会价值
管理方式	集体生活，统一生活作息制度	生活自由，业余时间自行支配
人际关系	较为单一，竞争是促进学习的手段，并未从根本上影响其经济利益	较为复杂，竞争不可避免，且竞争的胜败影响利益的分配
思维活动	想法单纯，爱争论、爱议论、爱问为什么	思路缜密，行动胜于语言，解决问题优于发现问题
衡量标准	重视智力，看重成绩	重视品格，兼顾业绩，看重为人处世

三、角色转换应注意的问题

角色转换的过程，通常包括角色领悟、角色认知和角色实现三个阶段。踏入社会，学会独立，做好角色定位；安心工作，虚心学习，树立岗位意识；大胆实践，通力合作，增强协作观念。角色转换，绝非一蹴而就、一劳永逸，需要用心体会，增强角色意识，促进角色转换。在进行角色转换时，需要注意以下问题：

1. 克服学生气，自信迎接挑战　莘莘学子苦读寒窗十余载，早已习惯了教室、食堂、宿舍的三点一线。初入职场，学生时代的生活习惯、思维方式等难以瞬间改变。为人处世，难免会流露出学生气——固执己见、自以为是或以偏概全、断章取义等。可想而知，一个被当作"孩子"的稚嫩员工，是很难被重用的。谁也无法阻挡时间的脚步，不能一辈子在校园里高枕无忧。因此，走出校园时，请摆脱对学生角色的依恋，自信扬起笑脸，迎接新角色的挑战。

2. 放下架子与顾虑，做到谦虚和礼貌　天之骄子即便在学生时代掌握了扎实的专业知识，但在将有限的知识转化成抽象的能力，从而解决客观的实际问题时难免有些捉襟见肘，而实际工作也绝非单凭满腔热血就能圆满完成。面对陌生的职场，大学生也要变成"小学生"，虚心向身边的人请教。无论是单位的领导、身边的同事，或是普通的员工，都是很好的前辈（老师），从他们身上更快更好地了解职场的环境与文化，观察并学习他们如何分析并处理问题。同时，也要打消不被理睬和关注的顾虑。主动与人为善，礼貌待人，虚心请教，才能不断完善自我，更好地融入职场新环境。记住，"空无一物的袋子是很难站得笔直的"，自以为是的人很难学到真本领。因此，初入职场，请放下架子，与谦虚为伴；打消顾虑，与善良共舞，未来的职场生涯才会是一片坦途。

3. 克服惰性及浮躁，展现主动与稳重　大学生活的节奏感并不十分鲜明，寒暑假也大多是在安逸中度过，再加上毕业前实习期间自我约束能力较弱，养成了其相对懒散的个性。一些人步入职场后，难以适应突如其来且如此紧张的工作节奏。同时，在面对理想与现实之间的差距时，往往又表现出过于急躁。其实，对于任何一个职场人来说，脑子永远越用越灵活，事情越做越熟练。所以克服惰性，主动承担，勤动手脑，既方便他人又提升自己。人生不如意事十之八九，丰满的理想最终也逃不过骨感的现实。如果进入职场，难以平复心里的落差，浮躁的情绪既有碍于工作，又影响个人发展。因此，静下心来，踏实工作，全身心进入职业角色，沉稳应对工作中的各种情况，方可实现角色的顺利转换。

4. 严守规章制度，履行责任义务 每个用人单位都有严格的规章制度和具体的岗位职责，作为职场新人，需要尽快了解并认真履行。例如，不迟到、不早退、不在工作时间处理私事等。"没有规矩不成方圆"，看似严苛的规章制度，却能体现出一个人的综合素质。对于职场达人，规章制度的约束可以使其更加优秀；对于职场菜鸟，往往会成为一种束缚。坚决严守单位的规章制度，认真履行岗位的职责和应尽的义务，虽然最初会成为一种约束和牵绊，可是，适应过后就会习以为常，变约束为动力，变牵绊为自由。所以，职场新人，请一定要严格要求自己，不轻易为私事擅自离岗，树立责任意识，与单位同呼吸共荣辱。

四、角色转换应遵循的原则

角色转换是一个痛苦而漫长的过程，其过程必然伴随着角色冲突、角色学习和角色协调等问题。需要用心体会，不断努力，同时注意遵循一定的原则。

1. 热爱本职工作，满怀激情与梦想 热爱本职工作，安心工作是学生角色向职业角色转换的基础。刚刚走上工作岗位的大学生，如果自恃精力无限，而做些"身在曹营心在汉"的事情，只会浪费青春，不如把全部的精力、饱满的热情积极投身到工作中。以热爱本职工作为起点，脚踏实地，梦想就会变成现实，成为生命的奖赏。

2. 勤于观察思考，善于解决问题 勤于观察问题，善于动脑思考是角色转换的有力保障。大学生进入职场，看待一切事物都是新鲜的。不要急于评价与谈论他人是非，而应该通过细心的观察发现客观存在的问题，积极思考，整合大脑内存储的知识，探索解决问题的办法，从而更好地承担角色责任。以勤于观察为圆心，动脑思考为半径，才能画好工作能力这个大大的圆。

3. 准确把握自己，提升工作能力 准确把握自己，不断虚心学习是角色转换的重要手段。

作为职场新人，大学生难免会遇到各种挫折或挑战。准确把握自己，剖析自己，分析挫折和压力的来源，虚心向前辈请教，不断提高工作能力和综合素质。每一次困难和压力的出现，都是为了激发更优秀的自己，找准定位，看清自己，不懈努力，突破自己。

4. 勇挑工作重担，乐于无私奉献 勇挑工作重担，乐于无私奉献是角色转换的重要标志。大学生进入职业角色，就要勇于承担工作中的各项任务，严格要求自己，树立主人翁意识，培养集体荣誉感。尤其对于医护人员，工作强度大，还要值夜班，工作时容不得半点马虎。因此，初入职场更要努力承担岗位职责，主动适应职业环境，任劳任怨，无私奉献，才能更好、更快地完成角色转换。

第二节　适应环境

《庄子·养生主》云："吾生也有涯，而知也无涯。"美国探险家约翰·戈达德说过："我只是让心灵先到达那个地方，随后，周身就有了一股神奇的力量，接下来，就只需要沿着心灵的召唤前进！"可见，思想有多远，行动就会有多远。进入职场，书桌移位，办公室也可以成为教室。领导、同事等都可以成为自己的老师，工作本身乃至自己都成为自己的老师。适应环境，顺应发展，在求知乐学的氛围下，思想才能不断升华，工作才会更加得心应手。

一、了解单位文化和背景

了解一个单位的独特文化就像是品读这个单位的思想传记。没有任何一个事物是孤立存在的，马克思主义哲学告诉人们"事物是普遍联系的"，而我们也应该靠发展的眼光来看待问题。单位的文化是凝聚全体员工的力量，它的存在有其历史原因，更有其现实意义。通过了解单位文化，可以迅速了解单位的精神和宗旨——单位生命的源泉。通过了解单位文化，帮助职场新人更新观念、树立思想，加快适应单位发展与个人进步的步伐。

了解单位的文化和背景，主要有三个途径：途径一：单位历史资料，清晰明确，帮助我们了解过去，以便更好地展望未来。途径二：过来人的经验，通过前辈的手口相传，以身试教，尽量做到心领神会。途径三：自身工作的体会，通过自身在处理问题过程中，不断摸索，勤于思考，用心体会。

二、学会处理办公室人际关系

知识是死的，只要我们用心记，一定能记下来，因为"铁杵也能磨成针"；可是，人是活的，我们用心与人交往，却不见得一定能得到对方同样的情感反馈。作为职场新人，如何在工作中处理与上级、与同事之间的关系至关重要。应尽量做到尊重别人，善待他人。即便无法得到所有人的理解和信任，但是也要让自己的周围多些真诚的朋友，从而营造一个健康和谐的工作氛围。

在工作中，一定要维护和尊重领导的权威和威信。对于领导交办的任务和工作，根据上级的总体部署和要求，想方设法克服困难，尽力完成。即便有任何不同的看法和意见，也要在适当的时候采取合适的方法加以说明。同时，遇到重要问题或突发事件时，也要及时与上级汇报并沟通，尽量动脑筋、想办法解决问题，并征求上级意见。同时，还要正确对待上级领导的表扬和批评。戒骄戒躁，认真吸取经验教训。

对待同事，应该秉承协作、互帮、互助的原则。主动承担重任和责任，勇于为他人排忧解难。正确对待名、利、权，不被眼前利益所迷惑。正确处理好和他人的关系，宽以待人，严于律己，与人为善。遇事讲风格、讲友谊、讲协作，争取与他人建立起真诚默契的合作伙伴关系。

要想正确处理好以上两种关系，需要我们在工作中，不断加强自身道德品质修养。"以铜为鉴，可正衣冠；以人为鉴，可明得失"。从身边人学起，从身边事做起，"择其善者而从之"。工作后，教室延伸到办公室乃至其他场所，学习的内容由于没有教科书做参考，所以需要大家做一个有心人，善于从工作中、生活中发现问题，找到症结所在，然后充分发挥自身主观能动性，去解决问题，得到收获和启发，平添一分阅历与经验。

三、扩大知识的内涵与外延

有人说"学历的长度是确定的，学习的宽度是不确定的"。走出校园，大学生基本上具备了比较扎实的通识知识和专业技能。但是初到工作岗位，自身的知识量不一定足够大，知识结构也不一定合理。因此，初入职场，大学毕业生要根据职业的特点、性质、工作内容等，不断学习新知识，增强自身素质和能力，提高工作技能和业务水平。对于医学生更是如此，步入医院后，每一年都有不同专业的学术年会，有时会出台新的行业标准，大家彼此交流最新的学术进展。因此，医护人员更应该不断补充最新的医学前沿信息，整合到自身已有的知识理论框架中，指导日常的临床工作实践。通过扩大知识的内涵与外延，不断充实自己，更新知识，开阔视野，从而适应各项工作与挑战。

走上工作岗位，需要完善与提高的绝非知识本身，非智力因素也是影响工作效果与职业生涯发展的重要因素。非智力因素包括：稳定并且积极的情绪、坚定的自信心、顽强的意志力、敏锐的观察力和独立的思考力等。这些非智力因素可以通过阅读书籍、工作历练等多渠道获得，绝非一蹴而就。"鸟欲高飞先振翅，人求上进先读书。"即便走出校门，也不要将书本抛之脑后，争取在工作之余，每天保证 2 小时的高效学习。歌德曾说过："人不光是靠他生来就拥有一切，而是靠他从学习中所得到的一切来造就自己。"因此，生命不息，学习不止。只要一息尚存，就要读书、就要学习、就要进步。

第三节　打造品牌，规划职业生涯

一、树立良好的第一印象

"父母给我们姓名，自己打造品牌"。良好的开端是成功的一半。心理学家研究表明，第一印象在实际生活中具有重要的意义。工作中，与你长期相处共事的人只占少数，大部分人可能并不了解你。而第一印象总是最鲜明、最牢固的，并且决定了未来双方继续交往的可能。因此医学生初入职场，第一次亮相就要给他人留下良好的印象。建议做到以下几点。

1. 仪表端庄　仪表是职业形象的基本外在特征，端庄的仪表会给人留下良好的第一印象。注意穿着打扮，并非讲究高档、时尚、拜金、名牌，而是要符合自己的身份和经济状况。衣着整洁，气质高雅。衣着服饰是一个人文化修养的外在表现，一定要与身份相符；可以体现个性，但切忌太过张扬。

2. 举止大方　举手投足间展现年轻人朝气蓬勃、充满活力的精神面貌，性格开朗，举止大方。既不冒失莽撞，又不木讷呆板。对自己的介绍简单明了，实事求是，切忌夸大其词。同时积极参加单位组织的各项活动，充分展示自己的才能和特征，不断加深同事对你的印象。即便自己缺乏特长，也要找机会向领导或组织者说明情况，表示积极参与的态度。

3. 胸怀坦荡 外貌不是万能的，人们在注意外貌的同时，如果想增进了解，必然会更加注意人的道德品质。大学毕业生初入职场要讲究内外兼修，不仅要塑造良好的外表，还要追求美好的心灵，坦荡的心胸，做到表里如一。内在美的魅力更为强大，会赢得更加持久的、更深层次的喜欢与接纳，从而有助于树立良好的第一印象。

4. 以爱为名 作为医学生，毕业后从事的职业多是与健康相关，或是在医院、药厂、保健院等。面对病人或家属，医护人员更应该以爱心作为出发点，关心患者的身心健康，不仅治好患者的病，更要关心患者及其家属的心。对待患者，虽然不能完全做到感同身受，但要尽量用爱心来对其进行规范的临床操作。对职业多一份热爱，就会对患者多一份关怀，职业生涯才会多一份平坦。

总之，良好的第一印象是在自己的内在品质和实际生活工作中逐渐树立并且完善的，它有利于大学生在单位站稳脚跟，更快地融入集体中，建立起良好的起点并顺利开展下面的工作。当然，表面的光鲜只能赢取他人片刻的关注，优秀的品质最终才能获得他人持久的好感。这就需要大学生做一个正直善良的人，凭借自身不断努力、不断学习、不断积累工作经验，建立更高层次、更为长期的良好印象，最终为自己打造品牌。

二、规划合理的职业生涯

职业生涯是一个人的职业历程，包括一个人一生中所有与职业相联系的行为与活动，以及态度与价值等经历的过程，同时也是其个人理想的实现过程。刚刚入职的大学毕业生，怀揣着所有在大学校园里吸收、掌握的知识与技能，想要在职场当中大显身手，施展抱负。虽有满腔热血，但依旧要脚踏实地。合理规划个人的职业成长路径，不断提高职业能力与水平，成功实现从"学涯"到"职涯"的转变。

人的一生一般都会伴随着一定的职业度过，不同的工作阶段有不同的工作要求，实现不同人生阶段的目标与梦想。人生角色我们从出生就开始扮演，职业角色从毕业开始起航。根据职业与任务的变化关系，国内外的研究学者提出了专业人才五阶段的发展观，通过与人生成长的五个阶段的比较，帮助人们逐渐适应从"学涯"到"职涯"的转变（表23-2）。

表 23-2 职业发展与人生成长的五个阶段比较

五个阶段	职业发展的五个过程	人生成长的五个阶段
第一阶段	新手：获取岗位所需知识与技能的阶段，现实的、亲身的体验比理论上获得的信息更重要	初出茅庐：初入职场，受人使唤、督促；过程较为煎熬；生存下来，就是人生第一大责任
第二阶段	进步的新手：将自己的实践经验与所学的知识联系起来，开始依据实际情况用知识来指导行为	小有成就：人生开始结识各类导师，帮助自己提高，渐被他人接受和认可；需要成长，要有一技之长

续表

五个阶段	职业发展的五个过程	人生成长的五个阶段
第三阶段	胜任型：按照个人想法自由处理事件，对所做的事情能够承担更多的职责	风华正茂：资源和身体达到最佳状态，打造品牌的最佳阶段；寻求发展，价值渐被社会看到
第四阶段	精通型：能从积累的大量丰富经验中，综合性地识别出情境的相似性，形成职业直觉性	点石成金：成为行业精英，步入中年，更显沉稳和干练；不断壮大，拓宽自身资源
第五阶段	专家：对工作情境以非分析性、非随意性的方式，理智地做出合适的反应；行为表现流畅、灵活	大功告成：事业处于巅峰状态，豪言壮语变成现实；回馈社会，完成应尽责任

通过与人生成长五个阶段的比较发现，任何事物由小到大，从弱变强，都需要一个时间；职业生涯要想实现从新手到专家，也需要一个过程。沉淀下来，目标明确，正确理解并认识工作乃至成长过程中的问题和困惑，方可一步一步超越自我，实现梦想。

有人说："能够认识别人是一种智慧，能够被别人认识是一种幸福，能够自己认识自己是圣者贤人。"虽然我们不可能都成为圣者贤人，但是初入职场，要能看清自己，知道自己有什么，知道自己要什么，知道自己差什么。用行动去弥补不足，用理想去激励自己。越早认识自己，越早规划自己，人生才会有更多的可能，"职业生涯"才会更加合理。

三、理性对待二次择业

大学生毕业时一定要根据自身能力、专业特长、兴趣爱好等寻找适合自己的工作，珍惜第一次职业的选择。如果在工作中发现，工作和自身兴趣不一致，经过自己努力调整，实在无法培养起职业兴趣，经过自己深思熟虑，理性分析职场现状，剖析自身存在问题，慎重对待跳槽。二次择业前应认真思考以下问题。

1. 正确认识自己 实事求是分析自己对先前职业不满意的原因，如果是由于自己的眼光太高，那么就应该及时调整自己，培养对自身职业的热爱，从点滴做起，踏实工作；如果是自身能力不够，就应该虚心学习，不断提高自身素质。

2. 分析市场需求 二次择业时，一定要考虑市场需求，可以登录中国知网、万方数据库等信息渠道，弄清行业内的未来发展行情，调研相关岗位的工作环境、薪资报酬、职业生涯规划等信息。

3. 计算机会成本 机会成本是指为了得到某种东西所要放弃另一些东西的最大价值，泛指一切在做出选择后其中一个最大的损失。在跳槽前也应从整体上考虑机会成本。要对现在及未来的工作收入、职位、环境及条件等进行全面的衡量。如果从长远的角度来讲，放弃现在的工作能更有利于自己今后的职业生涯发展，那么就可以考虑跳槽。

4. 理性选择新职业 如果确实存在无法克服的客观原因，经过自己的努力调整仍难以适应现有的工作，全面分析自己的情况后，结合自身的兴趣和特长，果断决策，更换职业。跳槽后，要合法解除与原单位的劳动合同，必要时支付相关培训等费用，同时对原单位的商业机密有保密义务。

人才流动是个人发展的需要，也是社会发展的需要。作为大学生，应该在开始职业生涯后很快适应工作，并从工作中收获快乐和自我肯定，但如果工作后发现事与愿违，就要准确把握时机，谨慎地调整自己的岗位，以便更好地发挥自己的聪明才智，理性规划职业生涯。

"大道至简，知易行难，知行合一，得到功成；大道至简，悟在天成"。用心做事，真诚做人；持之以恒，静心以待；恬静安然，宠辱不惊。原来，"职场"如此多娇，"引无数英雄竞折腰"，当然，"数风流人物，还看今朝"！

【经典小故事】

抬头看到星星

一个刚刚毕业的青年，从小到大都一帆风顺，在家亲人疼，在学校老师也很喜欢，然而青年刚刚走上工作岗位就遇到了前所未有的困难。一天，青年在路上遇到了大学时的老师，老师关心地问起学生的境况来。

青年可算找到了诉苦的人，仿如久旱逢甘霖一般，将自己从离开学校到进入目前工作后，所有遭遇的不顺利情形，如实地对老师尽情倾诉。

老师听完了青年的抱怨，只是笑了一下，然后问青年："你的境况的确不是特别理想，那么，你想怎么改变现状呢？"

青年苦恼地低下了头："我又何尝不想改变，可是怎么去改呢？老师，您指点我一下吧。"老师点了点头，说："好吧，你明天晚上如果有空，就到这个地址来找我！"说着，老师递了张名片给青年。

第二天晚上，青年如约来到了老师的住处。老师看到青年，便把他领到了天台上，跟他一起聊天、看星星。老师一直说着无关痛痒的话，青年有些不耐烦了，一直在求老师给予指点。

又过了好一会儿，老师才微笑指着天上的星星："你可以数得清天上有多少星星吗？"

青年疑惑地说："当然数不清了，这和我有什么关系？"

老师认真地看着青年，语重心长地说道："孩子，在白天，我们所能看到最远的东西，是太阳；但在夜里，我们却可以见到超过太阳亿万倍距离以外的星体，而且不止一个，数量多到数不清。"青年还是摸不着头绪，这和他又有什么关系呢？

老师停了片刻，继续说："我知道你的处境不顺利！但如果年轻时便一帆风顺，终其一生，你也只不过看到一个太阳；更重要的是，当你的人生进入黑夜时，你是否看到更远、更多的星星？"

青年终于恍然大悟，感到自己一下子充满了力量，准备迎接挑战了。

其实，每个人都不喜欢身处于黑暗之中，但黑暗往往才是最能磨炼意志、能使思维更加清醒的东西。因此，倘若你现在正处于黑暗中，那么请不要忧伤，不要抱怨，用积极向上的心态面对它，战胜它，要知道，黑暗即使再长，也总会有出太阳的时候。（选自海默《望子成龙》）

【教学案例】

不是所有的医学生都适合当医生

鸿飞，毕业于某医学院校的中医专科，在一家县级中医院工作了两年，现在为保险公司业务经理。

刚毕业时，他也曾想做一名好中医，受同行尊重，得患者喜欢。可两年后，他的想法改变了。与那些学西医或从事其他行业的同学相比，他不仅收入低，而且在学校所学专业也很难适应实际工作。他最终选择了离开中医院，到深圳去闯荡。

辞职后的鸿飞选择了一家医疗器械公司推销器械，能说会道的他在这一行如鱼得水，工作业绩不错，但这个行业竞争的混乱让他浮躁不安，不禁萌生退意。

半年后，鸿飞辞去了工作从头开始。有一天他去人才市场碰运气，看到一家保险公司招聘售险顾问，他对这个职业毫无了解，不过看到其招聘条件较为宽松，就去填表登记。

面试时，他并没有提及在医院的工作经历，只是把做销售时的业绩拿出来，凭借对经济大体情况的了解，与招聘负责人分析起深圳、珠海、广州三地经济发展状况，并对保险业的发展前景做了大胆猜测。

随后鸿飞顺利进入了这家公司，免费培训结束后，鸿飞凭借自信和努力，考试顺利过关，签约成为公司的一名售险顾问，到今天已经成为公司管理层的中坚力量。

点评：其实，并不是所有的医学生都适合当医生。医生，尤其是中医的收入与职称、工作年限呈正相关。很多医学生在选择大学专业时，多是听从父母的意见，或是人云亦云。工作一段时间后才发现，这个职业并不适合自己。如果经过自身的努力后，实在无法胜任医生的工作，经慎重考虑后可以另谋他业。虽然当事人换过不同的职业，但每一份职业都为其平添一份人生阅历，使其有所收获，为下一刻的自己蓄积能量。人生路上，不忘初心，怀揣梦想，升华思想，拓展知识，不负青春年华，做最好的自己。

【本章知识点】

1. 角色转换的概念。
2. 学生角色与职业角色的差异。
3. 角色转换应注意的问题。
4. 角色转换应遵循的原则。

【思考与练习】

1. 结合本章内容，谈谈如果找到了自己的第一份工作，你将如何去适应它？
2. 阐述在扩大知识的内涵与外延方面，你有哪些途径和方法？你做好终生学习的准备了吗？

主要参考书目

[1] 王治民. 历代医德论述选译. 天津：天津大学出版社，1990.

[2] 刘俊荣，刘霁堂. 中华传统医德思想导读. 北京：中央编译出版社，2011.

[3] 魏万林. 医魂. 北京：军事医学科学出版社，2009.

[4] 戴慧华. 医乃仁术. 上海：上海科学技术出版社，2010.

[5] 何兆雄. 中国医德史. 上海：上海医科大学出版社，1988.

[6] 杨伯峻. 论语译注. 北京：中华书局，1980.

[7] 杨伯峻. 孟子译注. 北京：中华书局，1960.

[8] 刘俊贤，白雪杰. 大学生职业规划、就业指导与创业教育. 北京：清华大学出版社，2015.

[9] 法·涂尔干著，渠敬东译. 职业伦理与公民道德. 北京：商务印书馆，2015.

[10] 朱赔庭. 伦理学大辞典. 上海：上海辞书出版社，2011.

[11] 曲黎敏. 中医与传统文化. 北京：人民卫生出版社，2005.

[12] 黄炜. 大学生职业发展教程. 第 2 版. 北京：科学出版社，2011.

[13] 位汶军. 人际沟通. 西安：第四军医大学出版社，2003.

[14] 张博. 职业生涯规划与管理. 北京：中国电力出版社，2014.

[15] 唐闻捷，王占岳. 医学生职业生涯规划与发展. 杭州：浙江大学出版社，2013.

[16] 葛来云. 创造力开发与培养. 北京：中国社会科学出版社，2012.

[17] 英·罗伯逊. 问题解决心理学. 北京：中国轻工业出版社，2004.

[18] 钟立新，陈光建. 职业生涯规划与发展. 镇江：江苏大学出版社，2014.

[19] 谷晓红. 中医药大学生职业发展与就业指导教程. 北京：中国中医药出版社，2013.

[20] 李谦. 沟通能力训练教程. 北京：经济科学出版社，2009.

责任编辑　韩　燕
封面设计　兆　远

全国中医药行业 高等职业教育"十二五"规划教材

大学语文	经络与腧穴	护理礼仪
计算机应用基础	针灸治疗	护理管理
医学生职业道德与职业生涯规划	刺法灸法	人际沟通
预防医学	推拿治疗	康复治疗技术
卫生法律法规	推拿手法	针灸推拿技术
医学伦理学	小儿推拿	解剖生理学
医学心理学	细胞生物学和医学遗传学	微生物学与免疫学
生理学	诊断学	中医学基础
病理学与病理生理学	内科学	中药方剂学
药理学	外科学	中成药用药指导
人体解剖学与组织胚胎学	妇产科学	无机化学
病原生物与免疫学基础	儿科学	有机化学
生物化学	中医学	分析化学
医古文	药物应用护理	医用化学
中医基础理论	健康评估	中药化学实用技术
中医诊断学	基础护理技术	中药药理与应用
中药学	内科护理	药用植物学
方剂学	外科护理	药事管理与法规
诊断学基础	妇产科护理	中药调剂技术
西医内科学	儿科护理	中药制剂分析技术
西医外科学	传染病护理	中药鉴定技术
中医内科学	精神科护理	中药炮制技术
中医外科学	急危重症护理	药用植物栽培技术
中医妇科学	五官科护理	中药药剂学
中医儿科学	社区护理	中药制药设备
中医骨伤科学	老年护理	医药广告实务
临床常见急症处理	中医护理	医药商品学
针灸推拿学	康复护理	市场营销学

上架建议：中医药高等职业教育教材

读中医药书，走健康之路

扫一扫　关注中国中医药出版社系列微信

服务号
（zgzyycbs）

中医出版
（zhongyichuban）

养生正道
（yszhengdao）

悦读中医
（ydzhongyi）

ISBN 978-7-5132-3489-4

9 787513 234894 >

定价：45.00元

全国中医药行业

中等职业教育"十二五"规划教材

中医骨伤科学

（供中医等专业用）

主编 张文信

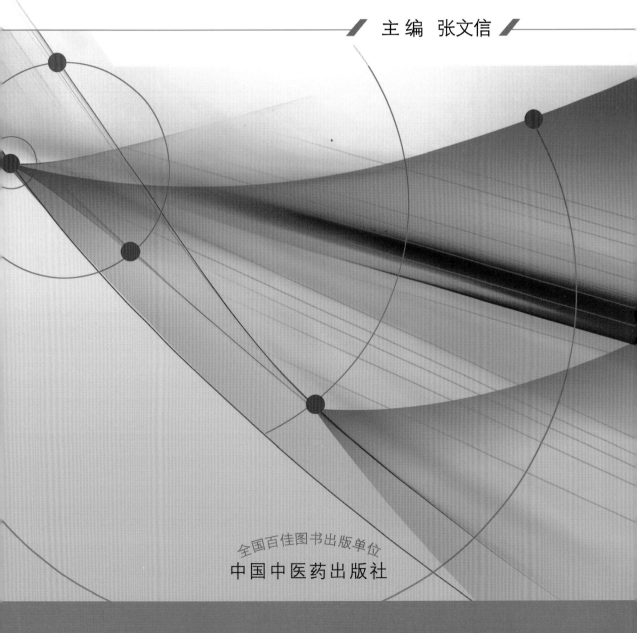

全国百佳图书出版单位

中国中医药出版社